ALTERNATIV HEILEN

Herausgegeben von Gerhard Riemann

Marianne J. Voelk wurde 1933 in Nürnberg geboren. Nach dem Sprachstudium führte sie 17 Jahre lang eine eigene Privatschule. Aufgrund fortschreitender Psoriasis und Arthrose wandte sie sich den Naturheilverfahren zu und absolvierte das Studium zur Gesundheitsberaterin an der Dr. Max-Otto-Bruker-Akademie. Heute ist Marianne J. Voelk geheilt. Sie arbeitet als Gesundheits- und Lebensberaterin und ist Fachautorin für Gesundheits- und Ernährungsthemen.

Originalausgabe November 1997
Copyright © 1997 Droemersche Verlagsanstalt Th. Knaur Nachf.,
München
Das Werk einschließlich aller seiner Teile ist urheberrechtlich geschützt.
Jede Verwertung außerhalb der engen Grenzen des Urheberrechts-
gesetzes ist ohne Zustimmung des Verlages unzulässig und strafbar.
Das gilt insbesondere für Vervielfältigungen, Übersetzungen,
Mikroverfilmungen und die Einspeicherung und Verarbeitung
in elektronischen Systemen.
Umschlagillustration: Susannah zu Knyphausen
Satz: Ventura Publisher im Verlag
Druck und Bindung: Ebner Ulm
Printed in Germany
ISBN 3-426-76168-8

5 4 3 2 1

Marianne J. Voelk

Allergien und Mykosen heilen mit den Kräften der Natur

Eigenharntherapie, Vitalstoffe und
die Macht der Gedanken

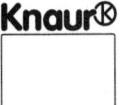

Inhalt

Vorwort von Dr. med. Johann Abele 7

Allergien und Mykosen – kein unabwendbares
    Schicksal 11

Was sind Allergien und Mykosen –
    wie entstehen sie? 14

Allergien 14

Das Immunsystem 18

Die Bakterienflora 21

Die vier Allergie-Typen 23

Mykosen 29

Nicht jeder Pilz verursacht eine Mykose 30

Wie ist eine Allergie oder eine Mykose zu erkennen? . 33

Welche Behandlung hilft am schnellsten? 34

Die Eigenharn-Therapie – Geschichte und
    Wirkungsweise 35

Die Heilkraft des Harns 37

Der Harn – eine Fundgrube an Wirkstoffen 44

Anwendungsformen bei Allergien und Mykosen 48

Die Technik der Eigenharninjektion 50

Therapie- und Fallstudien von A bis Z 53

Regenerierung der Stoffwechsellage und Revita-
    lisierung des Immunsystems durch Vitalstoffe 86

Die drei Fundamente der allergie- und
    mykoseheilenden Ernährung 86

I. Heilfasten 86

II. Die Kraft der Heilkost 95

III. Vitalstoffreiche Vollwertkost 114

1. Vitalstoffreservoir Getreide 119

2. Vitalstoffquelle Frischkost 148

3. Vitalstofflieferant Fett 182

4. Reizstofffreie Getränke 188
Warum Obst und Gemüse aus dem Biolandbau? 194
Inhaltsstoffe der Pflanzen aus konventionellem und
  biologischem Anbau im Vergleich 198
Denaturierte Nahrungsmittel und Kunstprodukte 201
Raffinierte Kohlenhydrate 207
Zucker 207
Auszugsmehl und -produkte 215
Raffinierte Fette 218
Nahrungsmittelkonserven 224
Tiereiweiß 227
Eiweißpräparate 238
Genußmittel und Drogen 240
Nahrungsergänzungsstoffe 246
Vitamin C 250
Kalzium 256
Lebensmittelzusatzstoffe 273
Die Kleidung – unsere zweite Haut 279
Mit Faksimile die verwundete Seele heilen und
  emotionalen Streß tolerieren lernen 290
Das Kochbuch für eine eiserne Gesundheit 325
I. Frühstücksbreie 325
II. Brotaufstriche 339
III. Frischkost 341
Herstellung von milchsaurem Gemüse 348
IV. Gegartes Gemüse 350
Pilzgerichte 357
V. Bratlinge und Getreidegerichte 359
VI. Kuchen und Desserts 363
VII. Vollwertige Babynahrung 367

Adressen 373
Literatur 377

Vorwort

Dr. med. Johann Abele
Ehrenpräsident des Deutschen Naturheilbundes

> *»Naturam quum secamur ducem,*
> *numquam aberrabimus«*
> (Wenn wir der Natur als Führer folgen,
> werden wir uns niemals irren)

Mehr denn je haben wir Menschen es nötig, uns dieses Satzes zu erinnern, ja – es gibt nichts Dringlicheres, als daß wir uns endlich zu ihm bekennen!

Wir sind ein Teil der Natur und ruhen in ihr, ob wir dies wollen oder nicht, ob es uns bequem ist oder uns stört. Wenn wir versuchen, Naturgesetze für unsere Bequemlichkeiten zu verändern, verändern wir die Welt und es sieht so aus, als ob wir Menschen dies so gründlich tun, daß eine neue Epoche beginnen wird: so neu, wie zu der Zeit, als die Dinosaurier ausstarben. Allerdings hatten sie es immerhin auf 150 Millionen »Regierungsjahre« gebracht.

Die Veränderungen, welche wir durchführen, treffen jedoch keineswegs nur die Umwelt, der wir anscheinend eine Art Sklavendasein zum Dienste an der höchsten Blüte der Natur, den Menschen, einräumen. Sie treffen uns auch nicht nur indirekt durch Auswirkungen, wie beispielsweise durch das Ozonloch. Sie verändern uns bis hinein in unsere Erbmasse. Nach drei Generationen intensiver Industrialisierung und Marktwirtschaft haben sich unsere inneren Fortpflanzungsorgane, unsere Knochenfestigkeit, unser Immunsystem und unsere psychische Stabilität grundlegend verändert. Nirgendwo gibt es mehr Osteoporose, als in den USA und der EU, nirgendwo werden mehr Psychiater benötigt, als in diesen Ländern, die Zeugungsfähigkeit selbst von (Industrie-) Landwirten nimmt ständig ab und allergische Krankheiten haben einen Zuwachs von sieben Prozent pro Jahr. Sie treten immer häufiger bereits bei Säuglingen auf und werden gemeinhin als schulmedizinisch nicht heilbar angesehen.

Aus diesem Grunde weisen immer mehr Menschen auf die eingangs zitierten Zeilen hin, da sie erkennen, daß es unmöglich ist, innerhalb einer Generation mittels Forschung und Experiment passende Veränderungen auf die Erde zu setzen, die dem Menschen nützen, ohne irgendwo zu schaden. Die Natur – und das ist auch unser menschlicher Organismus – benötigt für nützliche Veränderungen Millionen Jahre Entwicklungszeit, obwohl ihr ungleich größere Mengen an Experimentiergut und Ressourcen zur Verfügung stehen.

Fortschreiten an sich ist kein Negativum, wenn der zu zahlende Preis stimmt. Aber welchen Preis bezahlen schon heute unzählige Menschen für das augenblickliche Erreichen kurzlebiger Erfolge? Wurde davor nicht schon seit Jahren vielfach gewarnt? Namen wie Hippokrates, Paracelsus, Prießnitz und Kneipp, Bircher-Benner und Waerland, Kollath und Bruker, Schwab, Gruhl und Vester sind lediglich glänzende Steine in einer langen Kette derer, welche sahen und riefen!

Wenn die Autorin daher in wohldurchdachter Weise alte Erkenntnisse bündelte, so reiht sie sich als Bindeglied in diese Kette ein in der Hoffnung, die ihr erreichbaren Menschen aufzuklären und davon zu überzeugen, daß von Menschen keine Heilung bei Krankheiten zu erwarten ist, sondern nur von der Natur, die in dem Erkrankten selbst waltet.

»Medicus curat, natura sanat.« (Der Arzt kuriert, die Natur heilt.)

Dem Arzt in die Hand gegeben ist nur das Pflegen des Kranken, und wenn dieser gesunden soll, so muß sich dieser Prozeß nach den Naturgesetzen richten. Auch dann, wenn die größten und kompliziertesten Operationen in der Notfallmedizin erforderlich sind, um ein Menschenleben zu retten, sind die nötigen und heute möglichen, fabelhaften ärztlichen Großmaßnahmen stets »kurierende«. Wenn die Natur des Kranken nicht mitspielt, so ist alle ärztliche Kunst vergebens gewesen.

Marianne J. Voelk hat nun viele der Erkenntnisse, nach denen Naturheilungen stattfinden, eindrucksvoll und modern aufgeschlüsselt. Viele der in der Zivilisations- und Industriegesellschaft typischen Heilungsblockaden werden erläutert, viele gut gangbare Wege zur Unterstützung des Heilprozesses werden geschildert und begründet. Manche vergessenen Naturheilverfahren werden in unser Gedächtnis zurückgeholt oder modern formuliert. Dies ist deshalb besonders segensreich, weil die Natur, unser Körper, in jeder Sekunde eines ganz normalen Lebens diese Wege der Heilung benutzt. In jeder einzelnen Körperzelle ereignen sich pro Sekunde eine Million Informationsimpulse, die nichts anderes bewirken sollen, als den augenblicklich größtmöglichen Gesundheitszustand zu erhalten oder herzustellen. Man darf dies nicht vergessen und deshalb muß es in jeder Generation modern gefaßt werden, um glaubhaft zu erscheinen.

Wer dieses Buch liest und seine Thesen beherzigt, wird in die Lage versetzt, besser und länger gesund zu bleiben und sich von Krankheiten schneller wieder zu erholen, als wenn er sich nur auf das Kurieren verläßt.

Unsere Zeit ist entsetzlich schnellebig geworden. Viele gute Bücher, in denen gesundheitliche Themen gut aufbereitet worden waren, kann man nicht mehr erhalten. Der Büchermarkt vergißt seine Autoren in wenigen Jahren, als ob auch er an einer der zunehmenden, modernen Krankheiten leiden würde, dem Alzheimer-Syndrom. So wünsche ich deshalb der Autorin und diesem Buch einen großen Leserkreis und viele Auflagen!

Dr. med. Johann Abele
Schloß Lindach 1996

Allergien und Mykosen sind kein unabwendbares Schicksal

Jeder, der mit ständig wiederkehrenden Mykosen zu kämpfen hat oder von Allergien heimgesucht wird, die ihn in seiner Nahrungsauswahl gehörig einschränken oder ihm den Kontakt zur Umwelt fast zur Hölle machen, weiß, was es heißt, in immerwährender Angst und Sorge zu leben. Die Gedanken kreisen permanent um Nahrungsmittel – darf man sie essen oder machen sie krank – und um den Umgang mit Textilien, Metallen, Chemikalien, Wasser- und Luftverschmutzung. Laufend müssen Medikamente eingenommen werden, die zwar bei diversen Allergien die Symptome unterdrücken können, jedoch nicht imstande sind, die Krankheit auszuheilen, und Mykosepatienten wissen ein Lied davon zu singen, wie ständig wieder aufflammender Pilzbefall immer stärkere Antimykotika verlangt, da sich die Schmarotzer gegen das vorher verwendete Medikament resistent erweisen. Das Augenmerk, das man ständig auf seine Krankheit und die Behandlung legen muß, bedeutet eine gravierende Minderung der Lebensqualität.

Naturheilverfahren wie Kneipp-Kur, Akupunktur, Reflexzonentherapie, Homöopathie und Kräutermedizin, um nur einige zu nennen, können zwar die Symptome lindern oder sogar über kurze Zeit zum Verschwinden bringen, doch zur Ausheilung kann es deshalb nicht kommen, weil das Übel nicht an der Wurzel gepackt wird. Die allgemeinen Therapieanweisungen setzen sich aus langen Listen zusammen: die eine mit Empfehlungen, was man essen darf und was nicht, die zweite klärt auf, mit welchen Materialien man in Berührung kommen darf und welche man meiden muß, und eine dritte Liste besteht aus Vorschriften, wie viele Tropfen, Tabletten oder sonstige Arzneien früh, mittags und abends eingenommen werden müssen.

Doch nie ist die Rede davon, daß Allergien und Mykosen heilbar und für immer vermeidbar sind!

Allergien und Mykosen haben eine gemeinsame Ursache, die gemeinsam behoben werden kann

Ist das ein Leben, das Sie bis zum bitteren Ende durchstehen wollen? Das müssen Sie keineswegs, denn Allergien und Mykosen sind heilbar und auf Dauer zu vermeiden. Diese Krankheiten haben eine gemeinsame Ursache: eine massive Immunschwäche, die als Folgeerscheinung aus einer seit langem bestehenden, ebenso massiven Stoffwechselentgleisung (siehe Kapitel »Denaturierte Nahrungsmittel und Kunstprodukte haben verheerende Auswirkungen auf den Stoffwechsel ...«) entstanden ist. Aus diesem Grund sind Allergien und Mykosen auch eng miteinander verbunden; die meisten Allergiker haben hin und wieder mit Pilzinfektionen zu kämpfen, die dann »Pilzallergie« genannt werden, und oft weisen Mykosepatienten gegen gewisse Substanzen oder Nahrungsmittel Unverträglichkeiten, sprich Allergien auf.

Wenn sich der Betroffene entschließt, eine natürliche Lebensführung anzunehmen, nach der sich seine Vorfahren vor 100 bis 200 Jahren richteten, wird sich seine gesamte Stoffwechsellage regenerieren und sein Immunsystem revitalisieren. Nach einer gewissen Zeit wird er wieder Obst- und Gemüsesorten, Nüsse- und Getreidearten und vieles mehr essen können, worauf er glaubte für den Rest seines Lebens verzichten zu müssen. Doch das Wichtigste: er wird wieder ein Leben ohne Ängste führen können und ohne quälende Allergieanfälle und ohne die unangenehmen Beschwerden einer Mykose.

Wir können uns zwar manchen Umweltbelastungen, welche die moderne Industrialisierung mit sich bringt, sowie dem Kontakt mit Pilzen, die überall lauern, nicht entziehen, doch wir verfügen über effiziente Mittel, mit denen wir den Organismus stärken können, so daß er mit diesen Prüfungen besser fertig wird. Diese Mittel befähigen uns, selbst langjährige Allergien und ständig wiederkehrende Mykosen zu überwinden, um ein Leben lang von ihnen befreit zu sein.

- *Der Eigenharn* ist in der Allergie- und Mykosetherapie ein hervorragendes Naturheilmittel, das rasche Linderung bei Schmerzen und Juckreiz bringt, das Immunsystem unterstützt, und den Selbstheilungsprozeß umgehend in Gang setzt.
- *Die Vitalkost* bewirkt die Regenerierung der Stoffwechsellage und die Revitalisierung des Immunsystems. Diese natürliche und basenüberschüssige Kost ist von hohem energetischen Wert und zugleich eine allergie- und mykosewidrige Nahrung. Sie enthält im Überfluß jene Vitalstoffe, an denen es in der üblichen Kost der Allergie- und Mykosepatienten mangelt. Diese biologischen Wirkstoffe können deren Organismus wieder ins Gleichgewicht bringen, und die wiedergewonnene Vitalität des Immunsystems wird den ehemaligen Patienten befähigen, Allergene (allergieauslösende Stoffe) und Pilze erfolgreich abzuwehren, so daß Rückfälle verhindert werden.
- *Die Kraft der Gedanken* hilft Wunden der Seele zu heilen. Dies ist von besonderer Bedeutung für solche Asthmatiker

und Neurodermitiker, deren Leiden unter anderem eine psychische Ursache haben könnten. Darüber hinaus wird durch die Kraft der Gedanken die Streß- und Problemverarbeitung effektiv unterstützt. Die Faksimile-Technik wirkt beruhigend auf das vegetative Nervensystem, was eine dämpfende Wirkung auf Juckreiz und Schmerzen ausübt.

Das Ziel dieses Buches ist, Menschen anzusprechen, die es leid sind, weiterhin die herkömmliche Behandlung mit (Cortison-)Salben, Spritzen und Pillen über sich ergehen zu lassen. Es soll ihnen einen Weg weisen, wie sie mit den Kräften der Natur den Sieg über ihre Allergien oder Mykosen erringen können. Dieser Weg wird ihnen bald die Erkenntnis bringen, daß – entgegen den Ansichten der herkömmlichen Schulmedizin – ihre Erkrankungen kein unabwendbares Schicksal sind.

Was sind Allergien und Mykosen – wie entstehen sie?

Allergien

Wenden wir uns zunächst den Allergien zu. Der Begriff *Allergie* ist griechischen Ursprungs und ist aus den Wörtern *allos* = anders und *ergein* = reagieren zusammengesetzt. Ein Allergiker reagiert also auf bestimmte Stoffe oder Krankheitserreger anders, als es der Norm entspricht.

Jede Allergie ist eine Protestaktion des Organismus

Eine Allergie ist nichts anderes als ein Aufbegehren des Organismus gegen Substanzen in Nahrungsmitteln und Umwelt, für die er von Natur aus nicht geschaffen ist. Solange der Mensch über ein intaktes Immunsystem verfügt, kann sein Organismus diese Stoffe tolerieren. Wäre dies nicht so, gäbe es *nur* allergieanfällige Menschen in unseren sogenannten zivilisierten Ländern. Doch für ein labiles Immunsystem, die Folgeerscheinung einer entgleisten Stoffwechsellage, die wiederum aus langjähriger Ernährung mit vorwiegend denaturierter vitalstoffarmer Kost entsteht (siehe Kapitel »Vitalstoffarme Nahrung …«), stellen diese Fremdstoffe eine permanente Strapaze für den Körper dar. Es kommt der Zeitpunkt, an dem das Immunsystem so sehr geschwächt ist, daß es sich nicht mehr ausreichend oder überhaupt nicht mehr zur Wehr setzen kann – bis der Organismus eben *anders reagiert*. Dann sind die Weichen für allergische Reaktionen gestellt – nicht nur auf Schadstoffe –, sondern sogar auf vielerlei natürliche Stoffe, wie beispielsweise Tierhaare, Obst, Nüsse, Blütenpollen sowie glutenhaltiges Getreide, auf die vor der Industrialisierung und fabrikatorischen Nahrungsmittelherstellung keine Allergien erfolgten.

Allergien haben sich mittlerweile zu einer wahren Volkskrankheit entwickelt. Zwanzig Millionen Allergiker gibt es in Deutschland, und es werden laufend mehr. Kaum ein Stoff gegen den nicht irgendwer allergisch reagiert. Allergiker haben ihre natürlichen Abwehrkräfte eingebüßt. Ein Teufelskreis entsteht: Die Allergieanfälligkeit entsteht aus einer Immunschwäche → Immunschwäche macht den Körper allergieanfällig → eine ausgeprägte Allergie schwächt den Körper → der geschwächte Körper ist für neue Allergene anfällig → der Organismus leidet letztendlich unter mehreren Allergien gleichzeitig und als Dreingabe oft unter einer Mykose. Das bedeutet, daß der Mensch in seiner Nahrungsauswahl und im Kontakt mit seiner Umwelt immer stärker eingeschränkt wird.

Die Symptome einer Allergie sind vor allem auf der Haut zu beobachten, als rote Quaddeln, Ekzeme, oder nässende Bläschen. Schleimhäute reagieren mit Schwellungen, so daß das Sehvermögen beeinträchtigt wird und Atemnot auftritt bis hin zu Asthmaanfällen. Allergien können sich sogar in psychischen Störungen zeigen.

Der Schutz des intakten Immunsystems

Unser Immunsystem wiegt ein bis zwei Kilogramm und besteht aus Organen wie dem Thymus und der Milz, aus Geweben wie dem Knochenmark, den Lymphknoten, den Mandeln, den Langerhans-Zellen der Haut, dem lymphatischen Gewebe des Darms und den Gliazellen des Gehirns.

Enzyme im Speichel und in der Tränenflüssigkeit sind laufend damit beschäftigt, Erreger und Keime abzutöten. Schleime in der Luftröhre umschließen solche Störenfriede und transportieren sie durch kräftiges Husten nach außen, und im Magen werden viele Eindringlinge durch die Magensäure vernichtet. Die Hauptaufgabe, uns gesund zu erhalten, fällt jedoch dem Immunsystem zu. Haben die Erreger die ersten Barrieren erst bezwungen, die ins Innere des Körpers führen, beginnt die diffizile Aufgabe für eine Billiarde weißer Blutkörperchen und etwa 100 Trillionen Antikörper.

In unserem Blut, in der Lymphflüssigkeit sowie in unserem Gewebe fahnden die verschiedenen mobilen und festsitzenden Immunzellen fortwährend nach Eindringlingen. Fremde Partikel, gleichgültig ob groß oder klein, müssen erkannt und vernichtet werden. Dabei kommen jedem Organ und jeder Immunzelle spezielle Aufgaben zu. Die Lymphozyten (zyten = Zellen), eine Gruppe der weißen Blutkörperchen, und das Lymphsystem spielen dabei eine besondere Rolle. Sobald die Arterien das Blut durch feine Kapillargefäße auch in den entlegensten Teil des Körpers befördert haben, wird letztendlich das Blut in die Zellzwischenräume gepreßt, wobei die roten Blutkörperchen innerhalb der Gefäße zurückbleiben. Fünfzehn Liter dieser wäßrig-weißen Zwischenzellflüssigkeit produziert unser Körper pro Tag, wovon der größte Teil über kleine Venen wieder zurück ins Blut gelangt. Zwei Liter verteilen sich jedoch in einem Geflecht von Lymphgefäßen, das unseren gesamten Körper wie ein feines Haarnetz durchzieht. Auf ihrem Weg durch den Organismus passiert die Flüssigkeit die Lymphknoten, kleine Filterstationen, die jeden Erreger mit Hilfe der Lymphozyten bekämpfen. Außer den Lymphozyten agieren in der Lymphflüssigkeit, im Blut und in Körpersekreten kleine Protein-Moleküle, die Antikörper. Diese Antikörper, auch Immunglobuline genannt, haben eine Y-förmige Gestalt und arbeiten sozusagen im Erkennungsdienst, denn sie sind in der Lage, Antigene auszumachen und zu neutralisieren. Antigene sind Fremdstoffe, Molekülstrukturen verschiedenster Art oder Bakterien, Viren und Parasiten. Sie rufen bei ihrem Eindringen in den Körper nicht nur die Y-förmigen Polizisten auf den Plan, sie regen sogar das Immunsystem an, weitere Immunglobuline zu bilden. Heute kennt man 5 Klassen von Immunglobulinen:

– Die IgA befinden sich vorwiegend in Sekreten wie Speichel, Tränenflüssigkeit, Nasen- und Bronchialsekreten sowie in den Absonderungen der Schleimhäute des Verdauungskanals. Sie neutralisieren Viren und Toxine (Gifte) und binden Bakterien und antigene Partikel.

- Die IgD sitzen überwiegend auf der Membranoberfläche der B-Lymphozyten und fangen passierende Antigene ein.
- Die IgE befinden sich auf Mastzellen und basophilen Granulozyten. Letztere sind spezielle Blutzellen, die zur Gruppe der weißen Blutkörperchen, den Leukozyten, gehören. Die IgE bekämpfen Allergene und Parasiten.
- Die IgG schützen in der Blutbahn vor vielen Infektionen. Sie können als einzige der Klasse der Ig über die Plazenta in den Kreislauf des Fötus gelangen. Dies ist für den Infektionsschutz für Säuglinge in den ersten Lebensmonaten von besonderer Bedeutung.
- Die IgM kreisen ebenfalls in den Blutgefäßen, bekämpfen Bakterien und neutralisieren Toxine.

Antigene der unterschiedlichsten Art sitzen sozusagen als Erkennungsmarke außen auf jedem Mikroorganismus. Hierdurch unterscheidet sich jeder Mikroorganismus und – man nimmt an – auch die Krebszelle von den übrigen Zellen, und verrät sich. Ein einziger Tropfen Blut enthält bis zu einer Billiarde Antikörper, welche die markierten Eindringlinge erkennen und binden. Jeder Antikörper kann jedoch nur Antigene gleicher Markierung erkennen. Der Antikörper gegen ein Grippevirus erkennt nur dieses; ein Bakterium entwischt ihm dagegen unerkannt. Als Bindungsstelle für ein Antigen dient dem Antikörper der obere Teil seiner Ypsilongestalt, wodurch ein Antigen-Antikörper-Komplex entsteht.

Ein gut funktionierendes Immunsystem weiß auf jeden Angriff eine Antwort

Das ist noch nicht alles, was das Immunsystem zu bieten hat. Eine ganze »Kampftruppe« ist an der Immunantwort beteiligt:

die B- und T-Zellen sowie die Freß- und Killerzellen. Sie entwickeln sich erst innerhalb der ersten sechs Lebensmonate des Menschen, wobei es zwei Entwicklungslinien gibt: aus myeloischen (aus dem Knochenmark stammenden) Zellen werden Freßzellen (Makrophagen und Neutrophile) sowie Granulozyten; aus lymphatischen Stammzellen werden B-Zellen, T-Zellen und Killerzellen.

Die Freßzellen, etwa sechs Prozent der weißen Blutkörperchen sind Makrophagen und sechzig Prozent sind Neutrophile, machen ihrem Namen alle Ehre, denn sie stellen eine Art Müllabfuhr in unserem Immunsystem dar. Als große, lappige Zellen sind sie in der Lage, ganze Bakterien zu umschließen und zu verdauen. Außerdem erkennen Freßzellen Antigen-Antikörper-Komplexe. Während der Antikörper das Antigen an die obere Hälfte des Ypsilons bindet, hängt sich die Freßzelle an eine spezielle Bindungsstelle an dessen Stamm. Das »große Fressen« beginnt.

Wenn sich beispielsweise im Falle einer Krankheit die Bakterien rasant vermehren, sorgen die B-Zellen, die übrigens ihr »B« stellvertretend für das englische Wort für Knochenmark = bone marrow tragen, für entsprechenden Nachschub an Antikörpern. Immunglobuline kreisen nicht nur frei in Körperflüssigkeiten, sie sitzen auch fest auf solchen B-Zellen; das sind die »stationär« arbeitenden IgD. Auf jeder der Milliarden B-Zellen sitzt jedoch stets nur eine Kategorie Immunglobuline, die auch nur für das Erkennen einer einzigen Sorte von Antigenen verantwortlich ist. Fängt allerdings einer der festsitzenden Antikörper ein Antigen, so löst dies einen massiven Reiz auf die B-Zelle aus. Sie entwickelt sich innerhalb von wenigen Tagen zu einer Plasmazelle, die unaufhörlich Antikörper produziert, und zwar genau zu dem Antigen passend, das diese Reaktion hervorgerufen hatte. Pro Sekunde fabriziert die Zelle nun 2000 gleiche Antikörper, die jetzt mit den Bakterien spielend fertig werden; die Freßzellen erledigen den anfallenden »Müll«.

Ist die Krankheit überstanden, werden gegen die überschüssigen Antikörper entsprechende Antikörper produziert, die sie neutralisieren. Es bleiben jedoch sogenannte Gedächtnis-B-Zellen übrig, die im Falle einer späteren Attacke der gleichen Bakterien weitaus schneller zur Plasmazelle reifen und Immunglobuline herstellen.

Man könnte nun meinen, das Immunsystem dürfte sich nun auf seinen B-Zellen ausruhen, da sie für unseren Schutz völlig ausreichend sein müßten. Weit gefehlt! Sie stellen nur einen Pfeiler unserer Immunabwehr dar. Den zweiten bilden die T-Lymphozyten (T kommt von Thymus, da diese Zellen in der Thymusdrüse gebildet werden). Die T-Helferzellen sind dazu da, die B-Zellen zu aktivieren, wenn sie zu Plasmazellen reifen sollen, und die T-Suppressorzellen dienen dazu, das Immunsystem zu dämpfen. Beide zusammen regulieren das Immunsystem. T-Lymphozyten erkennen ein Antigen nur, wenn es ihnen die Makrophagen, die B-Zellen oder die Langerhans-Zellen der Haut auf speziell erschlossene Weise darbieten. Deshalb werden diese vorarbeitenden Zellen antigenpräsentierende Zellen (APZ) genannt.

Erkennt eine T-Zelle die Markierung auf dem Antigen, vernichtet sie das Antigen jedoch erst, wenn noch eine zweite Markierung stimmt, und zwar der MHC, die Abkürzung vom englischen *major histocompatibility complex*, was in etwa Haupt-Gewebeverträglichkeits-Komplex bedeutet. Dies sind die individuell ererbten Markierungsmoleküle und die dazugehörigen Gene. Der MHC macht es dem Immunsystem erst möglich, zwischen »Selbst« und »Nichtselbst« zu unterscheiden. Dies erklärt, weshalb nur bei eineiigen Zwillingen Hauttransplantationen möglich sind, und Knochenmarktransplantationen nur in der engen Verwandtschaft. Das Immunsystem des Empfängers würde ein fremdes Spenderorgan sofort abstoßen, stünden nicht stark dämpfende Medikamente zur Verfügung.

Eine weitere Hilfe in der Immunabwehr sind die natürlichen Killerzellen (NK), die ebenfalls Lymphozyten sind, jedoch kein immunologisches Gedächtnis haben. Sie helfen bei der Abwehr von Eindringlingen mit, und es wird ihnen eine gewisse Rolle bei der Bekämpfung von Krebszellen, besonders von Metastasen zugesprochen. An der Anzahl der natürlichen Killerzellen im Blut ist die Funktionstüchtigkeit des Immunsystems abzulesen. Das Immunsystem verfügt also über viele verschiedene ineinander verzahnte Mechanismen, um uns zu schützen.

Die Bakterienflora, der Schutzschild auf Haut und Schleimhäuten

Die Bakterienflora auf der Oberfläche unserer Haut stellt einen Schutzschild dar gegen das Eindringen von Krankheitserregern. Die Bakterien haben also Polizeifunktion. Wir sind gewohnt, sie nur als schädlich anzusehen. Professor Helmut Mommsen bedachte dagegen die Lebewelt der Bakterien mit dem Begriff »Gesundheitserreger«, da er diesen Mikroben in höherem Grade gesundheitsfördernde Funktionen zusprach als krankheitserregende.

Daß eine intakte Darmflora für unsere Gesundheit von größter Bedeutung ist, weiß jedermann. Sie ist nichts anderes als eine Vielzahl von Mikroorganismen, welche billionenfach die Innenwände des Darms bedecken, ähnlich dem Flor eines Teppichs. Unter anderem ist es ihre Aufgabe, bestimmte Vitalstoffe zu erzeugen.

Auf unserer Haut sind ebenfalls Zigbillionen nützlicher Bakterienarten angesiedelt. Sie bewahren uns vor dem Eindringen von Krankheitserregern in die Haut und vernichten schädliche Mikroben. Wir Menschen leben mit Tausenden verschiedener Formen dieser Winzlinge in einträchtiger Symbiose. Wir nähren sie und als Gegenleistung helfen sie uns, Gesundheit und Abwehrkraft zu stärken. Der mikrobielle Schutzfilm unserer Haut und Schleimhäute ist von entscheidender Bedeutung für unsere Gesundheit.

Was läuft beim Allergiker schief im Immunsystem?

Allergien stellen eine überschießende und unangemessene Reaktion des Immunsystems dar. Dabei kommt dem Immunglobulin E eine besondere Rolle zu. Das IgE hat unter anderem die Aufgabe, mehrzellige Parasiten abzuwehren. Dazu ruft es auf raffinierte Weise die Hilfe eosinophiler Granulozyten herbei, die schon erwähnten speziellen Blutzellen, die zur Gruppe der weißen Blutkörperchen, den Leukozyten, gehören. Die Eosinophilen sind mit Bläschen bewaffnet, die Verteidigungsenzyme enthalten, um den Parasiten den Garaus zu machen. Diese Aktivitäten stimulieren T-Helferzellen zur Interaktion mit B-Zellen, wobei sie umgehend sehr viel IgE produzieren, die vorzugsweise mit weiteren Immunzellen, den Mastzellen und Basophilen, reagieren. Diese schütten Gewebshormone aus wie zum Beispiel Histamin und Prostaglandine, was eine lokale Entzündung bewirkt und vermehrt weiße Blutkörperchen anlockt.

Auf ähnliche Weise produzieren zu viele Plasmazellen bei Allergikern zuviel IgE gegen Antigene. Diese sind mit besonders vielen IgE-Rezeptoren (Andockstellen) ausgestattet, daher löst der Überfluß dramatische Maßnahmen aus. Die Mastzellen schütten aus ihren Speicherkörnchen etwa ein

Dutzend Mediatoren (hormonähnliche Substanzen) aus, darunter die besagten Gewebshormone Prostaglandin und Histamin. Prostaglandin verursacht die bei Allergikern quälenden Entzündungen und Histamin den nicht weniger gefürchteten Juckreiz.

Die vier Allergie-Typen

Typ I: Man nennt ihn den anaphylaktischen Typ oder auch den Soforttyp, da die Reaktion auf Allergene innerhalb von Sekunden oder wenigen Minuten auftritt. Hierbei spielen sich unter Mitwirkung der IgE die oben beschriebenen Vorgänge im Organismus ab. Auslöser können Gräser und Blütenpollen sein, Hausstaub, in Medikamenten enthaltene Substanzen oder sogar ein Insektenstich.

Die Symptome, die auftreten können, sind Entzündungen und Schwellungen der Schleimhäute mit übermäßiger Sekretbildung (Heuschnupfen), Quincke-Ödem, allergisches Asthma bronchiale sowie der gefürchtete anaphylaktische Schock. Dieser wird durch die Freisetzung von Histamin ausgelöst, das Kapillarlähmung und Venenspasmus mit Blutdruckabfall hervorruft. Gleichzeitig verkrampfen sich die Bronchien, was zu Atemnot führt. Im schlimmsten Fall kann es zu Herz- und Atemstillstand kommen. Beim Auftreten eines anaphylaktischen Schocks muß der Patient umgehend zum Arzt gebracht werden.

Typ II: Bei dieser Form, die der zytotoxische Typ genannt wird, kann die Reaktionszeit wenige Stunden bis einige Tage betragen. Die Antikörper IgG und IgM gehen mit den Antigenen neue Verbindungen ein, sogenannte Immunkomplexe. Daraufhin werden Komplemente (bestimmte, die Immunreaktion verstärkende Enzyme) oder zytotoxische Killerzellen aktiviert, die körpereigene Zellen vernichten. Dieser Allergietyp wird vielfach durch chemische Nahrungszusatzstoffe und Medikamente ausgelöst. Die Folgen sind Abbau von Erythrozyten (roten Blutkörperchen), was die sogenannte hämolytische Anämie auslöst, eine allergisch bedingte Blutarmut, und es kann zur Thrombopenie kommen, das heißt zu einem Mangel an Blutplättchen, die zur Blutgerinnung notwendig sind.

Typ III: Dieser Allergietyp wird Arthus-Typ genannt, nach dem Schweizer Physiologen Nicolas Arthus, der sich in der Immunforschung einen Namen gemacht hat. Die Reaktion auf Allergene tritt hier zwischen sechs und acht Stunden auf. In Körperflüssigkeiten kreisende Immunkomplexe, an denen die IgG beteiligt sind, werden in verschiedenen Geweben abgelagert. Dort bewirken sie durch Stimulierung von Komplementen ernsthafte Erkrankungen. Sie äußern sich in Form von Entzündungen, vor allem an Blutgefäßen (Vaskulitis) und Lungenbläschen. Die Alveolitis, wie die Entzündung der Lungenbläschen genannt wird, geht zumeist mit Husten, Atemnot und Fieber einher. Ausgelöst wird diese Allergieform durch organische Substanzen wie Schimmelpilze, Tierhaare und -schuppen sowie sonstige Eiweißstoffe.

Typ IV: Diese Allergieart nennt man auch zellvermittelte Allergie oder verzögerter Typ. Hier reagiert der hierfür empfindliche Patient frühestens nach zwölf Stunden; nicht selten vergehen jedoch bis zu drei Tage. Bei diesem Typ vermitteln im Blut zirkulierende, antigensensibilisierte T-Lymphozyten die allergische Reaktion. Sie setzen bei erneutem Antigenkontakt selbstproduzierte Substanzen frei, die Lymphokine. Die Lymphokine aktivieren Makrophagen und andere Zellen und führen sie zum Ort der Antigenbelastung. Diese Antigenbelastung erfolgt überwiegend durch Kontakt der Haut mit Metallen, vor allem Nickel, sowie mit Farben, Lösungsmitteln oder anderen chemischen Stoffen. Es kommt zu juckenden, schmerzhaften Entzündungen. Diese Reaktion kann auch bei Parasitenbefall, etwa von Pilzen oder Würmern, hervorgerufen werden sowie als Antwort auf einen Tuberkulintest.

Muttermilch – die beste Prophylaxe gegen Allergien

Der beste Schutz vor vielerlei Allergien ist für Neugeborene allein die Muttermilch und nichts anderes, vom ersten Tag an und so lange wie möglich. Mütter, die aus einer allergiebelasteten Familie kommen, sollten nach der Geburt unmißverständlich fordern, daß ihrem Kind im Säuglingsraum der Wochenstation *nichts, aber auch gar nichts* zugefüttert wird. Es ist erwiesen, daß der Kontakt mit Kuhmilchprodukten – Babynahrung ist ja nichts anderes als Milchpulver – bei entsprechender Disposition selbst dann eine Allergie begünstigen kann, wenn später gestillt wird.

Die Allergie gegen Kuhmilch kann schon im Säuglingsalter – je nach Anlage des Kindes – *Lymphatismus, Neurodermitis* oder *Zöliakie* auslösen. Es ist das Eiweiß der Kuhmilch, das diese Krankheiten verursacht. Die artspezifische Eiweißfraktion Beta-Laktoglobulin ist von der Natur nur für das Kalb vorgesehen; für den menschlichen Organismus ist dies eine absolut fremde Eiweißstruktur.

Die Disposition zu Allergien ist erblich

In den letzten Jahren ist eine außerordentliche Zunahme von Allergien zu verzeichnen. In den sechziger Jahren war noch bei weniger als einem Prozent der deutschen Bevölkerung eine Allergie festzustellen, heute treten bei 10 Prozent der Erwachsenen und 20 Prozent der Kinder allergische Erscheinungen auf.

Es ist inzwischen wissenschaftlich belegt, daß die Anlage zu Allergien im Laufe der Generationen bereits ihre Verankerung in den Genen fand und daher vererbt werden kann. Aus dieser Tatsache erklärt sich, daß Allergien, die sich ursprünglich aus erworbener Abwehrschwäche entwickelten, in zunehmendem Maße bei immer jüngeren Menschen zum Ausbruch kommen und sogar schon im Säuglingsalter auftreten können. In Allergie-Familien ist daher bei Kindern besondere Vorsicht mit Kuhmilchprodukten geboten und bei Jugendlichen auf Mäßigkeit von Fleisch und sonstigen Tierprodukten (Fremdeiweiß) zu achten. Unter Verzicht auf Nahrungsmittelzusatzstoffe ist auf vitalstoffreiche vollwertige Kost zu achten (siehe Kapitel »Vitalstoffreiche Vollwertkost«). Sie ist in der Lage, ein intaktes Immunsystem aufzubauen und aufrechtzuerhalten, denn die Disposition zu Allergien bedeutet keineswegs, daß sie zum Ausbruch kommen müssen.

Die Ursachen von Allergien, die unter anderem diskutiert werden, beziehen sich auf die Schwächung des Immunsystems durch zunehmende Chemisierung unserer Umwelt, industrielle Verarbeitung unserer Nahrungsmittel, durch Medikamente aller Art, metallhaltige Zahnfüllungen, fluoridiertes Salz und fluorhaltige Zahnpasta, Alkohol, Bohnenkaffee, durch Schwarzen Tee, kakaohaltige Produkte, steigenden Verzehr von raffinierten Kohlenhydraten (Produkte aus Auszugsmehl und Fabrikzucker sowie geschältem Reis), durch zu hohen Konsum von tierischen Nahrungsmitteln, das heißt vermehrte Aufnahme von tierischem Eiweiß – sogar seelische Belastungen tragen zur Allergieentwicklung bei, vor allem bei Asthma und Neurodermitis.

Die Bildung von Immunkörpern, die Antigen- und Antikörperreaktionen sind ein Gegen- und Zusammenspiel von Stoffen, die selbst Eiweißcharakter besitzen. Um den Eiweißstoffwechsel zu entlasten, ist aus diesem Grunde die Einschränkung des Verzehrs tierischer Produkte – in vielen Fällen der völlige Verzicht darauf, bis die Allergie abgeklungen ist – der erste Schritt, Allergien entgegenzuwirken und auszuheilen. Sobald der Organismus jegliches tierische Eiweiß abgebaut hat (siehe Kapitel »Überschuß an Tiereiweiß …«), ist die Chance gegeben, Allergien schrittweise zum Schwinden zu bringen.

Pro Kopf und Jahr verzehrten die Menschen um das Jahr 1800 etwa 13 Kilogramm Fleisch. Während der Konsum im Laufe der folgenden 50 Jahre um 4 Kilogramm anstieg, verdoppelte er sich bis zum Jahre 1950. Nochmals 25 Jahre später, 1975, betrug er mehr als das Dreifache, das heißt über 84 Kilogramm. Heute haben wir die 100-Kilogramm-Marke längst hinter uns gelassen – wen wundert's, daß unser Eiweißstoffwechsel überlastet ist und »anders reagiert«.

Ähnlich verhält es sich mit dem Anwachsen des Zuckerkonsums, der mit dem Anstieg der daraus entstehenden Stoffwechselerkrankungen parallel verläuft. Im 19. Jahrhundert wurde der Zucker von der Hausfrau noch als Kostbarkeit unter Verschluß aufbewahrt; ganze 2 Kilogramm wurden pro Kopf und Jahr verbraucht. Anfang des 20. Jahrhunderts lag der Verbrauch schon etwa bei 18 Kilogramm und hat im Laufe der Jahre bis zum heutigen Tage, allen Warnungen zum Trotz, 50 Kilogramm pro Kopf und Jahr bereits überschritten. Der bekannte Ernährungswissenschaftler Dr. M. O. Bruker erklärt die Zusammenhänge: »Der vermehrte Genuß von Süßigkeiten bei Kindern ist der Wegbereiter für die Störung des Eiweißstoffwechsels durch den Konsum von tierischem Eiweiß. Das allergische Phänomen spielt sich in der Antigen-Antikörper-Reaktion ab, und diese ist ihrerseits ein Vorgang im Eiweißstoffwechsel. Man kann daher das allergische Phänomen als eine Störung im spezifischen Eiweißstoffwechsel auffassen.«

Unser Organismus betrachtet Tiereiweiß als Fremdstoff

Tiereiweiß, das mit der Nahrung zugeführt wird, versteht unser Organismus als artfremd. Er muß dieses Fremdeiweiß während des Verdauungsvorgangs assimilieren, das heißt entgiften und anpassen. Dr. Bruker veranschaulicht die giftige Wirkung des artfremden Eiweißes an einem drastischen Beispiel: »Wird uns artfremdes Eiweiß unter Umgehung des Verdauungsapparates eingespritzt, so können wir an der sofortigen Reaktion unseres Organismus erkennen, daß das Eiweiß als *Gift* empfunden wird. Auf 10 Gramm Milch in den Muskel eingespritzt, reagiert der Körper mit Fieber und Symptomen, die einem beginnenden Infekt ähnlich sind wie Krankheitsgefühl, Frösteln, Gliederschmerzen und Abgeschlagenheitsgefühl. Das bedeutet, daß die bei einem Infekt üblichen Abwehrmaßnahmen in Gang gesetzt werden, die den ganzen Organismus betreffen. Eine Injektion von 10 Gramm Milch direkt in die Blutbahn könnte böse bis tödliche Folgen haben.«

Wir alle kennen auch das Problem bei Blutübertragungen. Das Blut eines Menschen ist nicht ohne weiteres als lebensrettende Transfusion für einen anderen Menschen zu verwenden. Es gibt viele verschiedene Blutgruppen, die – grob ausgedrückt – in ihren Eiweißqualitäten sehr unterschiedlich sind. Es muß daher vor jeder Transfusion die Verträglichkeit zwischen Spender- und Empfängerblut festgestellt werden, sonst kann es zu tödlichen Zwischenfällen kommen.

Wenn sich schon Menschen untereinander durch ihr unterschiedliches Eiweiß schaden können, wieviel mehr noch kann sich der Mensch durch den heute üblichen übermäßigen Fleischkonsum Schaden zufügen, durch das Eiweiß einer ganz anderen Art, dem Tier!

Es ist deshalb angebracht, dem immungeschwächten Organismus etwa 2 bis 4 Monate (Professor Wendt nennt dies Eiweißfasten) durch Verzicht auf tierische Produkte aller Art: Fleisch, Wurst, Fisch, Fischprodukte, Eier, Milch und Milchprodukte, eine Entlastung des Eiweißstoffwechsels zu gönnen. Sie brauchen nun keineswegs zu befürchten, daß Sie darben müssen; delikate vegetarische Gerichte werden Sie während des Eiweißfastens bestens entschädigen (siehe Anhang: »Kochbuch für eine eiserne Gesundheit«). Was den Eiweißentzug betrifft, so stehen Mykosepatienten vor dem gleichen Problem, denn auch sie müssen ihr Immunsystem revitalisieren, um Mykosen für immer fernzuhalten.

Mykosen

Die Bezeichnung Mykose setzt sich zusammen aus zwei Wortfragmenten griechischen Ursprungs: *Myk-*, ein Wortteil, das Pilz bedeutet und -osis ›ose, eine Endsilbe, die auf eine Erkrankung hinweist.

Im Prinzip gilt für Mykosen das gleiche wie für Allergien: nur durch ein geschwächtes Immunsystem können Pilze überhandnehmen, die normalerweise still und friedlich Haut und Schleimhäute des Menschen besiedeln. Sehr oft sind sogar Allergien die Wegbereiter für Mykosen.

Nicht jeder Pilz verursacht eine Mykose

Vom Frühling bis weit in den Spätherbst begegnet man ihnen im Wald, den Schwammerlsuchern. Ein Pilzgericht ist für jeden Feinschmecker eine Delikatesse. Käseliebhaber schätzen Gorgonzola, Brie und Roquefort, die mittels Edelpilzen produziert werden, und so mancher Biertrinker schwört auf sein tägliches Glas Weizenbier, das ohne Bierhefe nicht herzustellen ist.

Bei diesen Pilzen handelt es sich natürlich durchweg um menschenfreundliche Sorten. Sie dienen uns nicht nur als Nahrung, sie haben auch im Ökosystem eine bedeutende Aufgabe. Das, was wir im Wald sehen, den Pilz, ist nur einer von vielen Fruchtkörpern, die ein weit ausgedehntes unterirdisches Geflecht, das Myzel, hervorbringt. Solch ein Pilzmyzel kann sich ungeheuer weit ausbreiten, sogar über mehrere hundert Quadratkilometer, wie Forscher nachgewiesen haben. Derartige riesige Pilzgeflechte brauchen natürlich viel Nahrung, wobei sie keineswegs anspruchsvoll sind. Sie nähren sich von dem, was andere Organismen übriglassen, zum Beispiel von abgestorbenen Pflanzenteilen und Resten von Tierkadavern. Pilze säubern also Wald und Flur.

Doch leider gibt es auch Pilze, die dem Menschen schaden können. Damit sind nicht nur die Giftpilze in der freien Natur gemeint, sondern vor allem winzige Organismen, die in den Körper eindringen und dort als Schmarotzer leben. Diese Störenfriede sind sehr listig und verstehen es, ein geschwächtes Immunsystem auszutricksen. Sie unterlaufen geschickt die Abwehrkräfte der Haut, und sie können sich als körpereigene Zellen »maskieren«, das heißt, sie ahmen die Oberflächenstruktur unserer Zellen nach.

Nach Ansicht der Mikrobiologen gibt es circa 100 Pilzarten, die als Parasiten im menschlichen Organismus leben und ihm schaden können. Sie teilen sie in drei Gattungen ein: Hefe-pilze, Schimmelpilze und Dermatophyten.

Hefen: Am bekanntesten und häufigsten ist die Candida-My-kose (Candidosis). Sie wird durch den Hefepilz Candida albi-cans verursacht, was soviel wie weiße Hefe bedeutet. Der Pilz kann sich im ganzen Organismus ausbreiten, vor allem im Magen-Darm-Trakt, in den Atmungsorganen, im Genitalbe-reich und sogar im Zentralnervensystem. Er produziert im sauerstoffreichen Darm unter Einfluß von Einfachzucker, wie Glukose und Fruktose, schädliche Stoffe, darunter Fuselalko-hole und Entzündungsmediatoren (hormonähnliche Wirk-stoffe). Sie greifen die Darmschleimhaut an, die durch zu-nehmende Durchlässigkeit diese Gifte über das Blut in die Leber und in den gesamten Organismus entläßt. Nach einer gewissen Zeit ist die Entgiftungsfähigkeit der Leber er-schöpft, so daß die toxischen Stoffe über das Blut wieder in den Darm geraten. Diesen Vorgang bezeichnet man als Au-tointoxikation.

Es gibt noch weitere pathogene Candidaarten, zum Beispiel die Candida krusei und die Candida glabrata. Die beiden »Ge-schwister« der Candida albicans halten weitaus hartnäckiger im menschlichen Organismus fest. Selbst mit den stärksten Medikamenten zur Pilzvernichtung sind sie oft nicht ganz zu vertreiben. Das bedeutet, daß schon bei der geringsten Infek-tion, die das Immunsystem vermehrt in Anspruch nimmt, beispielsweise einem Schnupfen, wenn die Immunabwehr also »keine Zeit hat«, die restlichen Pilze im Zaum zu halten, sie sich wieder im Organismus breitmachen können.

Auch hier haben wir es mit einem Teufelskreis zu tun. Nor-malerweise sind in jedem Darm Pilze vorhanden – auch die Candidaformen. In einem Gramm Stuhl finden sich bis zu 3000 Keime. Bei geschwächtem Immunsystem können pathogene Pilze jedoch überhandnehmen → der Pilzbefall schwächt auf Dauer die Immunabwehr → die Bereitschaft für Mykosen wächst und so weiter und so fort.

Schimmelpilze: Diesen Pilzen können wir überall in unserem Haus begegnen. Der Aspergillus niger, der »schwarze Schimmel«, bevorzugt feuchtes Mauerwerk, was man unschwer an den schwarzen Flecken erkennen kann, die er verursacht. Seine Sporen sind sehr widerstandsfähig und können sehr lange in der Luft herumschwirren. Atmet man sie ein, kann es zu schweren Erkrankungen kommen.

Ein weiterer Schimmelpilz, der Aspergillus fumigatus, kommt in Nahrungsmittelbetrieben vor, wenn dort nicht ordnungsgemäß auf hygienische Verhältnisse geachtet wird. Auch Menschen, die einen »Freiluftberuf« haben, wie Bauern, Gärtner und Holzarbeiter, können unter einer Lungenverpilzung, der sogenannten »Lungen-Aspergillose«, leiden.

Dermatophyten: Ihr Name leitet sich aus den griechischen Wortteilen *derm-* = Haut und *-phyto* = Pflanze ab, woraus zu sehen ist, daß sich diese Pilze nur in der Haut befinden. Sie lieben besonders die Zonen unter Finger- und Fußnägeln. Die Dermatophyten nähren sich nicht nur von abgestorbenen Hautpartikeln, sie sind imstande, große Hautpartien mit ihrem Geflecht zu durchziehen. Hierbei wird die Haut zerstört, denn diese Schmarotzer verspeisen lebende Hautzellen, was sehr schmerzhaft sein kann.

Wie ist eine Allergie oder eine Mykose zu erkennen?

Die Symptome, die auf eine der beiden Erkrankungen schließen lassen, können sich überschneiden.
Sollten Sie permanent oder sporadisch an einem oder mehreren der genannten Symptome leiden, so lassen Sie sich bei dem Arzt Ihres Vertrauens auf eventuelle Allergien oder Pilzbefall untersuchen.

Symptome, die auf eine Allergie hinweisen können

- Hautunreinheiten, Rötungen, trockene Haut
- Juckender, zeitweise nässender Ausschlag
- Undefinierbares Hautjucken
- Zeitweise Kurzatmigkeit, verstopfte Nase
- Verdauungsstörungen: Durchfall, Blähungen, Übelkeit nach bestimmten Speisen
- Stimmungstiefs, Vergeßlichkeit
- Konzentrationsschwäche, Abgeschlagenheit
- Niesen und Augenjucken an bestimmten Orten
- Hautjucken oder Ausschlag nach dem Tragen bestimmter Kleidungsstücke
- Hautausschläge oder -rötungen nach dem Tragen bestimmter Metallknöpfe oder -schmuck
- Lidödeme (geschwollene Augenlider)

Symptome, die auf eine Mykose hinweisen können

- Hautunreinheiten, Rötungen, trockene Haut
- Juckender, zeitweise nässender Ausschlag (auch die Aftergegend beachten)

- Undefinierbares Hautjucken
- Zeitweise Kurzatmigkeit, verstopfte Nase
- Verdauungsstörungen: Durchfall, Blähungen, Verstopfung, Magenschmerzen
- Stimmungstiefs, Vergeßlichkeit
- Konzentrationsschwäche, Abgeschlagenheit
- Muskel- oder Gelenkschmerzen
- Heißhunger auf Süßigkeiten
- Muskelzittern mit einhergehendem Hungergefühl
- Schwindelanfälle, Flimmern vor den Augen
- Körpergeruch, Fußgeruch
- Blasenentzündungen, Prostataentzündungen

Welche Behandlung hilft am schnellsten?

Jeder kranke Mensch ist dringend daran interessiert: Was hilft mir am schnellsten? Erst dann stellt er die Frage: Kann ich auf Dauer geheilt werden? Nachdem uns mit dem Eigenharn ein einzigartiges Naturheilmittel zur Verfügung steht, das auf raschestem Wege die aufreibenden Symptome der Allergien und Mykosen, wie quälenden Juckreiz und belastende Schmerzen, aus dem Weg räumt und darüber hinaus umgehend die Selbstheilungskräfte des Organismus anregt, möchte ich in erster Linie diese beeindruckende und hochwirksame Naturheilmethode vorstellen.

Die Eigenharntherapie –
Geschichte und Wirkungsweise

Warum Vorurteile gegen Eigenharntherapie?

Viele Menschen, die zum ersten Mal von dieser Therapie hören, schütteln sich zunächst angeekelt und rufen entsetzt: »Igitt!«, doch die Behandlung mit unserem eigenen Urin sollte eigentlich weniger ein Grund zum Ekeln sein, als vielmehr die Verwendung von Fremdstoffen, über die wir uns keinerlei Gedanken machen.

Wir benutzen Hautcremes, die Harnstoffe enthalten – als »Carbamid« oder »Urea« in den Inhaltsangaben aufgeführt –, wir erhoffen uns eine Verjüngung unseres Organismus durch Einspritzen von Frischzellen, die fötalen Organen von Schafen und Ziegen entnommen wurden, wir schrecken nicht davor zurück, uns Plazentapräparate tierischen Ursprungs in die Haut zu massieren, die angeblich Falten zum Verschwinden bringen, oder Medikamente einzunehmen, die aus Darmbakterien gewonnen werden. Wem vergeht schon der Appetit auf Käse, sobald er erfährt, daß er mittels Chymosin hergestellt wurde, einem Labferment, das dem Magen von Kälbern entnommen wird?

In der modernen Medizin greift man schon längst auf die heilende Wirkung verschiedener Stoffe aus dem Harn zurück. So wird beispielsweise Frauen gegen Klimakteriumsbeschwerden Presomen verordnet, ein Medikament, das unter anderem Harn trächtiger Stuten enthält. In vielen Heilsalben ist *Harnstoff* enthalten; und *Glutathion* und *Cysteïn*, zwei weitere Substanzen aus dem Urin, finden ihren Einsatz bei Allergikern und Menschen, die unter Umweltbelastungen leiden. Die *Urokinase*, ein Enzym, das wir unentwegt mit dem Harn ausscheiden, wird zur Vermeidung und zur Auflösung von Thrombosen eingesetzt.

Dies sind ausnahmslos Fremdstoffe, die wir vertrauensvoll anwenden. Weshalb also nicht auch Vertrauen setzen in unser körpereigenes Produkt, das alle Informationen über die momentane Arbeit unseres Immunsystems enthält, sowie kaum veränderte Bausteine des Organismus, welche hochwirksame Reaktionen auslösen, wenn man sie dem Körper zurückführt. Die Eigenharntherapie ist weiter nichts, als eine durch körperspezifische Prozesse modifizierte Eigenserumtherapie, und das Frappierende daran ist: *Mit diesem Naturheilmittel können wir, im Gegensatz zu allopathischen Medikamenten, niemals eine Überdosis verursachen.*

Als Teil der Natur ernährt sich der Mensch von dem, was sie ihm bietet, und was er ausscheidet kehrt in die Natur zurück. So dürfen wir die Eigenharntherapie getrost als eine Art Recyclingverfahren betrachten. Bevor die Bauernhöfe an die moderne Entsorgung durch Kanalisation und Kläranlage angeschlossen waren, fanden die menschlichen Ausscheidungen, ebenso wie die tierischen, ihre unmittelbare Wiederverwertung in der Landwirtschaft als Düngemittel auf den Feldern und in Obst- und Gemüsegärten. Die Pflanzen wuchsen und gediehen ausgezeichnet dank der Nähr- und Wuchsstoffe, die in den Exkrementen enthalten sind. Doch der Urin wird seit Menschengedenken in aller Welt auch im direkten »Recyclingverfahren« – orale Aufnahme, Injektion, Klistier oder Einreibung – sowohl zur Prophylaxe als auch zur Heilung verwendet.

Die meisten Menschen empfinden den Geruch ihres Urins als

widerlich. Er riecht jedoch nur unappetitlich, wenn übermäßig tierische Produkte gegessen werden und zu sehr Genußmitteln wie beispielsweise Alkohol und Zigaretten zugesprochen wird. Der Harn eines vollwertig ernährten Menschen riecht keineswegs unangenehm. Reibt man ihn in die Haut ein, saugt sie die Flüssigkeit völlig auf, und es ist anschließend absolut nichts zu riechen. Auch der Geschmack ist folglich von der vorher verzehrten Nahrung abhängig. Der Harn eines Vegetariers schmeckt eher wie Gemüsebrühe, während der Urin eines sogenannten Normalverbrauchers schon etwas raß ist. Aber was soll's? Alles ist Gewohnheitssache. Hat Ihnen etwa Ihr erstes Bier geschmeckt, der erste Kaffee oder die erste Zigarette?

Die Heilkraft Ihres Harns wird sie bald überzeugen

Wie schon in den indischen Veden, den ältesten Niederschriften der Menschheit, beschrieben wird, bildet Ayurveda zusammen mit Tantra und Yoga eine voneinander abhängige Dreiheit der Wissenschaften von Gesundheit, Geist und Seele, der uralten Ordnung des Lebens. Niemand wird sich wundern, wenn Sie von Ihren Yoga-Übungen erzählen, lassen Sie jedoch eine Bemerkung fallen, daß Sie Ayurveda in Form von Eigenharntherapie praktizieren, so treffen Sie entweder auf begeisterte Anhänger oder auf verständnisloses Kopfschütteln. Lassen Sie sich jedoch nicht beirren. Wie unzählige andere Menschen auch, werden Sie in Kürze von der Wirksamkeit Ihres persönlichen Heilwassers überzeugt sein.

Kinder sind noch völlig unbefangen

Kleinkinder haben noch ein völlig unvoreingenommenes Verhältnis zu ihrer Körperflüssigkeit. Beobachten Sie einen kleinen Nackedei, wie er im Freibad sein Wässerchen ins Gras laufen läßt. Anschließend wird er verspielt mit Händen und Füßen in seinem Naß herumplanschen und sogar die Finger in den Mund stecken, um sie abzulutschen. Mit einem entsetzten Aufschrei »Bäh! Pfui! Laß das!« wird die Mutter das erschrockene Kind aus der Reichweite der warmen Pfütze zerren und ihm natürlich sofort die Finger aus dem Mund ziehen. Durch das aufgebrachte Verhalten der Mutter und vielleicht durch einen kleinen Klaps auf die Hand gräbt sich in das Köpfchen des Kleinen für alle Zeit ein, daß Urin tabu ist. Offenbar erinnert sich die liebe Mami bei dieser kleinen Episode nicht mehr daran, daß ihr Kind noch vor 1–2 Jahren in der Fruchtblase in ihrem Uterus ständig Fruchtwasser aufgenommen hat, das zum größten Teil aus seinem eigenen Urin bestand. Daher auch die Bezeichnung Fruchtwasser: Frucht = die Leibesfrucht (der Fötus), Wasser = im wesentlichen die Ausscheidung des Fötus.

Seit alters her Heilungen mit Eigenharn in aller Welt

Die Eigenharntherapie dürfte wohl das älteste Naturheilverfahren in der Menschheitsgeschichte sein. Es ist anzunehmen, daß sich die Menschen der heilenden Kraft des stets verfügbaren Harns schon bewußt waren, ehe sie Erfahrungen über die Heilwirkung von Kräutern, Wurzeln, Blättern und ähnlichem sammelten. Naturvölker, die noch nicht von unserer modernen Zivilisation überrollt wurden, haben sich diesen Instinkt bewahrt und setzen ihre Körperflüssigkeit bei vielen Leiden und Verletzungen mit Erfolg ein. So wissen wir zum Beispiel von Indianern und Eskimos, daß sie sich als erste Maßnahme Urin auf Verletzungen träufeln und mit Kräutern beziehungsweise Seehundspeck abdecken. In ähnlicher Weise setzen manche afrikanische und australische Naturvölker auf die Heilwirkung ihres Urins.

Aus einschlägiger Literatur erfahren wir, daß Kurtisanen am Hofe französischer Könige sowie chinesischer Kaiser versuchten, mit Eigenharn-Einläufen in die Vagina Schwangerschaften zu verhüten.

Unter der Landbevölkerung weiß mancher noch vom Hörensagen, wie die Altvordern den Harn zur Behandlung von Krankheiten und Verletzungen einsetzten.

Abhandlungen über die Urintherapie gestern und heute

Detaillierte Beschreibungen dieser alten Heilmethoden verdanken wir dem Arzt und Theologen Kristian Frantz Paullini durch seine ausführliche Abhandlung aus dem Jahre 1714, mit dem Titel »Heylsame Dreckapotheke«.

»Das Große Vollständige Universallexikon« aus dem 17. Jahrhundert von Johann Heinrich Zedler verrät Rezepte, die sogenannten »Urinarzneien«, die ihre Verwendung bei allerlei Krankheiten fanden, erstaunlicherweise sogar zur Pestbekämpfung.

Etwa im 4. Jahrhundert faßte der Römer Marcellus Empiricus in seinem Werk »de medicamentis« seine umfangreiche Harnrezeptesammlung zusammen. Seine Therapieanweisungen reichen von Behandlungen offener Geschwüre, über Gicht bis zur Heilung von Schlangenbissen.

Noch ältere Quellen, in denen von Heilungen mit menschlichem Urin die Rede ist, stammen aus dem 1. Jahrhundert unserer Zeitrechnung. Sie sind im Arzneibuch des griechischen Arztes Xenokrates aufgezeichnet.

Doch die am weitesten zurückliegenden Aufzeichnungen über Heilungen mit Urin finden sich in den 5000 Jahre alten Veden, den ältesten überlieferten Schriften der Menschheit. Sie beschreiben das in Indien entstandene medizinische System Ayurveda, das unter anderem auch die Urintherapie beinhaltet. Das Wort Ayurveda stammt aus dem Sanskrit und bedeutet »Wissenschaft vom Leben«. Ayus heißt Leben und Veda Wissen. Der Ayurveda ist in Indien noch weit verbreitet, obwohl er zeitweise von der modernen Medizin verdrängt wurde.

Heute jedoch interessiert sich auch die westliche Wissenschaft zunehmend für die uralten, hochwirksamen Heilmethoden des Ayurveda. In vielen, für Naturheilmethoden aufgeschlossenen Krankenhäusern, wie beispielsweise an der Uniklinik Erlangen, wurden zu Forschungszwecken spezielle Stationen eingerichtet.

Die ayurvedische Medizin stützt sich nicht auf die von ständigen Reformen abhängigen Ergebnisse wissenschaftlicher Forschung. Ayurveda beruht auf den über Jahrtausende hinweg erworbenen Erkenntnissen der Rishis, der alten indischen Weisen. Die Überlieferung besagt, daß nicht nur *Shivambu Kalpa* praktiziert wurde, die Eigenharntherapie, sondern daß auch mit Fremdharn und sogar mit Tierharn geheilt wurde.

Immer mehr indische Ärzte setzen heute die ayurvedische Tradition in ihrem Lande fort, darunter Wissenschaftler, die sich sogar im Westen durch ihre medizinischen Werke einen Namen gemacht haben, wie Dr. J. Gala aus Ahamadabad und Dr. C. P. Mithal aus Neu-Delhi.

Nicht zuletzt verdanken wir die zunehmende Verbreitung der ayurvedischen Medizin den beiden indischen Ärzten Dr. Vasand Lad, Santa Fe, und Dr. Deepak Chopra, Leiter der Ayurveda-Klinik in Lancaster. Sie wanderten in die USA aus und machten den Ayurveda durch Vorträge in den USA und Europa sowie durch mehrere faszinierende Bücher bekannt.

Eigenharnbehandlung auf dem Marktplatz

Daß die indische Bevölkerung dieser alten Tradition im 20. Jahrhundert immer noch verhaftet ist, konnte ich 1978 in Bombay selbst miterleben. Ayurveda war mir noch völlig fremd, als ich Zeugin einer Eigenharntherapie wurde:
Auf dem Markt spielten zwei kleine Jungen Fangen. Sie jagten sich zwischen Ständen und Gemüsekisten, bis plötzlich der jüngere heftig an eine Kiste stieß, darüber stolperte und zu Boden fiel. Der Kleine schrie vor Schmerz und Schreck, denn seine Knie waren aufgeschürft und bluteten. Die Mutter zog dem kleinen Kerl das Höschen aus und ließ ihn auf die Verletzungen urinieren. Auch aus westlich-medizinischer Sicht eine kluge Maßnahme, denn Harn wirkt antiseptisch. Erst brüllte das Kind noch durchdringender, dann beruhigte es sich in kurzer Zeit. Nach anfänglichem Brennen durch den Uringuß, verschwand der Schmerz.

Die Einstellung zur Eigenharntherapie hat sich geändert

Gegenüber diesem Naturheilverfahren zeigte sich die westliche Wissenschaft erst Anfang des 20. Jahrhunderts zugänglicher. Der bekannte Eigenharn-Therapeut Dr. Johann Abele beschreibt in seinem Werk »Die Eigenharnbehandlung«, wie zu Beginn unseres Jahrhunderts in Deutschland, Frankreich, Italien, Österreich und Rußland die ersten wissenschaftlichen Berichte über die Therapie mit Eigenharn-Injektionen auftauchten. In den 25 Jahren seiner naturheilkundlichen Praxis konnte Dr. Abele ebenfalls frappierende Ergebnisse durch die Eigenharntherapie erzielen – interessanterweise vor allem bei Krankheiten, die der Schulmedizin getrotzt hatten.

Für weitere Publizität sorgten Dr. Kurt Herz und der Kinderarzt Dr. Martin Krebs. Herz trat Anfang der dreißiger Jahre als erster Wissenschaftler mit Schriften und Vorträgen über seine umfangreichen Erfahrungen an die Öffentlichkeit und Krebs veröffentlichte im Jahr 1937 in der Zeitschrift »Hippokrates« eine Abhandlung über seine außergewöhnlichen Heilerfolge, welche er – nicht nur bei Kindern – erzielen konnte.

Von Ärzten aufgegeben, erholte sich der Engländer John W. Armstrong von seiner schweren beiderseitigen Lungen-Tbc durch die heilende Kraft seines Urins. Daraufhin widmete er sich der Therapie kranker Menschen mit Eigenharn. Es gelangen ihm aufsehenerregende Heilerfolge, welche er in seinem 1944 erschienenen Buch »Water of Life« (Wasser des Lebens) ausführlich schildert.

Nach einer Unterbrechung durch die Kriegs- und Nachkriegszeit führten Wissenschaftler erst wieder in den siebziger und achtziger Jahren sowohl in England, in den USA als auch in Deutschland Eigenharntherapien durch. Besonders Dr. Abele setzte sich für diese Praktik ein und last, not least hat in den letzten Jahren der deutsche Arzt Horst Kief aus Ludwigshafen durch eine neue, wissenschaftliche Fraktionierung von Harn diesen in die Therapie von Immunerkrankungen, insbesondere Asthma und Neurodermitis, eingeführt.

Die Eigenharntherapie hat berühmte Anhänger

Milarepa, der große Weise und Poet aus Tibet, vertraute auf die Heilkraft seiner Körpersäfte. Er trank regelmäßig »aus seinem gesegneten Brunnen«.

Der frühere indische Ministerpräsident Pandit Nehru erhielt sich ebenfalls sein Wohlergehen durch das Trinken seines Harns.

Seinem Amtsnachfolger Sri Morarji Desai konnte man bis kurz vor seinem Tod seine nahezu 100 Jahre nicht ansehen. Er verdankte sein jüngeres Aussehen und seine hervorragende Gesundheit bis zu seinem Lebensende dem täglichen Trinken einer Tasse Harns. Sein Werk »Naturheilkunde« dient in Indien als Lehrbuch. Es geht ausführlich auf die jahrtausendealte Heilmethode mit Urin ein, die von indischen, griechischen und ägyptischen Ärzten und Heilern gleichermaßen praktiziert wurde. Er selbst befreite sich durch Urintrinken von seiner Malaria.

Mahatma Gandhi konnten die gefährlichen Tropenkrankheiten auf seinen ausgedehnten Reisen durch Hinterindien nie etwas anhaben. Er schützte sich, indem er täglich ein gewisses Quantum seines Harns trank.

Dem populären indischen Politiker Raojib Manibhai Patel diente Gandhi als Vorbild, nachdem er 56jährig einen schweren Herzinfarkt erlitten hatte. Sobald er durch Urinfasten seine Gesundheit wiederhergestellt hatte, verfaßte er über diese Praktik ein Buch, das in mehrere Sprachen Indiens und ins Englische übersetzt wurde.

Dem schwedischen Asienforscher Sven Hedin gelang es nur durch Trinken von Kamelurin lange Wüstendurchquerungen zu überleben.

Sir Morris Wilson, berühmt durch seine Besteigung des Mount Everest, trank auf dieser Expedition seinen Urin, nachdem ihn tibetische Mönche über dessen unvergleichlichen Wert aufklärten.

Die englische Schauspielerin Sarah Miles schwört auf ihr persönliches Gesundheits-Schönheitsmittel: täglich ein Glas Urin.

Viele Menschen in der westlichen Welt haben das Geheimnis der heilenden und pflegenden Kraft des Eigenharns entdeckt, nur – man spricht eben nicht darüber.

Der Harn ist eine Fundgrube an Wirkstoffen

Das Meer ist die Quelle allen Lebens. Alle Lebewesen verdanken ihre Lebensfähigkeit außerhalb des Meeres dem »Meer«, das sie in sich tragen. Ob Tränen, Blut oder Harn, jede Flüssigkeit in unserem Organismus schmeckt so salzig wie das Meerwasser und enthält die gleichen Mineralstoffe und Spurenelemente: die Makromineralien Wasserstoff, Sauerstoff, Kohlenstoff, Stickstoff, Chlor, Phosphor, Schwefel, Natrium, Kalium, Kalzium, Magnesium und die Mikromineralien Chrom, Eisen, Jod, Kobalt, Kupfer, Lithium, Mangan, Molybdän, Selen, Silizium, Vanadium, Zink, und Zinn. Alles in allem machen diese Stoffe rund 4 Prozent unseres Körpergewichts aus.

Mineralien und Spurenelemente gehören wie die Vitamine zu den Vitalstoffen, die alle intermediären Stoffwechselprozesse unseres Organismus steuern. Mineralien und Vitamine bilden enge Partnerschaften. Mineralstoffe können ihre Wirksamkeit nicht entfalten, wenn ihre zugehörigen Partner, das heißt bestimmte Vitamine, fehlen. Analog verhält es sich bei den Vitaminen; sie sind auf die Kooperation von Mineralien angewiesen. Durch dieses Teamwork produziert unser Organismus Aminosäuren (Eiweißbausteine) sowie Hormone, die von unseren Drüsen mit innerer Sekretion gebildet werden, und Enzyme, aktive Eiweißkörper, welche unter anderem bei der Umwandlung von Nahrungsmitteln beteiligt sind und beim Auf- und Abbau von Körperzellen. Die Mineral-Vitamin-Partner fungieren als unentbehrliche Steuer- und Regelsubstanzen bei zahllosen Zellaktivitäten, denn nur durch ihr Engagement ist das einwandfreie Funktionieren des Nervensystems, der Muskeln und der Gehirnaktivitäten gewährleistet.

Überdies enthält der Urin Harnsäure und andere verschiedene Säuren wie Fettsäuren, Milchsäure, Buttersäure und Kohlensäure, um nur einige zu erwähnen, von denen schon jeder Laie gehört hat, sowie in etwa 2,5prozentiger Konzentration den für die Zellen unentbehrlichen Harnstoff, der ein Endprodukt des Eiweißstoffwechsels darstellt. Dem Harnstoff kommt besondere Bedeutung zu. Er wirkt keimhemmend und erhöht das Wasserbindungsvermögen auf der Haut. Dieser Vorteil wird in vielen medizinischen Salben genutzt; vor allem in Medikamenten, die zur Behandlung von Ekzemen dienen.

Unser Harn ist das Abbild des Stoffwechselgeschehens in unserem Organismus. Alle obengenannten Substanzen sind in ihm in mehr oder weniger starker Konzentration enthalten. Alles, was sich im Immunsystem abspielt – Reaktion und Gegenreaktion, Angriff und Verteidigung, Antigen- und Antikörperbildung –, findet ebenfalls seinen Ausdruck im Urin. Die jeweiligen Abweichungen von der normalen Zusammensetzung des Harns sind die Reaktion auf Fehlernährung und Fehlverhalten des Körpers. Unser Harn kann nur so wertvoll sein, wie unsere Nahrung vollwertig ist.

Unser Organismus produziert kein Gift

Etwas, was unser Organismus jedoch ganz gewiß nicht produziert und ausscheidet, ist Gift! Die Abbauprodukte, die mit dem Harn ausgeschieden werden, vom Laien Schlacken genannt, sind keineswegs giftig. Sie sind lediglich die Reste der resorbierten Stoffwechselsubstanzen, die unsere Nieren aus dem Blut filtern.

Niemand kann jedoch den von Menschenhand produzierten Umweltbelastungen entgehen. Durch die Atmung und über die Haut nehmen wir verschmutzte Luft auf, wir sind gezwungen, Gemüse und Obst zu essen, das auf kontaminiertem Boden wächst und mit Giftstoffen besprüht wird, außerdem massieren wir uns beim Auftragen von Cremes und Bodylotions Chemikalien und Konservierungsstoffe in die Haut. Diese Toxika finden wir unvermeidlich auch im Urin. Sie mindern jedoch keinesfalls seine Heilwirkung.

Urin regt die Selbstheilungskräfte an

Unsere persönliche Apotheke, unseren Harn, führen wir ständig mit uns. Sie hat stets das spezifische Heilmittel auf Lager, das wir gerade benötigen. Unser Harn ist geeignet, die mannigfaltigsten Störungen im Organismus zu beheben, da er genau die »Medikamente« enthält, die der Körper selbst zur Inangriffnahme der Heilung gebildet hat: die Immunkörper. Im Fall einer Krankheit, an der immer der ganze Organismus beteiligt ist und sei es auch nur der kleinste Schnupfen, scheiden die Nieren diese Eiweißstoffe laufend aus.

Wenn man die Immunkörper dem Körper zurückführt, stimulieren sie das Immunsystem, denn sie übertragen völlig neue

Informationen über Reaktion und Gegenreaktion im ganzen Organismus.

Die heilende Wirkung des Harns beruht unter anderem auch auf den leicht veränderten Antigenen. Das sind Fremdstoffe, wie zum Beispiel Bakterien oder Viren, die im Körper die Bildung von Antikörpern hervorrufen. Mit dem eigenen Urin ist es offenbar möglich – wie beim Impfen –, eine Art Immunisierung herbeizuführen. So enthalten anscheinend die ausgeschiedenen Stoffe der Pilze Substanzen, die, oral in den Organismus rückgeführt, den Pilzen den Garaus machen.

Die Behandlung mit Eigenharn kann im Gegensatz zu allopathischen Medikamenten niemals eine allergische Überreaktion auslösen.

Störungen im Körper durch Amalgam

Amalgam ist eine Legierung von Quecksilber mit verschiedenen anderen Metallen. Zahnfüllungen, die Sie schleunigst ersetzen sollten, falls sich noch welche in Ihrem Mund befinden, haben eine Zinn-Silber-Kupfer-Verbindung als Legierungspartner. Amalgam findet immer noch Verwendung in der Zahnsanierung, obwohl allergische Reaktionen bekannt sind. Die Quecksilberbelastung aus Nahrung und Luft beträgt täglich etwa 20 µg. Die WHO (Weltgesundheitsorganisation) gibt einen als vertretbar anzusehenden Grenzwert mit 45 µg an. Die Freisetzung von Quecksilber aus Amalgam beträgt selbst bei zahlreichen Füllungen »nur« einen Bruchteil dieser Menge, so werden wir von Zahnärzten und Krankenkassen beschwichtigt. Allergien seien zwar bekannt, kämen aber selten vor.

Von Natur aus ist der Mensch, was Belastungen betrifft, für einen Grenzwert 0 vorgesehen; was haben also Giftstoffe in unserem Mund zu suchen, wenn wir uns schon den Belastungen aus der Umwelt nicht entziehen können!

Amalgam stellt eine erhebliche Belastung für das Immunsystem dar, deshalb berichten Allergiker nach dem Entfernen von Füllungen und nachfolgender Ausschwemmung des Quecksilbers von erstaunlicher Besserung in ihrem Befinden.

Schwermetallausschwemmung nach Dr. Perger

Bevor Sie mit der Eigenharntherapie beginnen, ist es unbedingt erforderlich, daß Sie eine Schwermetallausschwemmung vornehmen. Diese können Sie ohne weiteres ein- bis zweimal im Jahr wiederholen.

- *Bleiableitung:* Nehmen Sie 1 bis 2 Wochen lang täglich früh und abends 500 mg Askorbinsäure zusammen mit 500 mg Kalzium-Phosphoricum oder Kalzium-Carbonium ein.
- *Kadmiumableitung:* Nehmen Sie 3 bis 4 Wochen lang täglich früh und abends 500 mg Askorbinsäure zusammen mit 40 mg Zink-Orotat ein.
- *Quecksilberableitung:* Nehmen Sie 4 Wochen lang früh und abends 500 mg Askorbinsäure zusammen mit 60 mg Zink-Orotat ein.

Anwendungsformen der Eigenharntherapie bei Allergien und Mykosen

Tropfen: Belastende Symptome wie Schleimhautschwellungen oder Juckreiz werden im Handumdrehen mit abgekochtem Urin zum Abklingen gebracht.

Einläufe: Sie bewirken ebenfalls die Aufnahme des Harns über die Schleimhaut. Nach dem Stuhlgang reinigt man den Enddarm mittels eines Einlaufs mit Kamillentee. Anschließend spritzt man mit einem Klistierball 30 bis 100 ml Urin in den Darm und hält ihn so lange wie möglich.

Umschläge: Hautausschläge behandelt man am effektivsten mit mehrstündigen (nächtlichen) Umschlägen.

Einreibungen: Der Harn wird sofort von der Haut absorbiert – daher ist sie anschließend völlig geruchsfrei – und die Wirkstoffe gelangen zu den wichtigen ersten Zellstationen der Immunabwehr, den in der Haut lokalisierten Langerhans-Zellen. Für Neurodermitiker und Psoriatiker bringen die Einreibungen nicht nur alsbald sichtbare und fühlbare Erleichterung; die intensive Beschäftigung mit dem eigenen Körper hat eine äußerst positive Auswirkung auf die Psyche. Der Patient beginnt, seinen Körper wieder zu lieben.

Harntrinken: Wenn bei schwereren Allergie- oder Mykosefällen, beispielsweise bei der Candidosis, die vorgenannten Anwendungen nicht ausreichen, bringt die orale Aufnahme den erwünschten Erfolg. In vielen Fällen genügt die Morgenportion, doch bei einer langjährigen Verpilzung hilft am effektivsten eine Trinkkur. Dies bedeutet, daß drei Wochen lang bei jedem Wasserlassen circa eine Kaffeetasse voll getrunken wird. Viele Patienten trinken sogar alles, was der Körper zu bieten hat; um so schneller sterben die Schmarotzer ab. Anschließend wird immer mit etwas Wasser nachgespült. Der Einstieg in die Trinkkur gelingt ohne Probleme nach dem Heilfasten oder mit begleitender Heilkost (siehe Kapitel »Heilfasten« und »Heilkost«), denn dann riecht und schmeckt der Harn nach dem was man trinkt oder ißt – nach Mineralwasser beziehungsweise nach Gemüse.

Es können in manchen Fällen Beschwerden auftreten, die jedoch keineswegs als eine Nebenwirkung des Harntrinkens zu deuten sind. Es handelt sich um die Reaktion des Körpers auf die millionenfach absterbenden Pilze und deren Stoffwechselprodukte. Die körpereigene Müllabfuhr hat »alle Hände voll« zu tun, die zerfallenen Pilzzellen loszuwerden. Es kann zu einem Gefühl der Abgeschlagenheit kommen, zu Übelkeit, Durchfall und sogar zu Fieber. Diese Antwort des Organismus nennt man »Jarisch-Herxheimer-Reaktion«.

Harnfasten: Das sogenannte Harnfasten, bei dem alles, was kommt getrunken wird, zuzüglich viel Mineralwasser, sollte man jedoch ohne die Überwachung eines in Sachen Eigenharntherapie versierten Arztes nicht länger als 2 bis 3 Wochen praktizieren und auch dann nur, wenn man sich dazu körperlich in der Lage fühlt. Auch hier kommt es durch absterbende Pilze zu den obengenannten Reaktionen.

Injektionen: Einspritzungen mit Eigenharn unter die Haut helfen besonders bei Asthma- und Heuschnupfenanfällen ganz ausgezeichnet.

Die Technik der Eigenharninjektion nach Dr. Johann Abele

Der bekannte Eigenharn-Therapeut empfiehlt, kleinste Mengen von frischem Harn zu verwenden, da sich die Inhaltsstoffe zu jeder Stunde des Tages ändern. Im Krankheitsfall enthält der Urin ständig variierende Wirkstoffe, die es gilt dem Organismus zurückzuführen.

Der Harn muß auf der Höhe des Asthmaanfalls (auch sonstiger Allergieanfälle, beispielsweise Heuschnupfen) gewonnen werden. Man kocht eine kleine Menge im Reagenzglas auf, zieht die benötigte Menge in eine 2-ml-Spritze und gibt gegebenenfalls ein paar Tropfen Xylocain dazu, um ein leicht brennendes Gefühl zu vermeiden.

Mit sehr dünner Nadel (Einmalkanüle 20) wird dann meist subkutan in den Oberschenkel oder Oberarm eingespritzt. Die erste Dosis beträgt stets 0,5 ml, erfolgt nach einer Stunde keine Besserung des allergischen Anfalls, wird die Dosis verdoppelt, nach einer weiteren erfolglosen Stunde nochmals um 0,5 ml erhöht, was nunmehr einer Menge von 1,5 ml entspricht. Man kann theoretisch nun jede Stunde um jeweils weitere 0,5 ml erhöhen, bis zu einer Injektionsmenge von 5,0 ml. Das ist jedoch meist unnötig. Sollte ein Rückfall eintreten, wird wieder bis zur Besserung gespritzt.

Jeder Laie kann diese Injektionstechnik erlernen. Auch Diabetiker müssen ihre Insulininjektionen selber ausführen. Das Zubehör, wie Reagenzgläser mit Holzklammern und Einwegspritzen mit Kanülen, ist in jeder Apotheke erhältlich. Ihr Arzt für Naturheilverfahren oder Ihr Heilpraktiker, eventuell auch die Gemeindeschwester, wird Sie sicher bei den ersten Injektionen anleiten.

Medikamente und Gegenindikationen

Wenn Sie die Eigenharntherapie in Form von Einreibungen, Umschlägen, Einläufen, Spülungen oder Trinken der Morgenportion praktizieren, so hat dies nach bisherigen Erfahrungen keine Wechselwirkung mit Medikamenten.

Durch die heilende Wirkung des Urins werden jedoch kontinuierlich geringere Dosen der verordneten Arzneien (beispielsweise Kortison) gebraucht. Sobald also eine Besserung Ihres Leidens eintritt, können Sie mit Ihrem Arzt besprechen, um wieviel Ihre Medikamente reduziert werden dürfen.

Die Wirkung von Hormonpräparaten, wie Pille, Hormone zur Osteoporoseprophylaxe oder Schilddrüsenhormone, wird nur durch eine Harntrinkkur (Harnfasten) verstärkt. Einmaliges Trinken täglich hat keinen Einfluß.

Wenn auch aus der indischen Literatur Berichte über an Wunder grenzende Heilungen selbst bei todkranken Menschen vorliegen, so ist doch in unseren Breiten bei schweren Erkrankungen, wie beispielsweise Herz-, Leber- oder Niereninsuffizienz, von der Eigenharntherapie zur Allergie- und Mykosebekämpfung abzusehen.

Diabetiker können zwar die Morgenportion Urin trinken, dürfen jedoch eine Harntrinkkur oder das sogenannte Harnfasten nur unter der Aufsicht eines in der Eigenharntherapie erfahrenen Arztes durchführen, da hierbei das Insulin abgesetzt werden muß.

Therapie- und Fallstudien von A bis Z

Die Behandlung mit Eigenharn erzielt bei vielen Allergien und Mykosen verblüffende und schnelle Erfolge, vor allem durch die bereits besprochene Impfwirkung des rückgeführten Urins. Jedoch darf dabei nicht vergessen werden, daß eine lebenslange Heilung nur erzielt werden kann, wenn der fehlernährte und dadurch allergie- und mykoseanfällige Organismus durch die im Kapitel »Vitalstoffe steuern die Regenerierung der Stoffwechsellage und die Revitalisierung des Immunsystems« dargestellte heilende Kost wieder in den naturgegebenen Gesundheitszustand versetzt und damit eine intakte Immunabwehr zurückgewonnen wird. Wird die Urintherapie nach erfolgter Heilung abgesetzt, so können infolge der weiterhin bestehenden Immunschwäche die im Körper stets vorhandenen Pilze nach einer gewissen Zeit wieder überhandnehmen oder die Symptome der Allergie eine gewisse Zeit nach dem Absetzen wieder in Erscheinung treten. So kehrt zum Beispiel der durch Eigenharninjektionen vertriebene Heuschnupfen mit der Pünktlichkeit einer Rathausuhr im nächsten Jahr wieder zurück. Es ist zu empfehlen, bei schweren Krankheitsbildern die orale Aufnahme von Eigenharn im Zuge der Ernährungsumstellung schrittweise zu reduzieren, um letztendlich bei einer Menge von etwa 100 ml täglich zu bleiben. Diese Dosis reicht im allgemeinen aus, die sogenannte Impfwirkung aufrechtzuerhalten (s. Kapitel »Urin regt die Selbstheilungskräfte an«). Auch wenn es in den folgenden Berichten nicht jedesmal betont wird, sollten Eigenharntherapie und Kostumstellung unbedingt Hand in Hand gehen. Lebensmittel, auf die der Kranke momentan allergisch reagiert, werden selbstverständlich weggelassen. Sobald sich die Stoffwechsellage durch die Heilkost normalisiert hat, werden vormals allergen wirkende Lebensmittel wieder überraschend gut vertragen. Jedes Obst und Gemüse, das der Allergiker meiden mußte, wird in wenigen Wochen toleriert; bei Nüssen und glutenhaltigem Getreide kann es jedoch mehrere Monate dauern.

Bei Krankheitssymptomen, die unter Streßbelastung vermehrt auftreten, können Entspannungsübungen wie beispielsweise die Faksimile-Technik beruhigend auf das vegetative Nervensystem einwirken, und bei Leiden, die unter anderem durch psychischen Druck entstanden sind, wird die Kraft Ihrer Gedanken helfen, seelische Verletzungen zu heilen (siehe Kapitel »Mit Faksimile die verwundete Seele heilen und emotionalen Streß tolerieren lernen«).

Eigene Berichte sind mit M.V. gekennzeichnet, die von Dr. J. Abele mit J.A., von I. Allmann mit I.A, und die von C. Thomas mit C.T.

Asthma

Asthma und Hautausschläge stehen durchaus in verwandtschaftlicher Beziehung. Was bei Ausschlägen auf der Haut abläuft, hat beim Asthma sein Pendant auf den Schleimhäuten. Manche Kranken haben gleichzeitig unter beidem zu leiden, und bei anderen wechseln Ekzeme und Asthma ab.

Das Wort »Asthma« ist griechischen Ursprungs und bedeutet Atemnot. Ein Asthmaanfall wird meistens durch einem Reizhusten eingeleitet, der immer quälender wird und mit schwerer Atemnot verbunden ist. Der verzweifelte Versuch, mehr Luft zu bekommen, bringt keine Erleichterung, da sich die Lunge dabei überbläht. Die Luft erzeugt ein pfeifendes, ziehendes Geräusch, das sogenannte Giemen. Medikamente bringen keine Heilung, sie dämpfen nur die Symptome. Ebenso stellt das lebenslange Meiden bestimmter Nahrungsmittel oder allergener Substanzen keine befriedigende Lösung dar.

Geradeso wie bei der Neurodermitis können der Entstehung des Asthmas über die allergenen Faktoren hinaus psychische Komponenten zugrunde liegen. Bei solchen Kranken schlägt sich jedes geringste Anzeichen einer emotionalen Krise körperlich nieder. Atem- und Versenkungsübungen verhelfen hier zu innerer Ruhe und Ausgeglichenheit. Mit Hilfe eines erfahrenen Psychotherapeuten können die Ursachen aufgedeckt und die Probleme ausgearbeitet werden. Ein asthmatisches Kind kann zum Beispiel unter der Erziehung eines allzu strengen Vaters leiden, der ihm im wahrsten Sinne des Wortes die Luft zum Atmen nimmt.

Fallbeispiele:

Seit etwa 6 Jahren litt die 11jährige *Susi P.* an Asthma. Sie reagierte auf viele Substanzen allergisch, doch auch Aufregungen konnten bei ihr Anfälle auslösen. So genügte manchmal schon die kleinste Andeutung einer Zornesfalte auf der Stirn ihres Vaters, daß es zu einem Asthmaanfall kam. Wenn Susi ihre Ferien bei der Großmutter am Mittelmeer verbrachte, verringerten sich die Anfälle erheblich und waren weniger schwer. Ihrem Kind zuliebe siedelte die Familie zur Großmutter, in den Heimatort des Vaters, um, weil sie glaubten, das Klima bekäme der Kleinen besser. Doch von diesem Zeitpunkt an war das Asthma wieder so schwer wie vorher in Deutschland. Als die Eltern sich nach einiger Zeit scheiden ließen, kehrte Susi mit ihrer Mutter nach Deutschland zurück. Diesmal schien hier das »angenehmere Klima« zu sein. Susis Asthma besserte sich und hielt sich mit den üblichen Mitteln in erträglichen Grenzen. Später heiratete Susi einen Mann, der, ähnlich ihrem Vater, sehr streng und dominierend war. Nach etwa 2 Jahren Ehe verschlimmerten sich ihre Anfälle zusehends. Ein verständnisvoller Arzt schickte die nunmehr 25jährige Susi zum Psychotherapeuten und in eine Selbsthilfegruppe. Zur gleichen Zeit erfuhr die junge Frau von der Eigenharntherapie. Es kostete Susi keine große Überwindung ihren Harn zu trinken; sie wollte endlich aus ihrem Elend heraus. Täglich trank sie nun zwischen einem halben und einem Liter Harn, und ihr Asthma besserte sich deutlich. Als Susi eine gewisse Zeit frei von Symptomen war, stellte sie das Harntrinken ein. Ein halbes Jahr später kam es infolge der Aufregungen während ihrer Scheidung erneut zu heftigen Anfällen. Die junge Frau setzte die Eigenharntherapie fort und besuchte wieder die Selbsthilfegruppe. Als eines Tages eine Gesundheitsberaterin die Gruppe über entsprechende Ernährung zur Ausheilung des Asthmas aufklärte, stellte sich Susi völlig auf vitalstoffreiche, tiereiweißfreie Kost um. Heute ist sie 30 Jahre alt, hat eine Familie mit einem lieben Mann und einem gesunden Baby, und ist nun völlig beschwerdefrei. *M.V.*

Einen 12 Jahre währenden Leidensweg hatte *Theo R.* hinter sich, als er 70jährig mit der Eigenharntherapie Bekanntschaft machte. Im Alter von 58 Jahren wurde ihm ein Tumor im Gehirn entfernt, woraufhin er ständig Cortison nehmen mußte. Die hohen Dosen dieses Medikaments verursachten Bronchialentzündungen, die wiederum mit Antibiotika behandelt wurden. Es entwickelte sich ein schweres Asthma mit Aushusten von 2 Bechern Schleim täglich. Als er sich eines Tages in einer Klinik mit dem Keim »Pseudomonas« infizierte, kam er ohne Antibiotika überhaupt nicht mehr aus. Er hatte laufend unter Infektionen zu leiden, das Treppensteigen war ihm fast unmöglich, und er konnte kaum noch schlafen. Vor allem machte ihm der qualvolle Husten zu schaffen, der trotz hochdosierter Cortisongaben nicht weichen wollte. Aus seinen Lungen tönte beständiges Rasseln, Brummen und Giemen. Mit 70 Jahren begann er in vollem Umfang mit der Eigenharntherapie. Es kam zu großen Schleimabgängen, und der Patient konnte eine Nacht später viel besser schlafen. Nach einer Woche kamen keinerlei krankhafte Geräusche mehr aus seiner Lunge. Die Cortisondosen wurden reduziert, und die anderen Medikamente konnte man nach und nach absetzen. Nach zwei Monaten fortgesetzter Eigenharnbehandlung hustete der Patient nur noch morgens locker seinen Auswurf aus und hatte keine Atemnot mehr. Er fühlte sich hervorragend und sah so gesund aus, daß ihn seine Bekannten kaum noch erkannten. *J. A.*

Ingeborg A. hatte von Kindheit an Probleme mit ihrer Lunge und den Atemwegen. Gelegentlich auftretendes Asthma wurde mit Cortison- und Antibiotikabehandlung in Schach gehalten. Es kam jedoch infolge psychischer Belastung durch ihre Mutter voll zum Ausbruch, als sie etwa 23 Jahre alt war, begleitet von verschiedenen weiteren Erkrankungen wie Allergien und Candidosis. Die Patientin litt beständig unter Atemnot und mußte tagsüber und auch nachts mehrere Stunden lang husten, um Schleim lösen zu können. Im Verlauf ihrer jahrelangen Krankheit verlor sie 22 Kilogramm an Gewicht. Nach mehreren Kuraufenthalten, die keinerlei Besserung brachten, versuchte es die junge Frau mit einem naturheilkundlichen Sanatorium. Sie lernte dort die Eigenharntherapie kennen und begann sofort – Tag und Nacht – all ihren Urin zu trinken. Schon nach drei Tagen ging es ihr wesentlich besser, daher setzte sie alle ihre Medikamente ab. Nun erholte sie sich von Tag zu Tag mehr, so daß sie immer größere Spaziergänge unternehmen konnte, was ihr vorher unmöglich war. Sobald leichte Atemnot aufkam, begegnete sie ihr allein durch ruhiges Verhalten. Nach drei Wochen Trinkkur konnte Ingeborg einen langen Fußmarsch in der Winterkälte durchstehen, ohne die geringste Atemnot. Zu Hause ging sie nach einem Vierteljahr dazu über, nur noch den Vormittagsurin zu trinken. 22 Monate nach Beginn der Trinkkur vertrug die junge Frau wieder Lebensmittel, auf die sie vorher allergisch reagiert hatte; ihre Hausstaub- und Textilallergie sowie die Candidosis waren verschwunden, und sie erreichte bald ihr früheres Gewicht. Nun fühlte sie sich nach 15 Jahren beständigen Krankseins endlich wieder fit und gesund. *I.A.*

Candidosis

Es gibt kein Medikament, das schnelleres und zuverlässigeres Eliminieren von Pilzbefall im Körper zuwege bringt als die Eigenharntherapie. Flecken auf der Haut klingen durch Abreibungen ab. Spülungen nehmen sehr schnell den Juckreiz. Durch die orale Aufnahme des Urins werden dem Körper die im Organismus gebildeten und im Harn enthaltenen spezifischen Abwehrstoffe rückgeführt, welche die Mykose zum Verschwinden bringen. Am bekanntesten ist die Candida-Mykose, die sich im ganzen Organismus ausbreiten kann, vor allem im Magen-Darm-Trakt, im Genitalbereich, in den Atmungsorganen, auf der Mundschleimhaut und sogar im Zentralnervensystem. Sie tritt oft als Folgeerkrankung von Nahrungsmittelallergien auf, die Entzündungen der Darmschleimhaut und der Darmwände ausgelöst haben. Der kranke Darm ist das ideale Milieu, in dem sich eine Candidosis entwickeln kann. Die Pilze unterdrücken die kränkelnde Darmflora und beschränken sie in ihren Funktionen. Das Vermittlungssystem zwischen den Darmwandzellen und den verdauungssaftproduzierenden Drüsen, wie Pankreas und Dünndarmdrüsen, stagniert, so daß weniger Verdauungssäfte zur Verfügung stehen. Dies hat zur Folge, daß Kohlenhydrate nur mangelhaft abgebaut werden – ein gefundenes Fressen für Pilze.

Fallbeispiele:
Elke S. war immer eine glänzende Schülerin, doch ab der 9. Klasse Gymnasium ließen ihre schulischen Leistungen langsam, aber stetig nach. Sie fühlte sich ständig müde und konnte sich nicht mehr so gut konzentrieren. Ihre Eltern schoben dies auf zu häufige Diskothekbesuche und spätes Zubettgehen. Als ihr Notendurchschnitt um mehr als eine Note gesunken war, brachte sie die Mutter zum Arzt, der ihr ein Medikament zur Verbesserung der Konzentrationsfähigkeit verschrieb. Als hierdurch keine Besserung ihres Zustandes eintrat, wurde Elke zum erstenmal gründlich untersucht und ein starker Befall mit Candida albicans aufgedeckt. Das Mädchen wurde mit Antimykotika versorgt und mit einigen Ernährungsratschlägen bedacht. Da Elke ohnehin an einer Nahrungsmittelallergie litt, mußte sie ihre Nahrungsauswahl noch mehr einschränken; vor allem mußte sie ihr Lieblingsgetränk Coca-Cola aufgeben. Nach etwa 4 Wochen war die Verpilzung beseitigt, und Elkes Konzentrationsschwäche und Müdigkeit verschwanden zusehends. Etwa ein Jahr später traten dieselben Symptome jedoch wieder auf. Der Arzt stellte fest, daß die Candidosis wieder aufgeflammt war. Das Spiel begann von neuem: Antimykotika und »Antipilzdiät«. Nach anfänglicher Genesung trat die Candidosis diesmal bereits nach 10 Monaten wieder auf. Um die Krankengeschichte abzukürzen: Elke wurde innerhalb von 4 Jahren insgesamt fünfmal gegen ihre Mykose behandelt. Sie hatte ziemlich abgenommen, und die ständige Abgeschlagenheit und Konzen-

trationsschwäche führten dazu, daß sie die 12. Klasse wiederholen mußte. Während eines Ferienaufenthalts im Gebirge lernte Elke eine junge Frau kennen, die ihr verriet: »Candidosis? Ganz einfach! Weg damit durch Harntrinken!« Elke wollte ihren Ohren nicht trauen, doch sie fühlte sich seit langem so elend, daß sie wenigstens einen Versuch wagen wollte. Trotz großen Ekels versuchte Elke am nächsten Tag ihren Urin zu trinken, doch es würgte sie nach jedem Schluck. Als sie den Urin stark mit Apfelsaft verdünnte, gelang ihr das Harntrinken jedoch mehrmals am Tag. Täglich reduzierte sie die Saftzugabe etwas mehr, bis ihr nach einer Woche der pure Urin absolut nichts mehr ausmachte. Dazu trug allerdings auch bei, daß sie sich nach den Ratschlägen der Urlaubsbekannten, die früher selbst an Allergien und Mykosen gelitten hatte, völlig auf vegetarische Kost umgestellt hatte. Ihr Urin roch und schmeckte nun fast wie Gemüsesuppe.

Nach den Ferien konnte der Arzt keine Candidosis mehr feststellen. Das Mädchen hielt sich weiterhin an die vollwertige Ernährung, die auch ihrer Bekannten Allergien und die Candidosis vom Leibe hielt. Elke blieb künftig von Pilzbefall verschont, ihre Allergien klangen ab, und sie fühlte sich ausgezeichnet. Im letzten Schuljahr fiel ihr das Lernen wieder so leicht wie früher, und sie schaffte ein hervorragendes Abitur.
M.V.

Der Gesundheitszustand der 68jährigen *Gunda B.* ließ seit Jahren sehr zu wünschen übrig. Schwere Erkrankungen, die mehrere Operationen erforderlich machten, zogen Behandlungen mit chemischen Medikamenten nach sich. Als Folge traten chronische Blasen-Nieren-Infekte sowie Rachen- und Lungenentzündungen auf. Während einer intensiven Antibiotikatherapie kam es zu Vaginal- und Darmverpilzungen, die sich jeglicher Therapie resistent erwiesen. Die Patientin hatte vor allem unter Verstopfung zu leiden, unter starken

Blähungen sowie Nahrungsmittelallergien. Nachdem alle herkömmlichen Behandlungen nicht ansprachen, begann Frau B. mit der Eigenharntherapie. Innerhalb von 2 Wochen fühlte sich die Patientin wesentlich besser, und nach einem Jahr konnte sie wieder ihren Haushalt versorgen. Ihre Lebensmittelallergie war zum größten Teil behoben und alle Verpilzungen waren völlig verschwunden. *J.A.*

Glutenallergie (Zöliakie und Sprue)

Zöliakie, wie das Leiden bei Kindern genannt wird oder Sprue bei Erwachsenen, ist eine Erkrankung der Darmschleimhaut, die im fortgeschrittenen Stadium mit Degenerierung des Zottenepithels des Dünndarms einhergeht. Sobald dieser Entwicklungsstand erreicht ist, können die Kranken Gluten nicht mehr absorbieren, das Klebereiweiß von Weizen, Roggen, Gerste und Hafer. Deshalb wird diese Unverträglichkeit landläufig als *Glutenallergie* bezeichnet. Die Beschwerden äußern sich in Beeinträchtigung des Allgemeinbefindens, Blähbauch und reichlichen, schaumigen Stühlen.

Vor hundert Jahren – damals sprach man von der Heubner-Herter-Krankheit – trat das Leiden noch äußerst selten auf. Im Laufe dieser Zeitspanne nahmen jedoch parallel zur steigenden Industrialisierung und »Verfeinerung« unserer Nahrungsmittel sowie zum vermehrten Konsum an tierischen Produkten, das heißt an *artfremdem Eiweiß*, die Erkrankungen zu. Man spricht heute von etwa 60 000 Zöliakiekranken in Deutschland. Diese Darmerkrankung, Folge einer massiven Fehlernährung, ist also mit Fug und Recht als ernährungsbe-

---

* s. S. 25: »Die Disposition zu Allergien ist erblich«

dingter Zivilisationsschaden zu bezeichnen, aus dem die Allergie gegen glutenhaltige Getreidesorten resultiert.

Dr. Bruker hat während seiner über 50 Jahre langen Laufbahn als Ernährungswissenschaftler, Internist und Chefarzt verschiedener Kliniken enge Beziehungen zwischen der Unverträglichkeit von Kuhmilch – etwa ein Drittel aller Kinder ist davon betroffen – und allergischen Phänomenen der Haut (Ekzeme, Neurodermitis), der Schleimhäute (Asthma und Zöliakie) sowie der Hyperaktivität des lymphatischen Systems nachgewiesen. Zöliakie ist also den Allergien zuzurechnen, als deren Auslöser das Fremdeiweiß der Kuhmilch fungiert. Die artspezifische Eiweißfraktion Beta-Laktoglobulin ist naturgemäß nur für das Kalb bestimmt; für den kindlichen Organismus ist dies dagegen eine absolut fremde Eiweißstruktur. Die Allergie gegen glutenhaltige Getreidesorten ist bei zunehmender Degenerierung der Darmschleimhaut und der Darmzotten die spätere Folgeerscheinung.

Es ist nun keineswegs zu befürchten, daß bei Kindern durch Milchentzug Kalzium- oder Eiweißmangel auftreten wird (siehe Kapitel »Der Verzicht auf Milchprodukte zieht keinen Kalziummangel nach sich«). Etwa zwei Drittel der Menschen auf der Welt trinken weder Milch, noch essen sie Milchprodukte, zum Beispiel Eskimos, der größte Teil der asiatischen Völker, darunter Chinesen und Japaner, sowie eine Reihe afrikanischer Völker. Ihre Kinder werden groß ohne das Kalzium und das Eiweiß der Kuh-, Ziegen- oder Schafmilch, die in etwa den gleichen Kalzium- und Eiweißgehalt aufweisen.

Mit Mandeln, die über einen hohen Gehalt an Kalzium (100 g/234 mg) verfügen, kann man eine Milch herstellen, die in ihrem Gehalt, sowohl an Kalzium als auch an Eiweiß, der Muttermilch sehr ähnelt. Mit dieser Nahrung wird das Kind wunderbar gedeihen, ohne daß allergische Reaktionen befürchtet werden müssen (Rezepte für Flaschennahrung und Breie im Rezepteteil).

Je nach Konstitution des Kindes kann Zöliakie schon im Säuglingsalter auftreten oder bei schleichendem Verlauf im Kleinkindalter in Erscheinung treten. Sprue zeigt sich bei entsprechender Veranlagung erst im Erwachsenenalter als Folge der eingangs besprochenen jahrelangen Fehlernährung.

Die herkömmliche Therapie ist vor allem auf den Entzug dieser Getreidesorten fixiert. Da die Unverträglichkeit von Gluten jedoch nicht die Ursache der Krankheit ist, sondern lediglich das charakteristische Symptom der Zöliakie, bewirkt das Ausklammern glutenhaltiger Speisen aus der Ernährung zwar eine Vermeidung der Symptome, jedoch keine Heilung der Krankheit an sich. Weiterhin bewirkt die bei Darmproblemen üblicherweise empfohlene fettarme Ernährung ein weiteres Manko: die Unterversorgung der erkrankten Schleimhäute mit den fettlöslichen Vitaminen A, D, und E sowie mit Linolsäure. Dies sind jedoch die wichtigsten Vitalstoffe, die beim Aufbau der Schleimhautzellen mitwirken. So kann mit Hilfe von Linolsäure die Darmschleimhaut bis zu ihrer ursprünglichen Stärke wieder aufgebaut werden, wobei sich auch die Darmzotten regenerieren.

Zöliakie gilt in der Schulmedizin allgemein als unheilbar, da die aufsehenerregenden Heilerfolge des epochemachenden Naturheilmediziners Dr. Bircher-Benner weitgehend in Vergessenheit gerieten. Nur eine Reihe von Naturheilärzten, so auch Dr. Bruker, traten in seine Fußstapfen und weisen betroffenen Patienten den Weg aus ihrer Misere. Erfreulicherweise zeigen sich heute mehr und mehr Ärzte für Naturheilverfahren seinen Heilmethoden wieder aufgeschlossen.

Um Zöliakie völlig auszuheilen, müssen in erster Linie Kuhmilch und Produkte daraus umgehend abgesetzt sowie alle im Kapitel »Denaturierte Nahrungsmittel ...« genannten Lebensmittel gemieden werden. Während der mehrmonatigen Regenerierungsphase der Stoffwechsellage (siehe Kapitel »Vitalstoffe steuern die Regenerierung ...«) wird selbstverständlich auf jegliches glutenhaltiges Getreide verzichtet. Analog verhält es sich beim Erwachsenen, der unter Sprue leidet; das Meiden tierischen Eiweißes (Fleisch und Wurst, Fisch und Produkte daraus, Eier, Quark, Joghurt, Käse) unterstützt entscheidend den Heilungsprozeß. Nach erfolgter Genesung mit vitalstoffreicher Heilkost ist es nicht nur möglich, sondern für die Gesundheit bedeutungsvoll, jegliches Getreide wieder in die vollwertige Ernährung aufzunehmen. Jede Getreideart hat ihre spezifische Zusammensetzung aus Vitaminen, Mineralstoffen, Spurenelementen und Enzymen, so daß Abwechslung im Verzehr eine optimale Versorgung mit diesen Vitalstoffen gewährleistet.

»Schließlich ist die Einbeziehung aller Vollgetreide wieder notwendig«, erklärt der erfahrene Ernährungstherapeut Dr. Bruker, »da die Randschichten und der Keim biologische Wirkstoffe enthalten, die zur Verwertung der im Stärkekern enthaltenen Kohlenhydrate notwendig sind. Dies ist ein wesentlicher Faktor der Heilkost. Mit fortschreitender Besserung durch vitalstoffreiche Vollwertkost kann die Menge der Vollgetreideprodukte allmählich gesteigert werden, während der Anteil an glutenfreien Mehlen allmählich entsprechend verringert und schließlich unnötig wird.«

Da es sich bei Zöliakie, ebenso wie bei Asthma, um eine Erkrankung der Schleimhäute handelt, wird das Leiden im Grunde genommen durch die Eigenharntherapie gleichermaßen erfolgreich zu beeinflussen sein. Im Verhältnis zu Asthma ist Zöliakie jedoch weitaus weniger vertreten, so daß mir noch keine Therapieergebnisse bekannt sind.

Fallbeispiele:

Durch die Heilung eines schwer an Zöliakie erkrankten kleinen Mädchens aus Riga gelangte Dr. Maximilian Oskar Bircher-Benner zu weltweitem Ruhm. Während eines öffentlichen Vortrags in Stuttgart schilderte er den Heilungsprozeß: »Damit Sie einen lebendigen Begriff von dem uns nun interessierenden Geschehnis gewinnen können, möchte ich Ihnen die sechsjährige *Lala M.* vorstellen. Schon im zweiten Lebensjahr traten hartnäckige Verdauungsstörungen auf. Man behandelte, fragte Spezialisten um Rat. Es wurde schlimmer. Das Wachstum verlangsamte sich und blieb schließlich stehen. Man befürchtete versteckte Tuberkulose, brachte das Kind acht Monate ins Hochgebirge. Die Ernährung wollte einfach nicht gelingen. Heftige Diarrhöen oder Entleerung von großen Stuhlmassen, Perioden erhöhter Temperatur mit Erbrechen und Vergiftungssymptomen, aufgetriebener Leib bei dünnen Beinchen und Ärmchen, allgemeine Schwäche, das waren die Grundzüge des Krankheitsbildes. Da es sich im Hochgebirge verschlechterte, brachte die Mutter das Kind zu Beginn des fünften Lebensjahres in eine der besten Kinderkliniken. Man stellte dort fest, daß es an dem *Herterschen intestinalen Infantilismus* litt. Es blieb fünf Monate in der Klinik, wurde dort mit aller Sorgfalt *diätetisch* behandelt, namentlich erhielt es längere Zeit täglich eine Zulage von Leber zur übrigen Kost, daneben aber auch Früchte, Orangen- und Zitronensaft. Der Erfolg blieb aus, das Kindchen befand sich nach fünf Monaten in einem traurigen Zustand. Auf dringendes Bitten der Mutter wurde es nun in unserem Sanatorium aufgenommen und der Behandlung meines Sohnes Dr. Willy Bircher anvertraut. Bei der Aufnahme wog das fünfeinhalbjährige Mädchen *elf Kilogramm.* Um einen Begriff zu geben, wie sein Anblick mit dem großen Bauch damals wirkte, erwähne ich den Ausspruch einer Dame: »Es sieht aus wie eine hochschwangere Frau!« Die Behandlung bestand aus Ernährung, Sonnen- und Lichttherapie, Leibwickeln und guter Pflege. Die Ernährung war zuerst ausschließlich Rohkost: Frische Fruchtsäfte und Mandelmilch, frische Fruchtspeisen mit Nüssen und allerlei Rohgemüse und Gemüsefrüchte als Salate. Die Darmtätigkeit regelte sich in wenigen Tagen, das Allgemeinbefinden besserte sich zusehends. Nach 4 Wochen begann die Gewichtszunahme, nach 7 Wochen betrug sie schon 7 Pfund und das Befinden war nun so, daß wir, um der Mutter Kosten zu ersparen, zustimmten, daß Lala in ein Kinderheim kam, dessen Leiterin unsere diätetischen Anordnungen treu zu befolgen versprochen hatte. Sie hat ihr Wort nicht gehalten. Nach einiger Zeit führte sie allerhand Mazdaznandiätetik ein, in der Meinung, es würde dann alles schneller vorwärts gehen. Unsere Kontrollbesuche ergaben eine solche Verschlechterung, daß wir das Kind nach 3 Monaten wieder zurücknahmen. Es hatte den ganzen Gewinn wieder verloren. Das Gewicht war wieder auf 11 Kilogramm gefallen.

Während der ersten Tage dauerten noch schwere Diarrhöen an. Erschrecken Sie nicht. Wir behandelten diese Diarrhöen wieder mit der oben angegebenen Rohnahrung. Nach vier Wochen begann wieder die Gewichtszunahme. Fügten wir der Rohkost Suppe und etwas Kochkost bei, so gab es sofort wieder leichte Verschlimmerungen.

Die Temperaturen wurden normal, der Bauch sank ein, der Stuhl bekam eine normale Konsistenz und die richtige Menge. Das Kind verdaute und verwertete die Rohkost offenbar ausgezeichnet. Es wurde kräftiger und fing an zu turnen. Das Wachstum setzte wieder ein. Wir behielten es der Sicherheit halber acht Monate, die letzten Monate bei ausgezeichnetem Befinden. Bei der Entlassung war der Bauch normal, betrug *die Gewichtszunahme vierzehn Pfund und das Längenwachstum während der Beobachtungszeit acht Zentimeter.* Das Verschwinden der ernsten Krankheitssymptome, die schöne Gewichtszunahme und die erstaunliche Erholung des Wachstums *ist der unwiderlegliche Beweis der gründlichen Gesundung von seiner schweren, allen früheren Heilversuchen spottenden Krankheit.* Ohne die sorgfältig zubereitete und mit der größten Aufmerksamkeit verabreichte Rohkost wäre dieses Kind verloren gewesen.«

Dr. Bircher-Benner war der erste Arzt, der Zöliakie zur Ausheilung brachte. Seine Ernährungstherapie wurde damals vom Kinderhospital in Zürich übernommen und gilt noch heute für viele Naturheilärzte als richtungweisend.

Die 56jährige *Wenke S.* litt seit Jahren unter Sprue. Die Krankheit hatte sich schleichend und trotz typischer Symptome von Ärzten unerkannt entwickelt. Sie litt unter anhaltenden Bauchschmerzen und schaumigen Durchfällen. Die Ernährungsempfehlungen erschöpften sich zum größten Teil in Zwieback, Weißbrot, Haferschleimsuppe, gekochtem Gemüse und »leichten« Fleisch- und Milchprodukten. Dies war jedoch eine Ernährung, die ihr Leiden kontinuierlich verschlimmern mußte, da Zwieback, Weißbrot und Hafer Gluten enthalten, und Feinmehl sowie Kochkost obendrein aller Vitalstoffe beraubt ist, die zur Heilung unerläßlich sind. Die Patientin magerte bis auf 48 Kilogramm ab und war so schwach, daß sie kaum noch gehen konnte. Als ein Pankreaskarzinom hinzukam, mußte sie sich einer Whipple-Operation unterziehen, bei der auch ein Teil des Magens entfernt wurde. Die Ärzte waren sich sicher, daß die Patientin nicht mehr sehr lange leben würde. Nach dem Klinikaufenthalt kam Frau S. sofort in ein Sanatorium. Dort erkannte ein junger Arzt, der sozusagen frisch von der Universität kam, daß die Patientin an Sprue litt. Im Einvernehmen mit dem Chefarzt veranlaßte er sofort, daß sie im Sinne der Bircher-Benner-Heilkost ernährt wurde. Langsam, aber stetig erholte *sie* sich und nahm an Gewicht zu. Nach drei Monaten war sie schon so zu Kräften gekommen, daß sie zu Hause die Heilkost fortsetzen konnte. Ihre Schwester, die wegen eines überstandenen Krebsleidens seit 30 Jahren Vegetarierin war, zog für einige Monate zu Frau S. und ihrem Mann und übernahm die Verantwortung für die Weiterführung der Heilkost. Nach etwa einem Jahr fühlte sich Frau S. frischer und jünger als je zuvor. Sie ernährte sich vorwiegend vegetarisch, nahm also nur gelegentlich tierische Produkte zu sich und mischte dem glutenfreien Brot- und Frühstücksgetreide nach und nach glutenhaltiges Getreide bei, bis sie mit der Zeit jegliches Getreide wieder vertragen konnte. *M.V.*

Kuhmilchallergie

Eltern stehen oft vor einem Rätsel, wenn ihr Kind, trotz aller Vorsichtsmaßnahmen, laufend unter Schnupfen, Husten, Hals- und Mittelohrentzündungen zu leiden hat, oder wenn häufig Lymphknotenschwellungen auftreten und Entzündungen der Rachenmandeln und der Gaumenmandel. Diese mangelnde Infektabwehr kennzeichnet Kinder mit lymphatischer Konstitution. Des Rätsels Lösung liegt in der Allergie der kleinen Patienten gegen Kasein, das Eiweiß der Kuhmilch, das in Flaschen- und Breinahrung enthalten ist, egal ob industriell hergestellt oder selbst aus Frischmilch zubereitet. Der Organismus eines lymphatischen Kindes empfindet das Fremdeiweiß als Gift und reagiert mit Hyperaktivität des lymphatischen Systems, was sich in Anschwellungen der Lymphknoten (Drüsen) ausdrückt. Am augenfälligsten zeigen sich die Schwellungen der Lymphknoten im Rachenraum (Mandeln) und am Kieferwinkel. Klagt das Kind über Bauchschmerzen, so sind auch die Gekrösedrüsen betroffen.

Was die Unverträglichkeit der Kuhmilch als Auslöser der Krankheit betrifft, so steht Lymphatismus, wie schon im Kapitel »Muttermilch …« beschrieben, in enger Beziehung zu Neurodermitis und Zöliakie. Das Leiden kann durch vitalstoffreiche, vegetarische Vollwerternährung schrittweise geheilt werden. In erster Linie müssen selbstverständlich Milch und Milchprodukte aus dem Speiseplan gestrichen werden und darüber hinaus alle denaturierten Nahrungsmittel, insbesondere alle raffinierten Kohlenhydrate, das heißt Produkte aus Auszugsmehlen und Fabrikzucker, um einen gesunden Stoffwechsel aufzubauen und das Immunsystem zu festigen.

Fallbeispiel:

Fast vier Jahre lang hatte Familie G. ihre liebe Not mit ihrem vierjährigen *Christian*. Mehrmals jährlich bekam er Mandelentzündungen, die meist auch noch eine Mittelohrentzündung nach sich zogen. Mit hohem Fieber lag er dann etwa 2 Wochen lang im Bett, oft auch noch von heftigen Bauchschmerzen geplagt. Der Kleine wurde üblicherweise jedesmal mit Antibiotika traktiert. Die Mandeln waren ohnehin schon groß, schwollen jedoch im Falle einer Entzündung so sehr an, daß sie am Zäpfchen anstießen. Dies löste insbesondere nachts häufig einen unangenehmen Brechreiz aus. Jede Nacht mußten die Eltern daher abwechselnd zwei- bis dreimal aufstehen, um die verschmutzte Bettwäsche zu wechseln und den Jungen zu beruhigen. Alle Kinderärzte, die sie konsultierten, waren der Ansicht, daß man jetzt nichts daran ändern könne, erst im Alter von 4 Jahren könne man die Mandeln entfernen und dann wäre der Spuk vorbei. Es stand bereits ein Operationstermin fest, als Christian vier wurde, doch eine Bekannte der Familie überredete Frau G., ihren Sohn erst noch zu ihrem Naturheilarzt zu bringen. Dieser Arzt erkannte das Problem und verordnete eine vollwertige Ernährung, die völlig frei von Milchprodukten war. Die Eltern sagten den Operationstermin ab, denn sie wollten erst die neue Ernährung ausprobieren. Das bedeutete für Christian, daß er keinen Kuchen mehr essen durfte und keine Schokolade. Doch auch dieses Problem war zu lösen, denn die Mutter lernte, delikates Vollwertgebäck ohne Milch zu backen, und sie stellte selbst Schokocremes und -pralinen her (siehe Rezepteteil). Zu Geburtstagsfeiern gab sie ihrem Christian einen großen Kuchen mit, an dem auch die anderen Kinder ihre Freude hatten. Christian fehlte es also an nichts; darüber hinaus blieben seit der Nahrungsumstellung die gefürchteten Mandelentzündungen aus, und Christian entwickelte sich prächtig. Heute ist er 15 Jahre alt, er hatte seit der Nahrungsumstellung nie mehr mit Mandelentzündungen zu tun und seine Mandeln mußten nicht entfernt werden. *M.V.*

Neurodermitis und Ekzeme

Der Begriff Neurodermitis ist aus zwei griechischen Vokabeln zusammengesetzt: *neuro* = Nerv, *derma* = Haut, und die aus dem Griechischen entnommene Endsilbe *itis* bedeutet Entzündung. Es gibt in Deutschland eine immense Anzahl von Säuglingen, die das Eiweiß der Kuhmilch nicht vertragen und mit Neurodermitis reagieren. Sie haben die Anlage zu diesem Leiden mit auf die Welt gebracht. Die Krankheit beginnt mit Rötung, Juckreiz, Schuppung der Haut und Schorfbildung an den Wangen, dem sogenannten Milchschorf.
Sind in Symmetrie die Regionen hinter den Ohren, beide Wangen, beide Ellbeugen, beide Kniekehlen betroffen, so spricht dies für die Beteiligung des Nervensystems, da die Nervenbahnen auf beiden Seiten des Körpers spiegelbildlich verlaufen. Strenggenommen ist nur bei diesem Krankheits-

bild die Bezeichnung Neurodermitis zutreffend. Heute werden im Volksmund nichtsdestoweniger alle Ekzeme kollektiv als Neurodermitis bezeichnet. Für deren Behandlung kommen jedoch die gleichen Methoden in Frage.

Typisch ist der heftige, periodisch auftretende Juckreiz, der die Patienten zum Zerkratzen der Haut veranlaßt, ohne Rücksicht auf Zerstörung; die Folge sind oft schwere Hautschäden.

Wegen der schnell eintretenden Wirkung wird oft Cortison eingesetzt, das jedoch keineswegs heilt, sondern nur die Entzündung hemmt. Wird es abgesetzt, treten die Beschwerden meist vermehrt auf. Bei Neurodermitikern ist in der ekzembedeckten Haut ein starker Mangel an Harnstoff festzustellen, daher bringen Hautsalben, die Harnstoff enthalten, den Patienten fühlbare Erleichterung. Die gesunde Haut weist einen Harnstoffgehalt von einem Prozent auf. Mangel an Harnstoff in der Haut führt zu Trockenheit.

Die Behandlung der erkrankten Haut mit Eigenurin hat jedoch unvergleichliche Vorteile gegenüber den Präparaten. Hier kommen neben dem selbst produzierten Harnstoff wieder die im Immunsystem gebildeten und im Urin enthaltenen Abwehrstoffe zum Tragen. Man reibt die Haut mehrmals täglich ab oder macht mehrstündige Umschläge, die noch intensiver wirken. Nachforschungen Dr. Abeles ergaben, daß die französischen Eigenharn-Therapeuten Jausion und Paleologue schon im Jahre 1929 schulmedizinisch unbeeinflußbare Ekzeme mit Injektionen – mit 0,5 ml beginnend und täglich um 0,5 ml ansteigend – mit Erfolg behandelten. Die Umstellung auf vollwertige, vitalstoffreiche Ernährung – beim Kind ohne Milchprodukte (siehe »Kuhmilch-eiweißfreie Kindernahrung«) und beim Erwachsenen unter Ausschluß tierischer Produkte bis zur völligen Gesundung – ist jedoch unbedingte Voraussetzung für eine lebenslange Heilung.

Neurodermitiker haben, ebenso wie Asthmatiker, offenbar eine ganz bestimmte Persönlichkeitsstruktur, mit der sie auf seelische Belastungen oder Streß reagieren. Weil derartige Ereignisse die Beschwerden noch verschlimmern oder sogar bei der ursprünglichen Entstehung mitgewirkt haben, entsteht hier oft ein Teufelskreis, der Haut und Psyche gleichermaßen betrifft. Der Patient kann in einer Selbsthilfegruppe eventuell auf tiefer liegende Ursachen seiner Erkrankung aufmerksam werden, die er dann mit einem erfahrenen Psychotherapeuten näher beleuchten und verarbeiten kann (siehe Kapitel »Verwundete Seele«).

Fallbeispiele:

Kerstin F. litt schon als Baby unter Neurodermitis, die sich kurz nach dem Abstillen im Alter von 7 Monaten eingestellt hatte. Die Krankheit äußerte sich in nässenden Ekzemen, die sich vor allem an Wangen, Armen und Beinen zeigten. Die Kleine weinte fast ununterbrochen. Als die Kuhmilch durch Mandelmilch ersetzt wurde, verlor sich der Ausschlag innerhalb von zwei Wochen. Später, als Kerstin 11 Jahre alt war, entwickelte sich die Neurodermitis von neuem. Medikamente halfen sehr wenig; das Mädchen konnte kaum noch schlafen und kratzte sich ständig blutig. Als Verwandte von der Eigenharntherapie erzählten, rieb die Mutter Kerstin zweimal täglich mit Harn ein. Nach anfänglichem Brennen beruhigte sich die Haut und das Jucken hörte auf. Nach wenigen Tagen hatte sich Kerstin schon so an den Umgang mit ihrem Urin gewöhnt, daß sie sich auch zum Trinken überreden ließ. Jeden Morgen trank sie einen Becher leer und gurgelte anschließend mit Wasser und schluckte etwas davon hinunter. Innerhalb von drei Wochen war ihre Haut wieder völlig heil. Nun hatte sie fast ein Jahr Ruhe, bis sich die Haut erneut rötete und wieder intensiv zu jucken begann. Als ihr Hausarzt, ein Arzt für Naturheilverfahren, hörte, daß Kerstin schon als Baby Neurodermitis hatte, und die Krankheit durch Weglassen von Kuhmilch zum Verschwinden gebracht werden konnte, empfahl er dem Mädchen tiereiweißfreie Nahrung. Milchprodukte waren ohnehin von Kerstins Speisezettel gestrichen, nicht einmal ein kleines Stückchen Schokolade aß sie. Nun sollten auch Fleisch, Fisch und Eier durch vermehrten Gemüseverzehr ersetzt werden. Das schien der Mutter ein kompliziertes Unterfangen zu sein, doch als sie sich mit einer Gesundheitsberaterin unterhalten hatte, bereitete ihr das Zubereiten von abwechslungsreicher vegetarischer Kost keine Schwierigkeiten mehr. Seit der konsequenten Ernährungsumstellung ist die Neurodermitis nicht mehr ausgebrochen. Später hätte Kerstin wieder ab und zu Fleisch essen dürfen, aber sie hatte kein Verlangen mehr danach. Sie aß jedoch gerne das leckere Vollwertgebäck, das ihre Mutter stets für das Wochenende backte; es enthielt nur wenige Eier und überhaupt keine Milch. Heute ist Kerstin 18 Jahre alt und hat nicht mehr das geringste Anzeichen von Neurodermitis. *M. V.*

Bei *Philipp K.*, einem sehr sensiblen Kind von neun Jahren, verschlimmerte sich die Neurodermitis aufgrund jedes kleinen Ereignisses in seinem Leben, egal ob es Freude bedeutete oder Kummer. Eine Geburtstagsparty, ein positiver Streß, konnte seinen Organismus ebenso in Aufruhr versetzen wie ein Zahnarztbesuch, der ihn ängstigte. Derartige Geschehnisse brachten die Ekzeme, die seinen Rücken und seine Arme und Beine bedeckten, stets vermehrt zum Ausblühen und Nässen, begleitet von unerträglichem Juckreiz. Sobald die Streßsituationen überstanden waren, beruhigte sich auch die Haut wieder etwas, und das Jucken ließ nach. Nachdem die Familie von den positiven Wirkungen der Harneinreibungen hörte, wurde der Junge täglich mehrmals mit seinem Urin eingerieben. Die Ekzeme klangen auf diese Weise sehr bald ab, um bei Aufregungen erneut aufzuflammen, allerdings nicht mehr so stark wie früher. Eines Tages wurde die Familie auf einen naturheilkundlichen Kinderarzt aufmerksam, der zugleich Psychotherapeut war. Dieser Arzt nahm Philipp in seine Gruppe »Autogenes Training für Kinder« auf, außerdem empfahl er vegetarische Vollwertkost.

An zwei Nachmittagen in der Woche lernte Philipp, mit Streßsituationen richtig umzugehen. Sein Zustand besserte sich hervorragend, so daß die Haut bei Aufregungen immer weniger reagierte. So legte er sich künftig vor jedem voraussehbaren streßvollen Ereignis – seien es Schulaufgaben oder Partys – auf den Teppich in seinem Zimmer und praktizierte Autogenes Training. Auf diese Weise bekam Philipp sein Leben und seine Neurodermitis in den Griff; die Ernährungsumstellung trug ihren Teil dazu bei. Mit 12 Jahren wirkte er bei weitem ausgeglichener als zu Beginn der Behandlung. *M.V.*

Irma B. wurde seit ihrer Kindheit von juckenden, allergischen Ekzemen an Armen, Händen und Beinen geplagt. Durch intensivere Sonneneinwirkung im Frühjahr und Sommer verstärkten sie sich noch. Als sie zu Eigenharneinreibungen überging, trat sofort eine erhebliche Besserung ein. Sogar ihr Gesichtsekzem, das selbst Cortisonsalben widerstand, war nach neunzehntägiger Therapie verschwunden. *J.A.*

Solange sie sich erinnern konnte, hatte *Elinor H.* Neurodermitis. Sie wurde von unzähligen Ärzten behandelt, ohne daß sich an ihrem Zustand etwas Wesentliches änderte. Heute ist sie dazu übergegangen, sich mit dem alten Hausmittel »Eigenharn« zu behandeln. Sie betupft mit ihrem Morgenurin die Ekzeme, was je nach Zustand der Haut mal stärkeres, mal weniger starkes Brennen verursacht. Anschließend legt sie sich noch einige Minuten bewegungslos auf das Bett, um ein Brennen zu vermeiden. Bei täglicher Behandlung heilt ihre

Haut nach jedem Schub in 10 Tagen ab. Darüber hinaus bemüht sie sich, Streß zu vermeiden, ausreichend zu schlafen und sich gesund zu ernähren. Sie ist von der Eigenharntherapie begeistert und sie freut sich, daß sie kein Cortison mehr braucht. *C.T.*

Pflanzenallergien, Heuschnupfen

Bei den ersten Anzeichen von Juckreiz in Nase und Augen, der Ankündigung einer Blütenstaub- oder Pollenallergie sowie eines allgemeinen Heuschnupfens kann das Einträufeln von Eigenharn die lästigen Symptome sofort zum Verschwinden bringen, weil die im Harn enthaltenen Wirkstoffe über die Schleimhäute besonders gut aufgenommen werden. Reichen bei einem schweren Anfall diese Anwendungen nicht aus, so bringt die Eigenharninjektion umgehend die ersehnte Erleichterung.

Fallbeispiele:

Dieter T. hatte in jedem Jahr, von Beginn der Blütezeit bestimmter Bäume und Blumen angefangen bis hinein in den Herbst, in unregelmäßigen Abständen mit Allergieanfällen zu kämpfen, die sich in juckenden, tränenden und geschwollenen Augen, laufender Nase und bisweilen in Atemnot äußerten. Als er damit anfing, beim ersten Anzeichen eines Anfalls Augenbäder mit eigenem Harn zu machen und mit getränkten Wattestäbchen die Nase auszureiben, konnte er die Attacken gut in den Griff bekommen. Nachdem er sich jedoch von seiner Frau, die Krankenschwester ist, bei erneuten Anfällen sofort Eigenharninjektionen geben ließ, verschwanden die Symptome innerhalb kurzer Zeit. *M.V.*

Walter B. wurde von Kindheit an im Sommer von Heuschnupfenattacken gequält mit allen typischen Begleiter-

scheinungen: verquollene und tränende Augen, völlig zuge-
schwollener Nase, die ununterbrochen lief; der Juckreiz in
Augen und Nase war unerträglich. Er konnte jedes Jahr während mehrerer Wochen kaum seiner Arbeit nachgehen. Zur
äußerlichen Anwendung von Eigenharn konnte er sich nicht
überwinden, doch nach langem Zureden entschloß er sich eines Tages endlich, den Qualen durch Eigenharninjektionen
ein Ende zu setzen. Schon nach der ersten Spritze spürte er
große Erleichterung, und sobald ein neuer Anfall auftrat,
spritzte er erneut. Nach drei Tagen war er von den lästigen
Symptomen völlig befreit. Gleichzeitig stellte er seine Ernährung auf vollwertige, tiereiweißfreie Kost mit hohem Anteil
an Frischkost um. Im nächsten Jahr waren seine Heuschnupfenattacken, die er wiederum mit Spritzen behandelte, nur
noch halb so schwer wie im Vorjahr. Im zweiten Sommer
nach der ersten Eigenharnbehandlung traten nicht mehr die
geringsten allergischen Symptome auf. Heute kann er wieder
unter Beibehaltung der Vollwerternährung in Maßen tierische Produkte essen, ohne daß er Heuschnupfenanfälle befürchten muß. *M.V.*

Pityriasis versicolor, Pityriasis versicolor alba
(Hautpilz an Brust und Rückenmitte)

Die Bezeichnung Pityriasis setzt sich zusammen aus dem
griechischen Wort *pityron* = Kleie und der Endsilbe iasis =
Entzündung. Der Begriff *versicolor* ist lateinischen Ursprungs
und bedeutet Farbveränderung; *alba* = weiß.
Dort wo viele Talgdrüsen sitzen, auf der Brust und an der
Rückenmitte, jedoch seltener im Gesicht, können sich bei
entsprechender Abwehrschwäche Pilze breitmachen, die die
Haut verfärben. Sie wird schmutziggelb, bräunlich, und

schuppt kleieförmig ab. Eine regelrechte Entfärbung der Haut wird durch *Pityriasis versicolor alba* verursacht. Die Pilze bewirken, daß die betroffenen Hautregionen mit der Zeit ihren Farbstoff verlieren. Die umgebende Haut wirkt dadurch dunkler, was besonders nach längerer Sonnenbestrahlung auffällt.

Fallbeispiele:

Der 28jährige *Werner G.* litt seit Wochen unter juckenden Flechten auf dem Rücken. Die Hautärztin hatte ihm eine Salbe gegen Ekzeme mitgegeben, die jedoch nicht das Geringste bewirkte. An einem warmen Wochenende spielte er mit freiem Oberkörper in der Sonne zwei Stunden lang mit Freunden Federball. Am Abend machten ihn seine Freunde auf sonderbare Flecken auf seinem Rücken aufmerksam. Am nächsten Tag diagnostizierte die Ärztin Pilzbefall und verschrieb ihm ein Antimykotikum. Werner nahm das Medikament jedoch nicht, sondern ließ sich von seiner Freundin den Rücken mit Eigenharn abreiben und jede Nacht Umschläge machen. Die Freundin wußte, wie mit Pilzbefall umzugehen war, denn sie hatte vor Jahren durch die Eigenharntherapie ihre Candidosis zum Verschwinden gebracht. Sie führte die Behandlung vorsichtshalber 3 Wochen lang durch, obwohl der Juckreiz schon nach wenigen Tagen abklang. Ein erneuter Test ergab, daß er von Pilzbefall befreit war. *M.V.*

Der 22jährigen *Tanja S.* erging es ähnlich. Die Haut auf ihrer Brust und am Rücken juckte entsetzlich und wenn sie sich kratzte, fingen die betroffenen Stellen zu brennen an. Die Salben, die ihr verschrieben wurden, halfen so gut wie gar nicht. Auch bei ihr brachte den wahren Grund der Hautirritation die Sonne ans Tageslicht. Als Tanja sich im Freibad einen Nachmittag lang intensiv der Sonne aussetzte, fielen ihr alsbald auf der Brust seltsame Flecken mit dunklem Rand auf. Am nächsten Tag stellte der Hautarzt fest, daß sie von

Pilzen befallen war. Da sie schon in ihrem Freundeskreis von den hervorragenden Erfolgen mit der Eigenharntherapie gehört hatte, ließ sie sich von ihrer Mutter auf Rücken und Brust Umschläge machen. Die Untersuchung nach zwei Wochen zeigte, daß die Pilze verschwunden waren. *M.V.*

Schuppenflechte (Psoriasis)

Die Schuppenflechte verdankt ihren Namen den silbrigweißen Schuppen, welche die rötlichen, meist nicht juckenden Flecken bedecken. Der Begriff Psoriasis entstammt aus dem Griechischen: *psora* = Krätze, Räude, *iasis* = weist auf den entzündlichen Vorgang hin. Die Flecken können klein und punktförmig sein, wachsen jedoch auch oft bis zur Handtellergröße an. Vorwiegend sind Ellbogen, Knie, Kreuzbein und Kopfhaut befallen, selbst die Ausbreitung über den ganzen Körper ist keine Seltenheit. Die schuppigen Flechten werden im Volksmund ebenfalls als Ekzeme bezeichnet. In Extremfällen sind auch die Fingernägel mit einbezogen. Sie werden gelblich-weiß und es bilden sich kleine Grübchen, sogenannte Tüpfelnägel.

Die medizinische Wissenschaft ist sich über die Ursache der Krankheit noch nicht im klaren, doch empirische Werte zeigen, daß eine Störung im Eiweißstoffwechsel vorliegen muß. Psoriasis setzt sich aller schulmedizinischen Therapie oft über Jahrzehnte hinweg hartnäckig zur Wehr, doch durch Entzug jeglichen tierischen Eiweißes während einiger Monate ist sie hervorragend in Schach zu halten. Dies veranlaßt Naturheilärzte in der Ursache dieser Krankheit eine Tiereiweiß-Unverträglichkeit zu sehen. Diese These wird durch die Tatsache untermauert, daß insbesondere Nordeuropäer, die mehr tierische Produkte und weniger Gemüse essen als Südeuropäer, im hohen Maße von Psoriasis betroffen sind. So verzehren zum Beispiel die Griechen pro Kopf und Jahr 240 Kilogramm Gemüse, während bei uns mitteleuropäischen Deutschen der Verbrauch etwa bei 80 Kilogramm liegt und im nordeuropäischen Skandinavien sogar unter 40 Kilogramm.

Die meisten Patienten bemerken durch das Weglassen des einen oder anderen Lebensmittels – jeder hat seine individuellen Erfahrungen – eine gewisse Linderung der Krankheit, doch nach langjährigen klinischen Untersuchungen des Ernährungswissenschaftlers Dr. M. O. Bruker hat sich die Heilkost nach Dr. Bircher-Benner, die tierisches Eiweiß ausschließt, am effektivsten erwiesen. Auch wenn alle Symptome verschwunden sind, sollten tierische Produkte nur in geringen Mengen verzehrt werden und dafür der Frischkostanteil hoch bemessen sein.

Eigenharntherapie in Form von Trinkkuren, Einspritzungen und Einreibungen bringen die Flechten sehr schnell zum Abklingen. Ebenso wie bei der Neurodermitis ist die Haut durch einen starken Harnstoffmangel gekennzeichnet, der die extreme Trockenheit bewirkt. Häufige Einreibungen mit Eigenharn beheben das Spannungsgefühl und machen die Haut weicher. Auch Psoriatiker haben bei Streß unter verstärktem »Ausblühen« der Haut zu leiden, daher sind Entspannungs- und Meditationsübungen für die Streßbewältigung sehr hilfreich.

Fallbeispiele:

Bei *Edwin Z.* brach die Psoriasis im dreißigsten Lebensjahr aus. Auf seinem Rücken bildete sich ein kleiner Fleck, der sich innerhalb eines Vierteljahres auf Handflächengröße ausbreitete. Ein jahrelanger Leidensweg begann: innerhalb eines Jahres war sein Körper zu 80 Prozent mit Ekzemen bedeckt, und innerhalb von 8 Jahren war sein Körper von Kopf bis

Fuß fast ein einziges Ekzem. Keine Behandlung brachte wesentliche Besserung. Die trockenen Ekzeme waren sehr empfindlich gegen Abrieb durch die Kleidung und bluteten daher oft. Außerdem machte er die Erfahrung, daß sich durch Dauerstreß und Ärger in seinem Betrieb die Ekzeme vermehrten. Erst nach 23 aufreibenden Jahren wurde Edwin geheilt. Er erfuhr von der Urintherapie und fing sofort damit an, sich mehrmals täglich einzureiben. Schon nach wenigen Tagen konnte er eine beginnende Beruhigung der Haut feststellen. Um die Heilung zu beschleunigen, trank er zusätzlich mehrmals täglich einen Becher voll Urin; außerdem machte er jeden Abend Entspannungsübungen. Nach etwa 8 Wochen war seine Haut völlig gesund. Die psoriatischen Leukodermen, die hellen Flecken, die die abheilenden Ekzeme hinterließen, pigmentierten sich später wieder. Die Umstellung auf vollwertige Ernährung mit hohem Frischkostanteil und sehr wenig tierischen Produkten bewahrte ihn 2 Jahre lang vor Rückfällen. Während einer dreiwöchigen Schiffsreise, auf der er täglich Fleisch und Fisch aß, stellte er fest, daß sich wieder kleine Flecken auf seiner Haut bildeten. Mit der Eigenharntherapie brachte er sie jedoch sehr bald zum Verschwinden, und durch tiereiweißarme Ernährung konnte er künftig das weitere Aufflammen seiner Psoriasis vermeiden. *M.V.*

Sonnenallergie, Herpes labialis

Viele Menschen leiden bei intensiver Sonneneinstrahlung unter juckendem Ausschlag, bei anderen tritt dichter Bläschenbefall um Mund- und Nasengegend auf. Diese Pusteln entstehen durch starkes Sonnenlicht, welches Viren aktiviert, die sehr häufig im Körper des Menschen »schlafen«. Sie können auch durch Streß mobilisiert werden. Dieser schmerzhafte Ausschlag, Herpes labialis genannt, ist trotz intensiver medikamentöser Behandlung sehr schlecht unter Kontrolle zu bekommen. Es entwickeln sich laufend neue Knötchen und Blasen, kaum daß die vorhergehenden abgeklungen sind. Nicht selten vergehen Wochen, bis der quälende Ausschlag endgültig abgeheilt ist. Sofortige Erleichterung bewirkt dagegen mehrmaliges Abtupfen täglich mit Harn oder die Auflage eines getränkten Wattebausches. Die Schmerzen und die Schwellungen verringern sich von Stunde zu Stunde, und in wenigen Tagen ist die Haut wieder heil. Dr. Nieper weist in seinem Werk »Revolution in Medizin und Gesundheit« darauf hin, daß Harnstoff die Fähigkeit besitzt, die Herpesviren zu inaktivieren. Als Ergänzung wirkt sich regelmäßiges Praktizieren von Entspannungs- und Meditationsübungen positiv auf das vegetative Nervensystem aus, wodurch Streß besser toleriert werden kann.

Fallbeispiele:

Wie in jedem Jahr trat bei *Johanna A.* in den ersten Tagen ihres Badeurlaubs eine Sonnenallergie auf. Ihr Rücken und die Brust waren mit kleinen juckenden Bläschen dicht übersät. Diesmal versuchte sie, ihnen mittels Eigenharn beizukommen, und rieb abends die betroffenen Hautpartien ein. Bis zum nächsten Morgen ließ das Jucken nach, und die kleinen Bläschen waren eingetrocknet. Sie wiederholte die Behandlung immer wieder mit frischem Harn, und nach einigen Tagen konnte sie sich sogar ein wenig sonnen, ohne daß die gefürchtete Reaktion eintrat. *M.V.*

Bea F. fuhr mit einer Gruppe von Freunden an den Chiemsee zum Segeln. Innerhalb von drei Tagen machten sich auf ihren Lippen schmerzhafte Herpesbläschen breit. Bea hatte Schwierigkeiten beim Essen und vor allem beim Lachen. Schließlich ging es ja lustig zu im Freundeskreis. Da riet ihr eine Freundin: »Nimm Pipi, so macht es meine Mutter auch!«

Nach anfänglichem Ekel rieb Bea doch den Mund mehrmals täglich ein; sie nahm sogar ein kleines Fläschchen voll Urin mit auf das Segelboot. Zu ihrem Erstaunen klangen die Schmerzen über Nacht ab, und die Bläschen trockneten in wenigen Tagen ein. Nach einer Woche war nichts mehr zu sehen. *M.V.*

Wie so oft im Urlaub, entwickelten sich bei Frau *Gerda F.* durch die starke UV-Strahlung am Meer Herpesbläschen am Mund. Trotz Behandlung mit vorsorglich mitgeführten Medikamenten schwollen die Lippen so stark an, daß sie fast nicht mehr essen konnte. In ihrer Not fiel ihr wieder ein, was sie über Eigenharntherapie gehört hatte, und sie begann, sofort die Lippen mit ihrem Heilwasser zu betupfen. Nach zwei Tagen war ein enormer Rückgang der Schwellung festzustellen, und nach wenigen Tagen war ihr Mund wieder gesund. *C.T.*

Urtikaria (Nesselsucht) und Quincke-Ödem

Urtica ist die lateinische Bezeichnung für Brennessel. Ähnlich, wie nach dem Kontakt mit einer Brennessel, sind auch die Hautsymptome bei der Nesselsucht. Die stark juckenden, roten oder weißen Flecken können am ganzen Körper auftreten. Hinzu kommen bei schweren Fällen Schwellungen im Gesicht, an Händen und Füßen, am Hals oder auch an Gelenken, die sogenannten Quincke-Ödeme. Das griechische Wort *oidema* bedeutet Schwellung, die auf Wasseransammlung im Gewebe beruht. Das Quincke-Ödem verdankt seinen Namen dem bekannten Internisten Dr. Heinrich Quincke, der um die Jahrhundertwende lebte.

Nesselsucht, oft auch Nesselfieber genannt, kommt sehr häufig vor. Wird sie durch Medikamente, Pestizide oder Insektenstiche ausgelöst, treten Übelkeit, Schweißausbrüche, Kopfschmerzen, Bauchkrämpfe und starker Blutdruckabfall auf. Es können lebensbedrohliche Zustände eintreten. In diesem Fall muß sofort ein Arzt aufgesucht werden. Ausschläge und Schwellungen können schnell und wirksam durch Einreibungen und Umschläge mit Eigenharn beeinflußt werden.

Fallbeispiele:

Während der Sommermonate hatte die 43jährige *Beate D.* stets sehr unter den Folgen von Schnakenstichen zu leiden. Sie wohnte mit ihrer Familie in einem Häuschen am Stadtrand in der Nähe eines offensichtlich »schnakenreichen« Waldes. Obwohl sie die Fenster selbst bei hohen Temperaturen dicht verschlossen hielt und ihr Zimmer vor dem Schlafengehen nach Insekten durchsuchte, blieben anscheinend immer ein paar Plagegeister übrig, denn sie wachte fast jeden Morgen mit ungewöhnlich großen roten Flecken auf; oft waren ihre Augen so dick verquollen, daß sie sie fast nicht öffnen konnte. An manchen Tagen konnte sie das Haus nicht verlassen, denn die Ödeme bildeten sich trotz kalter Umschläge und spezieller Hautgels nur zögernd zurück. Als sie von der Möglichkeit einer Eigenharninjektion hörte, ließ sie sich nach dem Aufstehen eine Spritze geben, die aus dem ersten Morgenurin gewonnen wurde. Dies wurde drei Tage nacheinander wiederholt, und Beate war den ganzen Sommer lang frei von Ödemen. *M.V.*

Zeit ihres Lebens reagierte die 19jährige *Ute S.* auf Erdbeeren mit roten Flecken, die qualvoll juckten. Selbst die kleinste Portion löste den lästigen Ausschlag aus. Als sie von der Eigenharntherapie hörte, wurde sie neugierig und wollte unbedingt wissen, ob das bei ihr auch funktionierte. Sie ließ sich ein viertel Pfund Erdbeeren schmecken und wartete auf das Ausbrechen des Ausschlags. Sie mußte nicht lange warten.

Nach etwa eineinhalb Stunden war es soweit: sie »blühte«. Dies war der richtige Augenblick, frischen Harn abzukochen und nach dem Abkühlen 0,5 ml in der vorbereiteten Spritze aufzuziehen. Mutig stach sich Ute die hauchfeine Nadel in den Oberschenkel und preßte die Flüssigkeit ins Fleisch. Sie mußte nicht viel länger auf das Abklingen des Ausschlags warten als auf sein Ausbrechen. In zwei Stunden war ihre Haut wieder in Ordnung und der Juckreiz verschwunden. *M.V.*

Ein halbes Jahr lang wurde der zweieinhalbjährige *Andy M.* durch eine, die gesamte Haut überziehende *Urticaria pigmentosa* gequält, bis ihm geholfen werden konnte. Wegen des unerträglichen Juckreizes schrie er Tag und Nacht und hatte keinerlei Appetit. Die Eltern waren verzweifelt, denn laut Auskunft der Ärzte würde sich diese chronische Erkrankung erst in der Pubertät verlieren, und bis dahin könne man nichts tun, außer Cortison zu verabreichen. Dies lehnten aber selbst die Fachärzte sowie die Eltern ab. Nach einer Urininjektion besserte sich jedoch glücklicherweise der Zustand des Kleinen innerhalb einer Woche. Ohne nochmalige Behandlung war Andys Haut in zwei weiteren Wochen ausgeheilt. Als die Erkrankung in einigen Jahren wieder aufflammte, wurde sie mit einer einzigen Injektion schnell zum Stillstand gebracht. *J.A.*

Die Eigenharntherapie begleitet die Ernährungsumstellung

Wenn Sie sich nach der Lektüre der Fallbeschreibungen noch immer nicht zur oralen Eigenharntherapie entschließen können, so sind selbstverständlich Einreibungen, Klistiere und gegebenenfalls Injektionen ebenfalls sehr hilfreich, jedoch nicht so hochwirksam wie das Trinken. Versuchen Sie sich jedoch langsam an das Trinken zu gewöhnen, indem Sie löffelweise in ansteigender Menge Urin einem Becher Tee oder Apfelsaft zugeben; auf diese Weise geht es überraschend leicht.

Wenn Sie eine oder mehrere Wochen lang heilfasten wollen, so trinken Sie täglich nur etwa 150 Gramm Harn; reiben Sie sich jedoch mit Ihrem Heilwasser ein, sooft Sie wollen.

Als Begleitung zur Heilkost und zur vitalstoffreichen Vollwertkost ist es von Vorteil, mehrmals täglich 150 Gramm und mehr Eigenharn zu trinken; dies aktiviert umgehend die Selbstheilungskräfte und beschleunigt den Heilungsprozeß.

Doch niemand muß verzweifeln, wenn er es weder fertigbringt, sich mit seinem Heilwasser einzureiben, noch es gar zu trinken – die Umstellung auf eine natürliche, vitalstoffreiche Vollwertkost, so wie sie von der Natur für uns Menschen vorgesehen ist, wird auch für sich imstande sein, Ihre Allergie oder Ihre Mykose zu heilen.

Regenerierung der Stoffwechsellage und Revitalisierung des Immunsystems durch Vitalstoffe

Die drei Fundamente der allergie- und mykoseheilenden Ernährung

I. Heilfasten

Es ist äußerst hilfreich, vor der Nahrungsumstellung eine ein- bis dreiwöchige Heilfastenkur in Verbindung mit einer Hydro-Kolon-Therapie (Darmbäder, die bei vielen Naturheilärzten und Heilpraktikern oder im Städtischen Kurbad angeboten werden) durchzuführen. Falls in Ihrer Nähe keine Darmbäder zu haben sind, können Sie sich auch selbst Einläufe mit warmem Wasser oder Kamillentee machen. Diese Ausschwemmungen vertreiben umgehend eventuelles Kopfweh, das in den ersten Tagen des Fastens auftreten kann. Durch die Reinigung des Darms wird die Rückvergiftung mit gelösten Schadstoffen verhindert, die in manchen Fällen Kopfschmerzen verursachen können. Beim Fasten kommt es im Organismus nicht nur zur Überflutung mit Abbau- und Stoffwechselzwischenprodukten. Im Organismus werden durch den Abbau von Fettdepots Schadstoffe freigesetzt, die wir alle in kleinen Mengen im Laufe der Jahre aufgenommen und im Fettgewebe gespeichert haben: über die Atmung beispielsweise Industrie- und Autoabgase und über die Nahrung vor allem Schädlingsbekämpfungsmittel und chemische Nahrungsmittelzusatzstoffe.

Je mehr »gehamstertes« Fett Sie also verlieren, desto intensiver können Ihre Beschwerden sein. Doch eigentlich sollten Sie sich über diese Anzeichen freuen, beweisen sie Ihnen doch, daß Stoffe in Ihrem Körper mobil gemacht und ausgeschwemmt werden, die dort nichts zu suchen haben.

Sie können sich drei bis vier Wochen Erholung in einer Fastenklinik gönnen oder sich während Ihrer Fastenkur von Ihrem Naturheilarzt betreuen lassen, doch im Grunde genommen kann sie jeder Allergiker und Mykosepatient, aber im übrigen Gesunder, alleine für sich durchführen und dabei sogar seiner Arbeit nachgehen. Der aktive Alltag lenkt besonders gut vom Wunsch nach Essen ab. Geistige Fähigkeiten lassen beim Fasten keineswegs nach; sie können sich im Gegenteil eher noch mehr entfalten. Fastende berichten oft von vermehrter Kreativität und Konzentration. Ein österreichischer Philosoph erzählte, seine besten Gedanken seien ihm während des Fastens gekommen.

Der Blutdruck kann vermindert werden, doch diesem Manko kann man mit Trinken von Ginseng-Tee sehr gut begegnen, außerdem bringen Bürstenmassagen den Kreislauf gut in Schwung. Kopfschmerzen treten erfahrungsgemäß – wenn überhaupt – etwa gegen Ende des zweiten Tages der Fastenkur auf. Wenn Sie an einem Freitag mit dem Fasten beginnen, so können Sie am Wochenende mit entsprechend häufigen Einläufen Ihre Kopfschmerzen kurieren. Die früheren Empfehlungen, sich während der Fastenkur zu schonen und viel zu liegen, da man ja »Substanz« verliert, sind veraltet und grundfalsch. Wenn schon, so wollen Sie ja nur Fett verlieren und keinesfalls Muskelfleisch. Der Fastenstoffwechsel vermeidet Energieverluste, die durch die Verdauungsarbeit entstehen, und mobilisiert Kraft auf optimale Weise. Also verschaffen Sie sich Bewegung, sooft Sie können. Hochleistungssport ist allerdings nicht angebracht, dagegen ist Radfahren, Schwimmen, Ballspiel und Walking sehr vorteilhaft. Besonders beim Walking, einer etwas flotteren Gangart, die aber nur so schnell sein darf, daß man sich dabei noch unterhalten kann, werden alle Körpermuskeln sehr gut trainiert (siehe Kapitel »Bewegung fördert das Wohlbefinden ...«).

Wenn Sie Ihre Muskeln arbeiten lassen, so bauen Sie beim Fasten Fett ab und vergrößern die geübte Muskulatur. Das klingt paradox, doch Kraft und Leistung gehorchen dem Gesetz der Anforderung beziehungsweise der Funktion. Was funktioniert, wird nicht abgebaut. Selbst dünne Menschen dürfen fasten, wenn sie sich im übrigen wohl fühlen. Wenn sie nichts mehr zuzusetzen haben, das heißt, wenn der Organismus kein Fett mehr freisetzen kann, so schaltet der Stoffwechsel auf »Supersparflamme« um; das Gewicht stagniert für eine geraume Zeit. Bis die sogenannte innere Aufzehrung eintritt, die man an abgemagerten Menschen in Hungerländern beobachten kann, haben Sie ihr Heilfasten längst beendet. Wenn Sie sich für das Heilfasten zu schlank finden, es aber gerne durchführen möchten, so beraten Sie sich bitte mit einem Arzt, Heilpraktiker oder Gesundheitsberater, der Fastende betreut.

Das Volk der Fastenkünstler – die Hunzas

Wie der Prozeß der inneren Aufzehrung abläuft, konnte man in Tierversuchen beobachten. So leben die für das Überleben wichtigsten Organe auf Kosten der weniger wichtigen Organe und Zellkomplexe. Als erstes erleidet dasjenige Gewebe den größten Verlust, das als Vorratsspeicher von Nährmaterial dient, das Fett. Anschließend sind Organe an der Reihe, die, wie die Milz, überwiegend aus Lymphgewebe bestehen. Den größten Gewichtsverlust zeigen dann in absteigender Reihenfolge: Leber, Muskulatur, Herz (jedoch nicht sein Reizleitungssystem) und Pankreas. Die anderen Organe bleiben unverändert oder nehmen sogar noch zu: Gehirn, Lunge, Nieren, Magen, Darm und Hormondrüsen. Bis es jedoch zu dieser »inneren Selbstversorgung« kommt, müßten Sie schon erheblich länger fasten als die für Heilzwecke erforderlichen 1 bis 4 Wochen.

Die Hunzas waren in puncto Fasten ein beeindruckendes Beispiel, bevor das kleine Volk von der Zivilisation vereinnahmt wurde. Es lebte in einem Hochtal im Zentralhimalaja und war früher nahezu hermetisch von der Außenwelt abgeschlossen. Seine Äcker erbrachten nicht genügend Nahrung, um das Völkchen von etwa zehntausend Menschen das ganze Jahr über zu versorgen. So fastete das Volk wochenlang, manchmal sogar zwei Monate lang bis zur Reifung der Gerste im März. Nichtsdestotrotz arbeiteten die Hunzas in der Fastenzeit hart. Sie erneuerten ihre durch Lawinen zerstörten Bewässerungsgräben und pflegten ihre Felder. Dabei blieben die Menschen fröhlich, zufrieden und gesund; sie brauchten weder Arzt noch Polizei. Als ihr Tal der Zivilisation erschlossen wurde, dienten die Männer als Soldaten in Indien, oder sie arbeiteten dort. Nun kamen haltbare Nahrungsmittel wie Konserven, Zucker und Weißmehl in die Dörfer und niemand mußte mehr hungern. Doch diese Nahrungsmittel machten das Volk so krank wie die Menschen der sogenannten zivilisierten Welt. Die Hunzas leiden seither unter ihnen vorher unbekannten Krankheiten wie Zahnfäule, Magen-, Leber- und Gallenleiden, Arthrose, Übergewicht, Diabetes und Erkältungen, um nur einige aufzuzählen. Die Menschen brauchen jetzt nicht nur den Doktor, sondern auch die Polizei.

Unter der Zivilisation leidet die Gesundheit ihres Körpers und ihrer Seele.

Der große historische Fastenmarsch

Im Jahre 1954 ließen elf schwedische Vegetarier die ganze Welt aufhorchen und brachten die bislang allgemeingültige Ansicht der medizinischen Wissenschaft durcheinander, ohne kräftige Nahrung könne man nichts leisten. Diese Vegetarier begaben sich auf einen 500 Kilometer langen Fußmarsch von Göteborg nach Stockholm ohne jede Nahrung, bei nichts anderem als Wasser. Die Fachwelt prophezeite vor Beginn dieses historischen Fastenmarsches, daß die Teilnehmer sehr bald schlapp, gereizt und boshaft werden würden, wie die Erfahrung in allen Hungergebieten zeige. Die Schwarzseher konnten jedoch nicht wissen, daß zwischen Hungern und Fasten körperlich und seelisch ein himmelweiter Unterschied besteht. Weiterhin wurde behauptet, die Vegetarier würden alsbald Mangelerscheinungen erleiden, die sich in Hungerödemen, Vitaminmangelkrankheiten und schwerem Herzleiden äußern könnten. Die Ernährungsphysiologen hatten keinen Zweifel daran, daß das Unternehmen mißlingen würde. Wie überrascht waren die Autoritäten jedoch, als alle 11 Teilnehmer das Ziel in auffallend guter körperlicher Verfassung und seelischem Wohlbefinden erreichten. Nur zwei der Teilnehmer mußten wegen Fußbeschwerden die Strecke um einige Kilometer abkürzen, ohne jedoch das Fasten aufzugeben. Die anschließend durchgeführten genauesten klinischen Untersuchungen konnten keinerlei körperliche Schäden nachweisen, abgesehen von den besagten Fußbeschwerden. Zu dem Fastenmarsch waren führende Mediziner, Physiologen und Sportärzte eingeladen worden, den Marsch zu überwachen. Hierdurch sollten sie die physiologischen Vorgänge studieren, um damit das Wissen um das Fasten als Heilmaßnahme zu erweitern. Heilfasten war zu dieser Zeit in Schweden noch so gut wie unbekannt. Von seiten der Medizin bestand jedoch kein Interesse, allein die Tagespresse verstand den Fastenmarsch als ungewöhnlichen und sensationellen Stoff.

Zum 10. Jahrestag dieses Fastenmarsches organisierte der Initiator und Leiter des Marsches, der Zahnarzt Dr. Lennart Edrén aus Stockholm, einen neuen Fastenmarsch, der diesmal medizinisch streng überwacht wurde. Im Vergleich zum Jahr 1954 bestanden einige bedeutende Unterschiede. Diesmal bestand die Gruppe aus 20 Fastenden, von denen einer mit seiner Filmausrüstung auf dem Fahrrad fuhr. 14 der Teilnehmer waren Vegetarier, von denen sechs schon 1954 am Fastenmarsch beteiligt waren. Die übrigen waren »Normalesser«. Es handelte sich keineswegs um wohltrainierte Sportler oder Langstreckenläufer, sondern um ganz gewöhnliche Männer zwischen 18 und 53 Jahren, die vorwiegend »geistig arbeiteten«. Die Gruppe brach am frühen Morgen des 4. August 1964 in Kalmar, Südwestschweden, auf. Eine medizinische Hochschul-Forschungsgruppe vom Karolinska-Institut und die Physiologische Abteilung des Gymnastischen Zentralinstituts Stockholm, die von dem Dozenten Bengt Saltin geleitet wurde, überwachte den neuen Fastenmarsch von 1964. Ein Labor-Autobus begleitete die Marschtruppe, und es wurden laufend Blut- und Stoffwechseluntersuchungen durchgeführt. Einer der Ärzte, Dr. Karl-Otto Aly, nahm aktiv am Marsch teil, da er sich sehr für die gesunde Lebensführung im Sinne Bircher-Benners und für das Heilfasten interessierte, und im übrigen wollte er eine Bresche für das Heilfasten schlagen helfen.

Statt nur aus Wasser, wie 1954, bestand die tägliche Flüssigkeitszufuhr im Jahre 1964 aus einem Gemisch von 2,1 Litern Wasser und 0,4 Litern Frucht- und Rohsäften. Wer wollte, konnte noch Vitaminkapseln und Kalkpulver zu sich nehmen; das Interesse für die Konzentrate ließ jedoch nach wenigen Tagen rapide nach. Die Gesamtkalorienzufuhr betrug 200 Kalorien pro Tag, doch ein erwachsener Man braucht nach der allgemeingültigen Regel mindestens 4000 Kalorien pro Tag, um einen Fußmarsch von 50 Kilometern durchzuführen. Alle Teilnehmer kamen nach 10 Tagen und 500 Kilometern Fußmarsch zwar abgemagert, aber fröhlich und wohlbehalten in Stockholm an. Alle Männer hatten das Fasten planmäßig durchgeführt, nur drei von ihnen mußten kleine Strecken fahrend zurücklegen, da sie sich Blasen an den Füßen gelaufen hatten. Einer mußte wegen eines Rheumaanfalls 300 Kilometer weit fahren, am Ziel war dafür sein Rheuma restlos ausgeheilt. Einer mußte 300 Kilometer weit gefahren werden wegen Mangel an Gelenkflüssigkeit in den Knien. Von diesen kleinen Schäden sowie von durchschnittlich 7 Kilogramm Gewichtsverlust abgesehen, zeigten sich alle Teilnehmer gesund, ohne jegliche Anzeichen von Hungerödemen, von Herzschwäche oder irgendwelchen Mangelerscheinungen. Daß große Leistung auch ohne beziehungsweise bei geringer Kalorienzufuhr möglich ist, konnten die Teilnehmer des Fastenmarsches eindeutig nachweisen.

Wer hungert, der fastet nicht

Fasten, eine freiwillige Nahrungsenthaltung, soll völlig frei und ungezwungen durchgeführt werden. Fasten Sie nur, wenn Sie sich innerlich darauf eingestellt haben, ohne sich bezüglich der Fastendauer Ziele zu setzen. Freuen Sie sich jeden Abend über den vergangenen Fastentag, in dem Bewußtsein, daß er Sie in Ihrem Wunsch nach Heilung einen Schritt weitergebracht hat. Haben Sie keine Angst, Sie werden nicht hungern. Am ersten Morgen Ihrer Fastenkur wird mit Glaubersalz eine gründliche Entleerung des Darms herbeigeführt, worauf eine Besänftigung der Peristaltik (Darmbewegungen) erfolgt. Frauen erhalten 30 Gramm auf einen halben Liter zimmerwarmes Wasser, Männer nehmen 40 Gramm. Der Darm stellt sich im Fastenstoffwechsel von der Verdauung eher auf Ausscheidung um. Darmbäder oder Einläufe helfen nicht nur die Rückvergiftung zu verhindern, sie unterstützen auch die Ausscheidung von Ablagerungen, die sich im Laufe der Zeit in den Darmwindungen festgesetzt haben. Die Darmflora hat während der Fastenkur Gelegenheit, sich zu regenerieren. Für Menschen mit Glutenunverträglichkeit ist auch die Tatsache besonders bedeutsam, daß die Regenerierung des Zottenepithels eingeleitet wird.

Die Fastenzeit bedeutet für die Leber eine Erholungsphase, in der sie ihre Fähigkeit wieder aufbauen kann, Histaminasen (Enzyme) zu produzieren. Diese sind dafür verantwortlich, daß Histamin abgebaut wird und nicht über Haut und Schleimhäute den Körper verläßt. Schon nach wenigen Fastentagen verschwindet aus diesem Grunde der Juckreiz, und Asthmatiker können leichter atmen. Was darüber hinaus für Allergiker sehr bedeutsam ist: Die Eiweißspeicher im Zwischenzellgewebe (Interstitium) und in den Basalmembranen der Kapillaren (kleinste Blutgefäße) beginnen sich abzubauen (siehe Kapitel »Überschuß an Tiereiweiß …«).

Was müssen Sie sonst noch tun? Ganz einfach: Trinken, trinken, trinken! Der Körper braucht mindestens drei Liter Flüssigkeit als Lösungsmittel und zum Ausschwemmen der Abbau- und Schadstoffe. Oft werden vor Fastenbeginn ein bis zwei Entlastungstage mit Obst empfohlen; Sie können sie durchführen, doch unbedingt nötig sind sie nicht. In den meisten Fastenkliniken fängt man sofort mit dem Trinken an. Zu diesem Zweck sind dünne Kräuter- und Früchtetees geeignet, sowie reines Wasser und Mineralwasser.

Manchmal wird zum Fasten mit Säften geraten, was jedoch einige Nachteile hat. Zum einen kommt für Menschen mit Pilzbefall Säftefasten auf keinen Fall in Frage, da insbesondere Obstsäfte einen zu konzentrierten Kohlenhydratanteil aufweisen, während die Faserstoffe fehlen (lesen Sie bitte unter »Obst und Gemüsesäfte« nach), zum anderen gibt es den ganzen Tag etwas zu »schmecken«. Wenn Sie nur Tee- und Wasserfasten durchführen, werden Sie staunen, wie sich anschließend Ihre Geschmacksnerven erholt haben: Ihre Gier nach Süßem hat sich gelegt, Sie brauchen weniger Salz, die Lebensmittel schmecken intensiver, Sie haben kein Verlangen mehr nach Genußmitteln wie Alkohol, Schwarzen Tee oder Kaffee.

Nach dem Fasten wählen Sie für die folgenden 2 bis 7 Tage Obst und Gemüse aus, von dem Sie wissen, daß sie es besonders gut vertragen und das Sie vor allem gut und langsam kauen müssen: zum Beispiel Äpfel, Birnen, Karotten, Kohlrabi, Sellerie oder reife Paprika. Diese Frischkost entspricht der Heilkost nach Dr. Bircher-Benner, von der Sie in den folgenden Kapiteln Näheres erfahren. Mykosekranken wird stets empfohlen, süße Früchte zu meiden, da den Pilzen sonst zu viele Kohlenhydrate (Zuckerstoffe) angeboten würden. Doch diese Zuckerstoffe stehen den Pilzen nicht frei zur Verfügung, wie solche aus Süßigkeiten und Feinmehlprodukten, denn Früchte sind reich an Faserstoffen, die die Kohlenhydrate binden. Früchte schirmen mittels Faserstoffen sozusagen durch einen Schutzwall ihre Zuckerstoffe vor den Pilzen ab (siehe Kapitel »Faserstoffe«).

Je nach Stärke des Befalls, sollten Mykosepatienten nach der dritten Fastenwoche bereits von den Schmarotzern befreit sein, insbesondere wenn mit Eigenharntrinken kombiniert wurde. Lassen Sie sich jedoch bitte untersuchen, oder hängen Sie im Zweifelsfall noch eine letzte Fastenwoche an, um sich restlos vom Pilzbefall zu befreien.

Nach dem Fastenbrechen können Sie entweder je nach Krankheitsbild 4 Wochen und mehr die Heilkost-Therapie durchführen, die, wie schon ihre Bezeichnung vermuten läßt, besonders heilkräftig wirkt und deshalb auch Ihre Gesundung beschleunigen wird. Wenn Ihnen ausschließliche Rohkosternährung nicht zusagt, beginnen Sie mit dem dritten Schritt, der »Vitalstoffreichen Vollwertkost«. Selbstverständlich werden Sie auch mit dieser Kost, die auf der Basis von Heilkost aufgebaut ist, jedoch einen gewissen Anteil an erhitzter Nahrung aufweist, Ihre Stoffwechsellage regenerieren und Ihr Immunsystem revitalisieren – nur etwas langsamer. Entscheiden Sie selbst nach der Lektüre des folgenden Kapitels.

II. Die Kraft der Heilkost

Zunächst soll Dr. Bircher-Benner, den man als den Entdecker und Erforscher der Heilkost bezeichnet, zu Wort kommen.

Bircher-Benner – seine Therapie – seine Heilungen

Eine Nahrung, die Heilung bringen soll, muß drei elementare Gebote erfüllen. Zum einen muß sie vollwertig sein, damit der Organismus mit allem versorgt wird, was er zur Heilung benötigt, zum anderen muß sie vom Kranken vertragen werden, und nicht zuletzt muß sie schmecken. Diese drei scheinbar unvereinbaren Bedingungen zusammenzubringen, ist das »Ei des Kolumbus«.

Der Schweizer Arzt und Ernährungswissenschaftler Dr. Maximilian Oskar Bircher-Benner (1867–1939) hat dieses »Ei des Kolumbus« bereits vor 100 Jahren geknackt. Die »Heilnahrung par excellence«, wie der Arzt sie nannte, sei die pflanzliche Rohkost, mit der wir gespeicherte Sonnenenergie aufnehmen, welche sich in Eiweißstoffen, Fettstoffen, Kohlenhydraten, Mineralstoffen, Vitaminen, Hormonen, Enzymen, Wuchsstoffen usw. manifestiert. Er stellt einen interessanten Vergleich auf: »Ich möchte ein solches Pflanzenorgan oder Nahrungsintegral mit einer wohlgegliederten Armee vergleichen, die aus allen Waffengattungen im richtigen Verhältnis zusammengesetzt ist, mit allen Waffen, Kampfmaschinen und voller Munition ausgerüstet. Nur eine solche Armee kann vollwertig kämpfen, nur ein solches Nahrungsintegral kann als Ganzes vollwertig nähren.«

Dr. Bircher-Benner selbst ist als junger Arzt erst durch Zufall auf die unvergleichliche Heilkraft der Frischkost gestoßen. In seinem Werk »Vom Werden des neuen Arztes« beschreibt er seine ersten Fälle, die er mit frischer, ungekochter Nahrung heilen konnte und die geeignet sind, die Angst vor der »Unverträglichkeit« von Rohkost auszuräumen.

Heilung einer chronischen Magenkrankheit

»Da kam im vierten Jahr meiner Praxis (im Jahre 1895) das Ereignis, das meine Arzttätigkeit völlig wandeln sollte. Man rief mich zu einer chronisch magenkranken Frau, die schon von verschiedenen Ärzten behandelt worden war. Ich behandelte sie nach allen Regeln der erlernten und aus Spezialwerken geschöpften Kunst. Der Magen war hochgradig erweitert und muskellahm. Die Speisemassen blieben darin liegen und wurden, wenn er voll war, durch Erbrechen wieder geleert. Die Frau war abgemagert und sehr schwach. Sie konnte das Bett nicht verlassen. Ich verordnete Diät, so wie ich es verstand, machte jeden Morgen früh eine Magenauswaschung, bei der sich stets viele Speisereste entleerten. Wochenlange Behandlung brachte keine Besserung, im Gegenteil. Mein Latein war zu Ende, ich hielt den Fall für hoffnungslos.«

In dieser Zeit leitete Dr. Bircher-Benner einen Kurs beim abstinenten Samariterverein, dessen Präsident, ein deutscher Medizinstudent, Vegetarier war und sich mit Naturheilkunde befaßte. Dr. Bircher-Benner hielt damals, wie alle anderen Mediziner auch, absolut nichts vom Vegetarismus. Als der junge Mann ihm jedoch von seinen Erfahrungen erzählte, berichtete er ihm von seinem Mißerfolg bei der magenkranken Patientin. Der Student empfahl eine Diät aus vorwiegend rohen Vegetabilien, die mit Sicherheit helfen würde.

»Ich dachte, daß ein so schwacher Magen unmöglich solche Kost vertrüge. Schließlich fragte ich die Kranke, ob sie den Versuch machen wolle. Da sie bejahte, gingen wir ans Werk. Sie erhielt Rohdiät nach Vorschrift des Vegetariers. Ich wusch weiter den Magen jeden Morgen aus. Der Magen vertrug diese Diät besser als meine. Die Patientin fühlte sich dabei wohler, und nach vierzehn Tagen war der Magen bei der Auswaschung leer! Auch der träge Darm begann spontan zu arbeiten. Die Kräfte nahmen zu, und die Patientin konnte das Bett verlassen. Sie war schon lange nicht mehr so wohl gewesen. Ich war erstaunt und – niedergeschmettert. Der Vegetarier hatte gesiegt, hatte dem Arzt eine Lektion erteilt.«

Weitere Versuche mit der Rohkosttherapie bestärkten Dr. Bircher-Benner mehr und mehr in der Überzeugung, daß der Frischkost unvergleichliche Heilkraft innewohnt.

»Der folgende Fall blieb mir unvergessen: 45jährige Frau mit kindskopfgroßem Tumor im linken Unterbauch, seit Wochen keine Stuhlentleerung, alle Speisen wurden erbrochen. Die vorbehandelnden Ärzte, mit denen ich konsultierte, wollten operieren. Ich kam zu dem Schluß, daß es eine Kotgeschwulst sei, und gab flüssige Rohdiät, später normale Rohdiät, die einwandfrei behalten wurde. Dazu ließ ich fünfmal täglich eine kleine Ballonspritze kaltes Wasser in den Darm gießen. Am dritten Tage begannen Entleerungen von unglaublichen Kotmassen. Die Geschwulst verkleinerte sich von Tag zu Tag, nach vierzehn Tagen war sie mit allen Beschwerden verschwunden, die Frau hatte guten Appetit und gewann Kräfte.«

Von nun an weitete Dr. Bircher-Benner seine Versuche an anderen Kranken, an sich selbst und an seinen Angehörigen aus, und bereits zwei Jahre später eröffnete er am Zürigberg in Zürich seine Klinik.

Die Ärzteschaft zur damaligen Zeit hielt von den »neumodischen« Einführungen auf dem Gebiet der Ernährung wie Bircher-Müsli, Vollkornprodukte und Rohkost statt kräftiger »Fleischkost«, herzlich wenig. Dr. Bircher-Benner war wegen seiner unorthodoxen Krankenkost ständigen Angriffen ausgesetzt, da ja nach bisheriger Lehrmeinung dem Kranken Schonkost, sprich: durch Erhitzung »leicht verdaulich« gemachte Speisen, zugeführt werden mußte.

Der Ernährungswissenschaftler bezeichnete jedoch die in den Kliniken verabreichte Schonkost als schwere Mangelnahrung, bei welcher der Kranke zwar gewisse unangenehme Reaktionen verlor, aber bei weitem nicht genügend Aufbaustoffe erhielt, die zur Heilung unentbehrlich waren. Er konnte zwar diese Aufbaustoffe, die Vitalstoffe: Vitamine, Enzyme, Mineralstoffe, Spurenelemente, ungesättigte Fettsäuren, Aromastoffe und Faserstoffe, zur damaligen Zeit noch nicht in allen Einzelheiten benennen, aber er wußte, daß der größte Teil durch Kochen vernichtet wurde. Der Arzt setzte das ganze »Aufgebot an Waffengattungen und die volle Munition« ein, die in lebendiger Pflanzenkost enthalten ist. Er machte die Erfahrung, daß selbst für den Schwerstkranken die reine Frischkost die sicherste, heilsamste und verträglichste Kost ist. Seine beeindruckenden Heilerfolge in jahrzehntelanger Praxis stellten seine Ernährungslehre eindeutig unter Beweis. Dr. Bircher-Benner vertrat die Ansicht, daß uns von Gott nicht Krankheit und Leiden geschickt werden, um uns zu strafen, sondern daß wir selbst es sind, die dieses Unheil durch unsere Blindheit und unsere Nichtachtung seiner Naturgesetze hervorrufen. Er benannte für die Nahrung des Menschen zwei fundamentale naturbestimmte Gesetze, Ordnungsgesetze, wie er sie nennt:

1. *Das Organisationsgesetz*:
Dem menschlichen Organismus ist vom Schöpfer ein Nahrungsbereich von höchstem Organisationswert, daher von höchstem energetischen und biologischen Wirkungsvermögen bestimmt. Dieser Nahrungsbereich umfaßt in geeigneter und schmackhafter Mischung alle im naturnahen Zustand eßbaren Pflanzenorgane.

2. *Das Gesetz vom harmonischen Gleichgewicht in der Zusammensetzung der zugeführten Nahrung:* Der menschliche Organismus bedarf sämtlicher Nährfaktoren in einem abgestimmten, harmonischen Gleichgewicht, in aufeinander bezogenen Mengenverhältnissen oder Korrelationen. Unter sämtlichen Nährfaktoren sind alle Hauptnährstoffe (Eiweiß,

Fett und Kohlenhydrate) zu verstehen, alle notwendigen Mineralstoffverbindungen, alle Vitamine und Nahrungshormone, alle Enzyme, Wuchsstoffe, Aktivatoren, alle irreversiblen und reversiblen Redoxsysteme und was immer die zukünftige Forschung als Nährfaktoren noch entdecken mag.

Dr. Bircher-Benner bekannte: »Als ich diese zwei Ordnungsgesetze der Nahrungswirkung erkannt hatte, sah ich ein, daß die ideale Nahrung des Menschen aus frischen Pflanzenorganen wie Früchten, Nüssen, Samen, Knospen und grünen Blattgemüsen besteht. Diese Einsicht bedeutet aber eine Revolution auf dem Gebiet der Ernährung. Sie widerspricht in allen Richtungen der üblichen Ernährung der zivilisierten Nationen.«

Die Bedenken gegen rohe Lebensmittel entwickelten sich erst Mitte des 19. Jahrhunderts, als Louis Pasteur die Bakterien als Krankheitsverursacher entdeckte. Immer mehr bürgerte sich ein, geschürt von der Angst vor Krankheiten, auch Lebensmittel zu erhitzen, die früher vorwiegend frisch gegessen wurden.

Dr. Bircher-Benner verurteilte diese Praktik: »Man wird in der hochentwickelten Kochkunst einen großen ›Fortschritt‹ und gar mancherlei Vorteile sehen. Aber man wird nicht wissen und auch nicht wissen wollen, daß der zivilisierte Mensch gerade auch durch diese hochentwickelte Kochkunst und die weiteren Übertretungen der Ordnungsgesetze konstitutionell, am Gebiß und an den Verdauungsorganen so geschwächt und entartet ist, daß es besonderer Kenntnisse und Kunstgriffe bedarf, um ihn zur natürlichen Nahrungsordnung zurückzuführen.«

Einwände, daß Rohkost für die meisten der heutigen Menschen schlecht verträglich sei, wies der Arzt energisch zurück. Er erklärte, daß er in vierzigjähriger praktischer Erfahrung an Tausenden von Patienten die Oberflächlichkeit aller dieser Einwände feststellen konnte. Selbst für den kranken Organismus erweise die hochorganisierte Gleichgewichtsnahrung, daß sie die vorhandene Entartung durch Einleitung von Regenerationsprozessen zu beheben strebt und zugleich ein überraschendes Heilungsvermögen besitzt. Durch keinen einzigen Eingriff könne die Nahrung in ihrem harmonischen Gleichgewicht verbessert werden.

Über die sensationelle Heilung der kleinen Lala von ihrer Zöliakie haben Sie im Kapitel »Allergien« schon gelesen. Damit Sie sehen, daß nahezu keine Krankheit der Bircher-Benner-Heilkost widerstehen kann, da sie in der Lage ist, selbst bei schwersten Leiden das Immunsystem zu revitalisieren, noch ein kleines Kapitel über die:

Heilung von Angina pectoris, chronischem Darmleiden, chronischer Gallenblasenentzündung, schmerzhafter Prostatavergrößerung und weit fortgeschrittener Parodontose

Diese fünf ernsthaften Leiden, zum Teil Leiden, die seit 20 und 15 Jahren jeder Behandlung getrotzt, den Kranken arbeitsunfähig gemacht und an den Rand des Grabes gebracht hatten, verschwanden mit Bircher-Benners Heilkost.

Bircher-Benner veröffentlichte das folgende beeindruckende Schreiben eines Zahnarztes – ein Beispiel unter Tausenden: »Vor fünf Jahren war ich auf den Tod krank. Seit 20 Jahren litt ich an Angina pectoris. Auf Rat von Dr. v. R. gab ich meine Großstadtpraxis auf, nachdem auch eine Kropfoperation erfolglos geblieben war. Hinzu kamen: permanente Darmerkrankungen, chronische Gallenblasenentzündungen, schließlich Gallenblasenvereiterung. Ich sollte operiert werden; weil ich dreizehn Stunden in Herzkrämpfen lag, wurde die Operation unmöglich.

In der höchsten Not, brachte mir ein Freund, Prof. U., Ihre »Ernährungskrankheiten«. Ich las, begann Ernährungswissenschaft zu studieren und stellte mich sofort energisch auf fast ausschließliche Rohkostnahrung um. Und siehe da: die Genesung begann. Auch eine Prostatavergrößerung, die mich mit großen Schmerzen quälte, wich ausdauernder Heilernährung. Besonders verblüffend war für mich, den Zahnarzt, die ganz unerwartete Heilung meiner schweren Parodontose, die mich seit 15 Jahren quälte. Sechs Mahlzähne waren ihr schon zum Opfer gefallen, weitere Mahlzähne und Backenzähne, die schon stark gelockert waren, wurden wieder fest. Schon seit der Katastrophe bin ich ohne Rückfall geblieben. Ich arbeite mit einer Kraft und Ausdauer, die ich vor 25 Jahren nicht gehabt habe und bin nun doch schon 66 Jahre alt. Alles ist ausgeheilt!«

Jahrzehntelang heilte Dr. Bircher-Benner nach seiner Ordnungtherapie. Zuerst war es ein mühevoller Weg, doch mit der Zeit ging es immer leichter; die Vorurteile begannen zu weichen. Man fing an, zuerst im Ausland, die Heilerfolge des Rohkostpioniers anzuerkennen. Ärzte und Ernährungsforscher traten zu dem berühmten Arzt in Beziehung, viele besuchten seine Klinik. Sie kamen unter anderem aus Deutschland, Holland, Italien, Rußland, Österreich, Frankreich, Belgien, England, Spanien, Amerika, Indien und Australien. Schließlich wurde er von der Medizin anerkannt, er war wieder »wissenschaftlich« geworden.

Wenn durch die Heilkost angeblich keine Besserung eintritt

Menschen, die die Heilkost über einen längeren Zeitraum hinweg durchführen, können, wie Sie nunmehr gesehen haben, von mannigfachen Leiden geheilt werden. Leider sind nur wenige Menschen dazu bereit, sie wenigstens einige Monate lang konsequent beizubehalten. Dann betrügen sie sich oft selbst und ihren Arzt obendrein. Sie kommen zu ihm mit Klagen über Unverträglichkeit, Blähungen und Ähnlichem. Was bleibt dem Arzt übrig, als seinem Patienten zu glauben. Er hat ihn genauestens über die Heilkost unterrichtet, doch er kann nicht ständig danebenstehen und kontrollieren, was der Patient zu sich nimmt. Die Frischkost ist dem Kranken suspekt, hat er doch bisher kaum jemanden kennengelernt, der davon lebt. Er ist im Hinterstübchen seines Kopfes immer noch der Ansicht, daß so viel rohes Gemüse und Obst schwer verdaulich seien und er die Kost daher sicherlich nicht vertragen könne.

Woher kommt diese Angst vor rohen und vollwertigen Lebensmitteln? Naturvölker leben von natürlichen Lebensmitteln, die in ihrer Umgebung wachsen. Sie leben von »der Hand in den Mund« von dem, was sie roh verzehren können. Gekocht werden nur die Lebensmittel, die roh ungenießbar sind. Wir zivilisierten Menschen haben es nicht so gut, was unser Verhältnis zu natürlichen Lebensmitteln betrifft. Wir wurden in einen Kulturkreis hineingeboren, dessen Menschen bereits durch jahrzehntelange Fehlaufklärung ihre natürlichen Instinkte verloren haben.

Leider hat sich der Mensch im Laufe der Zeit zur Marionette der Nahrungsmittel- und Pharmaindustrie degradieren lassen. Er vertraut voll und ganz deren »Lehren« und konsumiert vorzugsweise künstliche und denaturierte (dazu gehört auch das Erhitzen) Nahrungsmittel, die ihm in den Medien als das Nonplusultra für seine Gesundheit suggeriert werden. In gleicher Weise unterliegt der Mensch dem Einfluß jener Ärzte, die selbst ein Opfer der Fehlaufklärungen sind, die ihre Kenntnisse über Ernährung weitgehend aus Schulungen der

Pharmaindustrie beziehen und daher in puncto Ernährungswissenschaft mangelhaft geschult sind – Ökotrophologie gehört nicht zu ihrer Ausbildung an den Universitäten. Ärzte
für Naturheilverfahren sind klug genug, im Laufe ihrer Karriere auf ihren gesunden Menschenverstand zu bauen und
den Stand ihrer Kenntnisse über Ernährung nicht dem Zufall
zu überlassen. Sie eignen sich ihr Wissen über naturbelassene Kost und deren Heilkraft zumeist von Grund auf autodi-
daktisch an.

Die traurige Bilanz der jahrzehntelangen Fehlinformationen:
Der Mensch hat sich von natürlicher Lebensweise schon so
weit entfernt, daß er jeglichen Instinkt dafür verloren hat,
was seiner Gesundheit förderlich ist. Frischen Lebensmitteln,
so wie sie von der Schöpfung für uns vorgesehen sind, die
noch alle aufbauenden und heilenden Stoffe enthalten, steht
er mit Mißtrauen gegenüber; ist er doch nun »geschult«, daß
erhitzte, aller Vitalstoffe beraubte Kost und Brot, das die
wertvollen Randschichten und den Keim des Getreides ent-
behrt, leichter verdaulich ist. Seine paradoxe Denkweise läßt
ihn eher dem sicheren Verderben entgegengehen, als daß er
das Beharren auf seiner Fehlernährung aufgibt und sich zur
Umkehr zur gesunden Lebensführung bewegen läßt. Gelingt
es jedoch durch seriöse Beratung, den fehlgeleiteten Menschen mit der vitalstoffreichen, vollwertigen – und in vielen
Fällen notwendigen tiereiweißfreien – Ernährung vertraut zu
machen, so wird er bald am eigenen Leibe die Besserung seiner Gesundheit und eine Steigerung seiner Lebensqualität erfahren, was ihm schließlich das Vertrauen in die Geschenke
der Natur wiederbringt. Menschen, die sich schon ihr Leben
lang an unnatürliche Kost angepaßt hatten: an Industrienahrungsmittel, die Fabrikzucker und Auszugsmehle enthalten,
an fabrikatorisch hergestellte Fette, an konserviertes Gemüse,
Obst und konservierte Säfte und vor allem an das Übermaß

an tierischen Produkten, haben eine gewisse Übergangsphase durchzustehen, bis sich ihr Organismus auf die ihm zustehende vitalstoffreiche Kost eingestellt hat. Die Umstellung muß sofort und konsequent erfolgen, um Mißempfindungen weitgehend zu vermeiden. Schon ein klein wenig Zucker, ein Bissen Schokolade oder ein Stückchen Konditorkuchen bringen Störungen im Verdauungssystem. Vollwertkost und raffinierte Kohlenhydrate vertragen sich eben nicht.

Der bekannte Ernährungswissenschaftler Dr. M. O. Bruker führt in seinen Vorträgen stets ein treffendes Beispiel an: »Wenn in einem Orchester von 30 Musikern 29 richtig spielen und nur einer falsch spielt, so ist das ganze Konzert verdorben. Wählen wir in einer Kostform, die aus 30 Einzelnahrungsmitteln besteht, 29 richtig aus, und *ein* Nahrungsmittel ist falsch und paßt nicht dazu, so wird die ganze Kostform nicht vertragen.«

Der interessierte Mensch, der gerade dabei ist, sich auf vitalstoffreiche Vollwertkost umzustellen, kann sich jedoch nur selten vorstellen, welches unter den 30 Nahrungsmitteln seine Beschwerden hervorgerufen haben könnte. So bezichtigt er zumeist die falschen als die Störenfriede. Er glaubt, ein wenig naschen hier und da, ein Riegel Schokolade, ein Stückchen Kuchen oder eine Schale Kompott könne doch wirklich nicht schaden – der Doktor weiß ja nichts davon. Natürlich weiß der Doktor nichts davon, aber der Organismus des Sünders weiß es – er rebelliert und reagiert mit mannigfachen Beschwerden.

Was tun bei Darmproblemen?

Menschen, die unter bestimmten Darmstörungen leiden wie Reizdarm, Colitis ulcerosa oder starkem Überhang an gärfreudigen Darmbakterien, kann vorerst die Verdauung von frischem Obst, Gemüse und Getreide Probleme bereiten. Auch hier liegt wiederum die Paradoxität vor, daß die sogenannte Schonkost, die größtenteils aus denaturierten Nahrungsmitteln besteht, vertragen wird: gekochtes Gemüse, eingemachtes Obst, »zartes« Fleisch, Zwieback aus Weißmehl und Zucker sowie Weißbrot. Die Diät der veralteten Ernährungslehre, die vom Kranken lebenslang eingehalten werden soll, kann höchstens eine gewisse Linderung einiger Symptome bewirken. Sie ist keineswegs in der Lage, die Darmprobleme zu beseitigen, sondern wird im Gegenteil einer Heilung im Wege stehen. Der Grund: gerade dieser Ernährungsform mangelt es an solchen Stoffen, die zur Gesundung unentbehrlich sind – an *Vitalstoffen*. Es ist durchaus nicht verwunderlich, daß der Darmkranke auf Ungewohntes wie Frischkost, Frühstücksbrei und andere Vollkornprodukte mit Beschwerden reagiert. Man kann diese Reaktion jedoch nicht damit abtun, resigniert zu sagen, der Kranke vertrage diese Lebensmittel nicht. Es verhält sich lediglich so, daß sie der Kranke *im Rahmen seiner gegenwärtigen Ernährung* nicht verträgt, die auch raffinierte Kohlenhydrate inklusive Fabrikzucker enthält. Selbst wenn der Patient den Fabrikzucker anscheinend gut verträgt, *verursacht* er doch ganz eindeutig die Unverträglichkeit von Rohkost, Frühstücksbrei und Vollkornbrot. Wenn dieser Zusammenhang nicht bekannt ist, so werden leider fälschlicherweise die vitalstoffreichen Lebensmittel beschuldigt, Unpäßlichkeiten hervorzurufen.

Die Probe aufs Exempel läßt sich ohne jegliche Gefahr für den Darmkranken ganz leicht ausführen. Meiden Sie ganz strikt einen Monat lang jeglichen Fabrikzucker, auch versteckten Zucker in Kompott, Säften und anderen Getränken wie Limos, Colas u. ä., in Marmeladen, Süßigkeiten, Ketchup, Salatdressing usw. Kontrollieren Sie gewissenhaft alle Etiketten auf den Hinweis, ob das Produkt Zucker enthält. Verzichten Sie auch auf Weißbrot und Graubrot und essen Sie dafür lieber Kartoffeln. Nach etwa vier Wochen versuchen Sie Rohkostzulagen zur Kochkost sowie Frühstücksbrei und Vollkornprodukte, und Sie werden mit Erstaunen feststellen, wie gut Sie das vormals Verpönte vertragen. Der Grund liegt darin, daß Ihre Darmflora während der vergangenen Wochen Gelegenheit hatte, sich umzustellen. Es fand eine natürliche Symbioselenkung statt.

Natürliche Symbioselenkung

Wir sind gewohnt, Bakterien nur als schädlich anzusehen. Professor H. Mommsen bedachte dagegen die Lebewelt der Bakterien mit dem Begriff »Gesundheitserreger«, da diese Mikroben in höherem Grade als Gesundheitserreger, denn als Krankheitserreger zu betrachten sind.

Daß eine intakte Darmflora für unsere Gesundheit von größter Bedeutung ist, weiß jedermann. Sie ist nichts anderes als eine Vielzahl von Mikroorganismen, welche in Billionenhöhe die Schleimhäute unseres Darms bedecken, ähnlich dem Flor eines Teppichs. Unter anderem ist es ihre Aufgabe, bestimmte Vitalstoffe zu erzeugen und das Überhandnehmen krankmachender Bakterien zu verhindern. Diese Mikroorganismen haben also Polizeifunktion. Wir Menschen leben mit Tausenden verschiedener Formen dieser Winzlinge in einträchtiger Symbiose: Wir nähren sie und als Gegenleistung helfen sie uns, Gesundheit und Abwehrkraft zu stärken. Aus der Zusammensetzung der Mikroorganismen können ohne weiteres Rückschlüsse auf die Ernährungsgewohnheiten gezogen werden.

Jede Kostform läßt eine entsprechende Darmflora entstehen – analog läßt sich eine gesunde Darmflora nur durch gesunde, natürliche Ernährung erschaffen: ein Vorgang, der einer Symbioselenkung entspricht, jedoch auf völlig natürliche Weise. Die völlige Anpassung der Darmflora an eine vollwertige, vitalstoffreiche Kost erfolgt selbstverständlich nicht von heute auf morgen. Die dem Fabrikzucker und Feinmehl sowie dem Übermaß an tierischen Produkten entsprechenden Darmbakterien, die für die vermehrte Gasbildung und Gärungsbereitschaft Verantwortung tragen, werden peu à peu nach Weglassen dieser Nahrungsmittel durch andere Bakterien ersetzt. Die auf Rohkost, Frühstücksbrei und Vollkornprodukte folgenden Beschwerden, die – wie wir nun wissen – durch eine unpassende Darmflora verursacht werden, verschwinden daher nur, wenn der Verzicht auf Zucker und Feinmehl konsequent eingehalten wird, wenn also eine Kost eingehalten wird, für die der Mensch von der Schöpfung konzipiert worden ist: eine natürliche, artgerechte Nahrung.

Naturvölker und Tiere leben von den Gaben der Natur – von artgerechter Nahrung

Sicherlich erfreuen Sie sich ab und zu an Dokumentarfilmen über Naturvölker oder an Tierfilmen. Ist Ihnen in derartigen Filmen schon einmal eine fette Giraffe aufgefallen, ein übergewichtiger Löwe oder eine dicke Antilope? Oder haben Sie in einem Bericht über Naturvölker – Völker, selbstverständlich, die noch nicht von unserer Zivilisation überrollt wurden – feiste, korpulente Menschen bemerkt? – Sind Ihnen rheumageplagte Gestalten aufgefallen? Haben Sie Menschen mit karieszerstörtem Gebiß gesehen? – Mitnichten!
Tiere leben von der Nahrung, welche die Natur für ihre spezielle Art anbietet: Fleisch für Fleischfresser, Pflanzen für

Pflanzenfresser, und Allesfresser – nun, die fressen eben alles, was sie für freßbar halten. Tiere fressen sich nur dann instinktiv Speck an, wenn es die Umstände erfordern oder um ihr Überleben zu sichern. Robben brauchen eine dicke Speckschicht als Wärmeisolierung, Bären zehren während ihres langen Winterschlafs von ihrem Fett, und manche Tiere brauchen für die Zeit der Aufzucht ihrer Jungen eine gute Vorlage.

Entsprechend ernähren sich Naturvölker noch immer so, wie es die Schöpfung für ihre Art vorgesehen hat. Sie essen das, was die Natur, in der sie leben, zu bieten hat. Sie machen sich keine Gedanken, ob ihre Nahrung wohl genügend Mineralstoffe und Vitamine oder ausreichend Eiweiß, Enzyme und andere Vitalstoffe enthält. Da sie ihre Nahrung völlig naturbelassen aufnehmen, ist diese Sorge auch völlig überflüssig. Konservendosen und -flaschen, sogenannte »verfeinerte« Nahrungsmittel, wie Produkte aus Auszugsmehlen und Fabrikzucker sind ihnen unbekannt. Industrienahrungsmittel, vom Designer adrett und verkaufsträchtig verpackt, wachsen glücklicherweise nicht auf Feldern und Bäumen; so bleiben diese Menschen auch von unseren ernährungsbedingten Zivilisationskrankheiten, zu denen auch die mannigfachen Allergien gehören, verschont.

Artgerechte Fütterung der kostbaren Zootiere

Wilde Tiere werden zu hohen Preisen gehandelt, daher sind sie für die Zoos äußerst wertvoll. Deshalb gibt man sich die größte Mühe, sie artgerecht zu halten und artgerecht zu füttern. Keine Zooleitung wird es je zulassen, daß Pflanzenfresser wie Zebras und Gnus mit Tierkadavermehl gefüttert werden, wie dies mit unseren Rindern geschehen ist, oder daß

Besucher die Affen und Bären mit Kuchen und Süßigkeiten vollstopfen. Man weiß, daß dies keine artgerechte Fütterung ist und daher die kostbaren Tiere krank machen würde.

Wir dagegen sind uns anscheinend nicht kostbar genug, uns in einer dem Menschen angemessenen Art zu ernähren mit natürlichen Lebensmitteln. Die Werbung in den Medien sagt uns, was gut und gesund für uns ist, und wir richten uns danach. Wir glauben, unseren Sprößlingen Gutes zu tun mit »frischer« Milch in der Kinderschokolade! Kann die zur Schokoladenherstellung x-mal erhitzte und pasteurisierte Milch noch frisch sein? Die gepriesenen Obstsäfte aus der Flasche – gesund, wie sie die Natur uns gibt! Was ist an einem ultrahocherhitzten und konservierten Saft noch gesund und natürlich? Vor allem neigen wir dazu, auf die wundervolle, eindrucksvolle Werbung für Süßigkeiten hereinzufallen! Vor Gesundheit und Kraft strotzende junge Sportler und zufrieden wiederkäuende Kühe auf saftigen Weiden suggerieren uns den unschätzbaren Wert von Schokolade. Wertvoll für wen? Eher für die hohen Gewinne der Süßwarenindustrie als für unsere Gesundheit! Der Mensch deckte vor der Herstellung von Zucker seinen Kohlenhydratbedarf und damit auch sein Verlangen nach Süßem ausschließlich durch Früchte. Als vor knapp 200 Jahren mit der Zuckerfabrikation begonnen wurde, war Zucker noch so kostbar und rar, daß man ihn verschlossen aufbewahrte und ihn nur zu festlichen Anlässen sparsam verwendete. Heute ist der Zuckerkonsum pro Kopf und Jahr auf 50 kg angestiegen. Dazu parallel verläuft der Anstieg der ernährungsbedingten Krankheiten. Die Pilze in unserem Organismus lieben es, mit Zucker gefüttert zu werden. Candidosis und Co. lassen grüßen!

Die Menschen füttern mit ihren Süßigkeiten und Brot allzu gern ihre Lieblingstiere im Zoo, wodurch sie sehr krank werden können – Zucker ist nun mal keine artgerechte Nahrung für Tiere. Deshalb ist in jedem Zoo eine nicht zu übersehende Tafel aufgestellt, worauf in großen Lettern steht: Füttern der Tiere verboten! Wer schützt uns Menschen vor krankmachender Industrienahrung? Niemand wird es für uns tun, wenn nicht wir selbst. Der Staat braucht die hohen Steuergelder der Nahrungsmittelindustrie, daher drückt er, was die gesundheitlichen Nachteile betrifft, ein Auge zu. Wir müssen selbst die Verantwortung für unsere Ernährung übernehmen.

Ernährung nach den Naturgesetzen

Eine Ernährung, die sich nach den Naturgesetzen richtet, ist keine Diät, sondern eine von der Schöpfung vorgesehene Lebensform. Deshalb ist sie die einzige Kostform, die Allergien und Mykosen heilen kann.

Wie wir nun wissen, schadet dem Lebensmittel jede industrielle Verarbeitung und sogenannte Verfeinerung, da lebensnotwendige und gesundheitserhaltende Vitalstoffe weitgehend oder völlig vernichtet werden. Unser Organismus ist für eine Nahrung gebaut, die ihm Lebensenergie liefert und die er mühelos umsetzen kann, eine Nahrung also, welche die Natur dem Menschen seit Urzeiten anbietet:

Knollen- und Wurzelgemüse entstammen den Wildwurzeln des Löwenzahns, der wilden Möhre und den wilden Zwiebelknollen. Daraus wurden mit fortschreitender Acker- und Gartenbaukultur die heutigen Gemüseorten wie Kohlrabi, Karotten, rote Bete, Rettich, Lauch usw. gezüchtet.

Die heutige Vielfalt an Blattsalaten, Kohlköpfen und Gewürzkräutern verdanken wir der Pflege des Menschen, der sie aus wilden Blattschößlingen wie Blättern des Löwenzahns, Brennesseln und vielen anderen Sorten entstehen ließ.

Nüsse, Samen, Körner und Wurzelknollen enthalten die ganze Lebensenergie der Pflanzen, um daraus die nächste Pflanzengeneration oder Blüten und Triebe entwickeln zu können. Deshalb spielen diese außergewöhnlichen Vitalstoffträger in einer Kost, die regenerieren soll, eine bedeutende Rolle.

Zurück zur Natur

Sie wollen endlich Ihre Allergie/Ihre Mykose und die Ängste und Sorgen, die die Krankheit begleiten und Ihnen das Dasein vergällen, loswerden und Ihr Leben unbeschwert genießen? Wenn Sie dieses Ziel ernstlich anstreben, müssen Sie es nur Ihren Vorfahren gleichtun und sich wie sie von naturbelassenen Lebensmitteln ernähren, die noch alle Vitalstoffe enthalten. Mit Hilfe dieser Vitalstoffe können Sie Ihrer Allergie oder den Pilzen in Ihrem Körper zu Leibe rücken und nach erfolgter Heilung ein Leben lang fernhalten.

Die optimalste Vorgehensweise zur Umstellung der Ernährung

sind die drei Schrittfolgen:
- *Heilfasten: 1 bis 4 Wochen*
  In vielen Fällen werden schon nach 3- bis 4wöchigem Heilfasten Nahrungsmittel, auf die der Körper vorher allergisch reagierte, überraschend gut vertragen, und Pilze sind bereits ausgehungert.
- *Heilkost: 4 Wochen nach Belieben und Wohlbefinden*
  Außer dem Frühstücksbrei, pikanten Gerichten und Fladenbrot aus aufgeschlossenem Getreide genießen Sie viel frische, gemischte Salate und milchsaures Gemüse. Gewöhnen Sie sich langsam und schrittweise an vermehrte

Rohkost, so, wie Sie sich dabei wohl fühlen. Zwingen Sie sich nicht zu ausschließlicher Frischkost, wenn Sie zwischendurch das Verlangen nach einer warmen Mahlzeit haben. Essen Sie dann zu Ihrem Salat schonend gegartes Gemüse und Getreide.

– *Vitalstoffreiche Vollwertkost: ein Leben lang*

Sollten Sie, aus welchen Gründen auch immer, das Heilfasten überspringen, und auch nicht eine Zeitlang ausschließlich von Frischkost leben wollen, so wird Sie auch die im nächsten Kapitel beschriebene *vitalstoffreiche Vollwertkost* ans Ziel bringen, jedoch ein wenig langsamer, es sei denn, Sie unterstützen den Heilungs- und Regenerierungsprozeß durch orale Aufnahme von Eigenharn.

Einzelne Lebensmittel, auf die der Organismus im Augenblick allergische Reaktionen zeigt, werden selbstverständlich so lange weggelassen, bis durch die Ernährungsumstellung die Darmflora regeneriert, die normale Stoffwechsellage wieder aufgebaut und das Immunsystem wieder intakt ist. Diese vollwertige Nahrung ist von hohem energetischen Wert, sie ist basenüberschüssig – auch Obst ist basenüberschüssig, selbst solches, das sauer schmeckt – und enthält ein Höchstmaß an Vitalstoffen.

Am langwierigsten, jedoch durchaus heilbar, ist die sogenannte Glutenallergie, denn die Verträglichkeit glutenhaltigen Getreides ist von der Regenerierung des Zottenepithels abhängig. Wenn ein an Zöliakie erkranktes Kind oder ein Spruekranker etwa 3 Wochen lang fastet und danach ein Vierteljahr lang Heilkost zu sich nimmt, so wird sich der Darm anschließend im Rahmen einer vitalstoffreichen, vollwertigen Ernährung sehr schnell an glutenhaltige Getreidesorten gewöhnen. Doch auch der sofortige Einstieg in Schritt 3, die vitalstoffreiche Vollwertkost (die angenehmere

Vorgehensweise für Kinder), führt zum Ziel, wenn die Krankheit nicht schon so weit fortgeschritten ist, wie im Falle von Lala, bei der ein größerer Anteil an Frischkost empfohlen wurde (siehe Kapitel »Zöliakie ...«). Nach etwa 6 Monaten kann der Nahrung täglich in kleinen Mengen glutenhaltiges Getreide beigemischt werden. In wenigen Wochen allmählicher Gewöhnung werden alle glutenhaltigen Brote und Breie problemlos vertragen.

III. Vitalstoffreiche Vollwertkost

Vitalstoffe – ihr Vorkommen, ihre Wirkungsweise

Das Vorhandensein *aller* folgenden biologischen Wirkstoffe ist für die einwandfreie Funktion der intermediären Stoffwechselvorgänge und für die Wiedergewinnung und Aufrechterhaltung eines intakten Immunsystems unerläßlich. Vitalstoffe:

- Vitamine, wasserlösliche und fettlösliche
- Enzyme oder Fermente
- Mineralstoffe
- Spurenelemente
- Ungesättigte Fettsäuren
- Aromastoffe
- Faserstoffe

Selbst das Fehlen auch nur einer dieser Substanzen über eine gewisse Zeit, führt unfehlbar zu Mangelerscheinungen und Krankheit.

Reichhaltige Vitalstoffquellen sind:

1. Frischkost: *Gerichte aus frischem, aufgeschlossenem Getreide, Obst.* Gemüse, das als Frischkostsalat angerichtet wird, wofür man (fast) alle Gemüsesorten verwenden kann.

2. Vollkornprodukte und -gerichte: 50 Gramm *unerhitztes, aufgeschlossenes Getreide* in Frühstücksbreien, in pikanten Pürees oder in getrockneten Brotfladen. Diese Gerichte können *gleichzeitig* der ersten Kategorie, der Frischkost zugerechnet werden. *Brote,* nur von Bäckern, die mit frisch gemahlenem Mehl und mit *Natursauerteig* backen. Brote, die mit sogenanntem *Kunstsauer* gebacken sind, rufen Unverträglichkeit hervor. Sie können sich jedoch am besten darauf verlassen, woraus Ihr Brot besteht, wenn Sie selber *Gebäck, Nudeln* und dergleichen aus Vollkornmehl sowie Getreidegerichte herstellen. Bei diesen Produkten sollten 100 bis 150 Gramm pro Tag nicht überschritten werden, das entspricht beispielsweise 2 Scheiben Brot oder 2 Bratlingen. Allergiker lassen vorläufig Getreidesorten, die ihnen nicht bekommen, weg, und Sprue- beziehungsweise Zöliakiekranke meiden bis zur Ausheilung glutenhaltiges Getreide.

3. Naturfette: Butter, Sahne und unraffinierte, kaltgepreßte Öle, Nüsse, Samen.

4. Reizstofffreie Getränke: Reines Wasser, Mineralwasser, Früchte- und Kräutertees, alle Tees ohne Arzneiwirkung.

Zu allen in diesem Kapitel genannten Ernährungsempfehlungen finden Sie die Rezepte im Anhang: »Das Kochbuch für die eiserne Gesundheit«.
Tierprodukte sollten während der Regenerierungsphase der Stoffwechsellage und der Revitalisierungsphase des Immun-

115

systems gemieden werden. Laut Professor Wendt sind die Ei-weißspeicher in etwa zwei bis vier Monaten geleert. Das Tier-eiweiß stellt bei geschwächtem Immunsystem eine unnötige Belastung im Eiweißstoffwechsel dar (siehe Kapitel »Tier-eiweiß betrachtet unser Organismus als Fremdstoff«).

In allen üblichen Ernährungsempfehlungen für Pilzkranke heißt es, daß der Fleischverzehr keinen Einfluß auf das Wachstum der Pilze habe. Das ist völlig richtig; Sie könnten Ihre Mykose sogar durch eine Diät mit sehr hohem Fleisch-anteil und Ausschluß raffinierter Kohlenhydrate zum Ver-schwinden bringen – bis zum nächsten Mal. Mit dieser Er-nährung hätten Sie keine Chance, das angestrebte Ziel zu er-langen: einen gesunden Stoffwechsel und ein intaktes Immunsystem.

Wenn Sie bereits durch das Heilfasten die Pilze aus Ihrem Körper vertrieben haben, so können Sie die Hinweise für My-kosepatienten im »Kochbuch für die eiserne Gesundheit« ignorieren.

Ist dem Einstieg in die vitalstoffreiche Vollwertkost *kein* 3- bis 4wöchiges Heilfasten vorausgegangen, so sollte der Frischkostanteil um so höher bemessen sein, je schwerwie-gender die Allergie oder die Mykose ist; das heißt circa 60 Prozent, wobei der Frühstücksbrei eingerechnet wird.

Der Speiseplan könnte bei $^2/_3$ Frischkost in etwa so ausse-hen: zum Frühstück gibt es die Vitalstoffbombe Frühstücks-brei aus aufgeschlossenem Getreide mit Obst (s. Seite 326ff.), zum Mittagessen eine buntgemischte Rohkostplatte (die Zu-taten für den abendlichen Salatteller gleich mit vorbereiten) und anschließend Linsenbratlinge mit schonend gegartem Gemüse, und zum Abendessen wiederum einen Salatteller und danach Brote mit leckeren Aufstrichen. Falls Sie abends mehr Zeit zur Vorbereitung von Mahlzeiten haben, so ver-tauschen Sie eben die obengenannten Gerichte. Eine weitere

Möglichkeit wäre, mittags Frischkost zu genießen (in einer Dose zum Arbeitsplatz mitbringen) und bestrichene Brote, und zum Abendbrot einen gemischten Salatteller mit einer erhitzten Mahlzeit. Durch Kombination von Wurzel-, Frucht- und Blattgemüse – täglich zwei über der Erde und zwei unter der Erde gewachsene Arten und täglich eine andere Mischung aus der großen Gemüsepalette – sowie als Ergänzung Obst und ein Getreidegericht, wird die ausgewogene Aufnahme aller lebensnotwendigen Vitalstofffe erzielt, die in der Lage sind, den gestörten Stoffwechsel zu regenerieren und das Immunsystem zu revitalisieren.

Was bedeutet »Stoffwechsel«?

Unter Stoffwechsel versteht man sämtliche chemischen Umwandlungsprozesse, die sich vom ursprünglichen Ausgangsprodukt (Nahrungsmittel, Sauerstoff) bis zum Endprodukt im Organismus vollziehen, sowie den Vorgang des Zerfalls und Ersatzes von Körpersubstanzen.

Diese komplexen Prozesse der Nahrungsumwandlung laufen nicht nur innerhalb des Magen-Darm-Kanals ab, sondern auch in jeder einzelnen Zelle unserer Organe und unseres Gewebes. Die hierbei freigesetzte Energie dient uns zur Aufrechterhaltung unserer Körperwärme, zur Durchführung aller Körperfunktionen und zur Muskeltätigkeit. Die zugeführten Nährstoffe benötigt unser Körper außerdem zum Aufbau neuer Zellen, als Ersatz für verbrauchte. Die einzelnen Arten der Zellverbände: das Binde-, Epithel-, Muskel-, Knorpel- und Knochengewebe, sowie das Blut, sind fortwährendem Ab- und Aufbaugeschehen unterworfen. Von der Zufuhr der richtigen Nahrung hängt es ab, von welcher Qualität diese Zellverbände sind. Wir selbst haben es in der Hand, unseren

Organismus durch vitalstoffreiche Ernährung optimal und wertvoll zu gestalten und zu erhalten.

Mittels mangelhafter Kost, der es an Vitalstoffen fehlt und die dem Körper sogar Vitalstoffe entzieht, wie zum Beispiel Fabrikzucker- und Feinmehlprodukte, kann nur ein minderwertiges Endprodukt hergestellt werden: ein von ernährungsbedingten Krankheiten gezeichneter, allergie- und mykoseanfälliger Organismus.

Gut gekaut ist halb verdaut

Die beste Nahrung kann in unserem Organismus nicht voll und ganz ausgenutzt werden, wenn wir sie achtlos und möglichst schnell hinunterschlingen. Deshalb gönnen wir uns während der Mahlzeiten Zeit und Ruhe, um uns mit Genuß dem Aroma und dem Geschmack der Speisen hingeben zu können.

Langsames, gründliches Kauen

Je langsamer und gründlicher die Zähne die Nahrung zerkleinern, desto intensiver wird der Speichelfluß angeregt. Der Speichel enthält Verdauungsenzyme, vor allem das für die Aufspaltung von Kohlenhydraten verantwortliche Ptyalin. Die gute Durchmischung des Nahrungsbreis mit dem Speichel ist die Vorbereitung für die optimale Verwertung der Nährstoffe in unserem Organismus. Das langsame Kauen gibt den Geschmacksknospen im Mund genügend Zeit, das Aroma der Speisen zu »erschmecken«. Sie senden Signale über das Zentralnervensystem aus, welche die Saftabsonderung der Drüsen im Verdauungstrakt in Gang setzen. Gelangt die Nahrung schlecht zerkleinert und zu schnell in den Magen, ist er auf die Nahrungsaufnahme nicht entsprechend vorbereitet, was ein Schweregefühl verursacht.

Unser Organismus empfindet heiße wie eisgekühlte Getränke und Speisen gleichermaßen als einen gehörigen Schock. Unsere Körpertemperatur beträgt normalerweise 38°C. Die Homöostase, die Konstanz des sogenannten inneren Milieus unseres Körpers, die mit Hilfe von Regelsystemen unter anderem die Körpertemperatur überwacht, gerät aus ihrer Harmonie, wenn Mund, Speiseröhre und Magen erheblich abweichenden Temperaturen ausgesetzt werden. Über das zentrale Nervensystem werden die Regelsysteme durch Hormonausschüttung der Nebennierenrinde angekurbelt, um ein Ansteigen, bzw. Absinken der Körpertemperatur zu verhindern; ein unnötiger Streß für den Organismus. Extremtemperaturen führen außerdem zu Schädigungen der Schleimhäute des Mundes, der Speiseröhre und des Magens und sie greifen den Zahnschmelz an.

Der Ernährungsforscher Prof. Kollath empfiehlt, Nahrung und Getränke in körperwarmer Temperatur zu sich zu nehmen. Vor allem bleiben warme Getränke lange genug im Magen, während eisgekühlte Drinks zu schnell in den Darm gelangen. Da der Speiseröhre und dem Magen temperaturempfindliche Nerven fehlen, werden die schädigenden Temperaturen nicht wahrgenommen, doch es kommt nichtsdestoweniger zu Verbrühungen und Verkühlungen. Daher sollte die Temperatur von Speisen und Getränken zwischen 15°C und 45°C liegen.

1. Vitalstoffreservoir Getreide

Das Getreidekorn enthält auf kleinstem Raum die größtmögliche Menge an Vitalstoffen, daher ist es für die menschliche

Ernährung enorm wichtig. Aus ökonomischer Sicht ist Getreide das wertvollste Lebensmittel, das wir für unser Geld erhalten können. 100 Gramm Getreide enthalten 100 Prozent Vitalstoffe gegenüber der gleichen Menge Fleisch, bei dem wir 70 Prozent Wasser einkaufen. Der Eiweißgehalt des Getreides ist etwa so hoch wie beim Hühnerei. Getreide enthält zwar gegenüber Fleisch weniger Aminosäuren, aber von Getreideprodukten kann man mehr essen, zum Beispiel Frühstücksbrei, Brote, Gebäck und Nudeln. Außerdem kommen ohnehin noch Obst- und Gemüsesorten hinzu, die sich in der Zusammensetzung ihrer Aminosäuren mit denen des Getreides hervorragend ergänzen. Der Gehalt an Mineralstoffen und Spurenelementen im Getreide ist gegenüber anderen Lebensmitteln absolut am höchsten, ebenso der Gehalt an Faserstoffen. Nicht anders verhält es sich mit den Vitaminen. Alle diese Vitalstoffe sind beispielsweise im unerhitzten Frühstücksbrei noch original enthalten, so daß er hervorragende physiologische Wirkungen zeigt und auf die Regenerierung des gestörten Stoffwechsels der Allergiker und Mykosepatienten entscheidenden Einfluß hat.

Thiamin & Co. – fünf unentbehrliche Vitalstoffe zur Regenerierung der Stoffwechsellage

Das Fett-, Kohlenhydrat- und Eiweißstoffwechselgeschehen ist eng miteinander verknüpft; man darf sich diese Prozesse nicht so isoliert vorstellen, als wären gewisse Organe für den einen Stoffwechsel verantwortlich und bestimmte Organe für den anderen. Jede Stoffwechselstörung zieht unweigerlich eine Störung im Gesamtstoffwechsel nach sich, die auf Dauer zur Schwächung des Immunsystems führt; nur ein optimal versorgter Organismus kann sich effizient gegen Krankheiten schützen. Besonders wichtig, vor allem für den Kohlenhydrat- wie auch für den Eiweißstoffwechsel, sind die B-Vitamine *Thiamin* (B$_1$), *Laktoflavin* (B$_2$), *Pyridoxin* (B$_6$), *Biotin*, *Niacin* und die *Pantothensäure*. In der Ernährung unserer Wohlstandsgesellschaft mangelt es besonders an diesen Vitaminen; wen wundert's, daß heute infolge latenter Immunschwäche Allergien und Mykosen überhandnehmen!

Als Hauptlieferanten der B-Vitamine kommt dem Vollgetreide spezielle Bedeutung zu. Der Grund, weshalb die meisten Menschen in den Industrieländern unter permanentem Mangel an diesen Vitaminen leiden, liegt darin, daß sie zumeist Produkte aus Feinmehl solchen aus Vollkornmehl vorziehen. Beim Vermahlen des Getreides zu Feinmehl werden die Randschichten und der Keim des Korns entfernt, in welchen die wertvollen Vitamine lokalisiert sind. Sie wandern in die Kleie, die als Mastfutter für das Vieh Verwendung findet. Im Feinmehl, dem sogenannten Auszugsmehl, ist nur noch ein geringer Prozentsatz dieser wichtigen biologischen Wirkstoffe enthalten. Deren Begleitung in einer kohlenhydrathaltigen Mahlzeit ist jedoch für den störungsfreien Ablauf im Kohlenhydratstoffwechsel unerläßlich.

Mit Hilfe der B-Vitamine, insbesondere des *Thiamins*, werden die Kohlenhydrate über mehrere Zwischenstufen zu Glukose (= Blutzucker) abgebaut. Glukose wird unter Mitwirkung des Pankreashormons (Pankreas = Bauchspeicheldrüse) Insulin in der Leber zu Glykogen, der Leberstärke, umgewandelt und gespeichert. Dieser Speicher dient zur Regulierung des Blutzuckerspiegels und zur Energiegewinnung. Solange man nüchtern ist, wird innerhalb der Leber Glykogen laufend wieder in Glukose verwandelt und in einer Dosierung an den Blutstrom abgegeben, die einen Blutzuckerspiegel von 80 bis 100 mg gewährleistet. Auf diese Weise wird Glukose Tag und Nacht ohne Unterbrechung zu den Billionen Zellen unseres

Körpers transportiert und mit Hilfe von Insulin in das Zellinnere gebracht. Der Blutzucker dient als Treibstoff zur Energiegewinnung. Die Oxidation in der Zelle findet unter Aufnahme von Sauerstoff und durch Mitarbeit der B-Vitamine statt. Auch hier kommt dem Thiamin der Hauptpart zu. Während der schrittweisen Oxidation werden Kohlensäure und Wasser abgegeben und letztendlich Energie freigesetzt.

Gehirn, Herzmuskel und Nervengewebe haben von allen Zellsystemen den intensivsten Glukosebedarf, deshalb sind sie besonders auf ausreichende Thiaminzufuhr angewiesen. Eine wissenschaftliche Untersuchung bei Schweizer Schulkindern hat ergeben, daß die Kinder nach ihrer Umstellung von Weißbrot und Süßigkeiten auf Vollkornbrot und Vollkorngebäck bessere schulische Leistungen erbrachten.

Thiamin ist auch an der Fettsynthese beteiligt, denn die beim Abbau der Brenztraubensäure (ein Zwischenprodukt beim Abbau von Kohlenhydraten zu Glukose) entstehende Phosphoressigsäure wird zum Aufbau von Fettsäuren gebraucht.

Von besonderer Bedeutung ist die Tatsache, daß mangelnde Thiaminversorgung nicht nur auf den Kohlenhydratstoffwechsel Auswirkungen hat, sondern auch auf den Eiweißstoffwechsel. Der Umsatz mehrerer Aminosäuren läuft ebenfalls über die Brenztraubensäure sowie über die α-Ketoglutarsäure, ein weiteres Zwischenprodukt im Kohlenhydratstoffwechsel. Somit erhöht übermäßige Aufnahme von Eiweiß, wie dies beim Verzehr von hocheiweißhaltigen tierischen Nahrungsmitteln schnell geschehen kann, ebenfalls den Thiaminbedarf.

Thiamin beeinflußt außerdem den Wasserhaushalt. Bei Thiaminmangel kann es zu Ödemen (Wasseransammlungen im Gewebe) kommen, ein Phänomen, das insbesondere bei adipösen (fetten) Menschen oft zu beobachten ist. Nach Empfehlung der WHO liegt das Optimum als Tagesbedarf von

Thiamin bei 1,5 mg, eine Menge, die durch die Ernährungsgewohnheiten des Normalverbrauchers nicht erreicht werden
kann.

Bei der Entwicklung der Zellstruktur sowie beim Auf- und
Abbau der roten Blutkörperchen ist die Mithilfe von *Laktoflavin* unerläßlich. Darüber hinaus unterstützt es die Leber
ganz wesentlich in ihrer Entgiftungsarbeit. Bei Laktoflavin-
mangel treten nicht nur im Zuckerabbau, sondern auch im
Eiweißumsatz erhebliche Störungen auf, da der Organismus
auf Laktoflavin als Bestandteil verschiedener Aminosäure-
oxydasen (eiweißabbauende Enzyme) im Eiweißstoffwechsel
nicht verzichten kann. Aus diesem Grunde wird bei Laktofla-
vinmangel ein großer Teil der Nahrungsaminosäuren im Urin
unverwertet ausgeschieden.

Im Eiweißstoffwechsel hat *Pyridoxin* als Koenzym eine bedeutende Aufgabe. Es greift regulierend bei der Zerlegung
von Nahrungseiweiß in seine Bausteine, die Aminosäuren,
ein und hilft unter Mitwirkung von über sechzig Enzymsystemen beim anschließenden Aufbau in körpereigenes Eiweiß. Auf Pyridoxinmangel reagieren vor allem das Gehirn
und das Nervensystem empfindlich.

Biotin katalysiert spezifisch definierte Teilphasen des Koh-
lenhydrat-, Fett- und Eiweißstoffwechsels. So läuft beispiels-
weise die Synthese und Veresterung von Fettsäuren unter
Mitwirkung von Biotin ab. Außerdem ist das Vitamin für die
Regenerierung des Blutes und für das Wachstum von Haut,
Nägeln und Haaren wichtig.

Außer Thiamin ist *Niacin* mitverantwortlich für das einwandfreie Funktionieren des Nervensystems. Darüber hinaus
sorgt es wie Biotin für gesunde Haut, Haare und Nägel. Wie
Thiamin beeinflußt auch Niacin den Wasserhaushalt, darüber hinaus hat Niacin einen histaminantagonistischen
Effekt, was sich in der Therapie positiv auf Ekzeme, Asth-

ma, Heuschnupfen und andere allergische Phänomene aus-
wirkt.

Pantothensäure beteiligt sich als Baustein des Koenzyms A
bei chemischen Reaktionen des Eiweiß-, Fett- und Kohlen-
hydratstoffwechsels. Das Vitamin ist an der Synthese von
Fettsäuren, Cholesterin, und Gallensäuren beteiligt, und es
wirkt intensiv bei Entgiftungsprozessen im Organismus mit.
Die Unentbehrlichkeit der Pantothensäure in der Eiweißsynthese erklärt auch die Einbuße in der Antikörperbildung
gegen Hämagglutinine bei einem Mangel an diesem B-Vit-
amin.

Aufgrund der vielen positiven Auswirkungen von Thiamin
und Co. auf unseren Organismus tun wir gut daran, vollwertiges Getreide zu essen, statt die wertvollen, Vitamin-B-rei-
chen Randschichten und Keime als Kraftfutter an das Mast-
vieh zu verschenken. Beim Verzehr von fermentativ oder
durch Keimung aufgeschlossenem, jedoch unerhitztem Getreide kommen wir in den uneingeschränkten Genuß aller
darin enthaltenen biologischen Wirkstoffe, die zur Regenerierung unseres entgleisten Stoffwechsels unentbehrlich sind.

Der normale Blutzuckerspiegel –
ein wichtiger Faktor in der Immunabwehr

Die Körperzellen brauchen rund um die Uhr Energie zur
Durchführung ihrer Aufgaben. Eine der wichtigsten Aufgaben jeder Zelle ist, sich die Fähigkeit zu erhalten, mit Bazil-
len, Viren und Antigenen fertig zu werden. Diese Aufgabe
kann die Zelle jedoch nur erfüllen, wenn der Blutzuckerge-
halt nicht unter das Niveau von 80 mg sinkt. Bei dieser Glukosekonzentration wird die Oxidation in den Zellen auf einer
solchen Stufe gehalten, die sie befähigt, sich selbst erfolg-

reich vor dem Eindringen von Krankheitserregern zu schützen.

Eine vollwertige Nahrung, die weder Zucker noch Feinmehl enthält, ist imstande, den Blutzuckerspiegel auf einem idealen Niveau zu halten. Dagegen kann eine falsche Ernährung bewirken, daß der Vorrat an Glykogen nicht ausreichend ist. Zusätzlich regen Nikotin und Koffein das adrenalsympatische System an und führen dadurch auf Kosten des in der Leber gespeicherten Glykogens eine kurzfristige Vermehrung des Glukosespiegels herbei. Starke Raucher und begeisterte Kaffeetrinker haben meist einen schlechten Appetit, weshalb sie sich in einem chronischen Zustand der Unterernährung befinden. Sie beuten ununterbrochen den Glykogenspeicher der Leber aus und versäumen es, ihn durch richtige Ernährung wieder aufzufüllen.

Vitalstoffbombe Frühstücksbrei

Noch vor etwa 100 Jahren aßen unsere Vorfahren täglich ihren Getreidebrei, der sie nicht nur sättigte und mit wertvollen biologischen Wirkstoffen versorgte, sondern auch leistungsfähig und gesund erhielt. Auch unser Frühstücksbrei stellt den Eckpfeiler einer Ernährung dar, die darauf ausgerichtet ist, einen perfekt funktionierenden Stoffwechsel aufzubauen und zu erhalten.

In Körner, Samen und Nüsse packen die Pflanzen ihre ganze Lebensenergie, um ihr Fortbestehen zu sichern. Deshalb haben Nahrungsmittel, aus denen wieder Leben entstehen kann, auch die besondere Fähigkeit, Leben zu erhalten und Störungen im Organismus zu beheben. Sie sind im höchsten Maße mit allen Vitalstoffen ausgestattet. Besonders hervorzuheben ist der Reichtum an B-Vitaminen und an ungesättigten Fettsäuren sowie der hohe Gehalt an Proteinen; bei verschiedenen Getreide- und Nußsorten klettert der Eiweißgehalt sogar bis auf 18 Prozent.

Der Frühstücksbrei ist wegen seiner harmonisch aufeinander abgestimmten Vitalstoffe aus Nüssen, Samen und aus frischem Getreide, das fermentativ oder durch Keimen aufgeschlossen wird, sowie aus basenreichen Früchten – auch Obst, das sauer schmeckt, ist basisch – von größtem physiologischen Wert und hat deshalb eine ausgezeichnete revitalisierende Wirkung auf das Immunsystem. Durch die 12stündige Einweichzeit erfährt das feine Getreideschrot bereits eine enzymatische Aufspaltung, was den Brei besonders bekömmlich macht, denn die Abbautätigkeit der Enzyme, die sogenannte Fermentation, bedeutet eine gehörige Vorarbeit für unser Verdauungssystem. Eine ausgezeichnete Variante ist der Brei aus Getreidekeimen. Keimlinge sind eine weitere Kraftquelle für den geschwächten Organismus. Durch den Keimvorgang erhöht sich im Getreide der Prozentsatz der Vitamine B_1 auf das 4fache, B_2 und B_6 auf das 5fache, A auf das 2,3fache und E und C auf mehr als das 6fache. Vitamin B_{12} bildet sich neu und vermehrt sich stark. Außerdem sind Keimlinge besonders reich an ungesättigten Fettsäuren. Die von Frischkostgegnern oft zitierte Unverträglichkeit tritt nur dann auf, wenn Zucker zugesetzt wird, oder wenn man immer noch fortgesetzt dem Verzehr raffinierter Kohlenhydrate frönt, welche dem Erhalt einer gesunden Darmflora abträglich sind. Manche Menschen vertragen auch die Zubereitung mit Joghurt, Sauerrahm oder Dickmilch nicht. Doch das Meiden von Tiereiweiß ist ohnehin vorerst notwendig, um das Immunsystem zu entlasten.

Auch für die Anti-Pilz-Ernährung sind unerhitzte Vollgetreide sehr wichtig, weil sie reichlich B-Vitamine und Kohlenhydrate enthalten, die die geistige und körperliche Leistungsfähigkeit steigern, sowie eine Fülle an Faserstoffen, die wie eine Barriere die Pilze vom Futtertrog fernhalten. Die Pilze, die den Darm bevölkern, haben bei der Verdauung das Nachsehen, weil die Kohlenhydrate mit den Schalen- und Fasersubstanzen des Korns fest verbunden sind und so den oft verpilzten Dünndarm schnell passieren. Die Faserstoffe der Getreide fördern außerdem die natürliche Besiedelung des Darms mit Mikroben, die bei der Verdauung und bei der Abwehr von Pilzen nützlich sind. Im Magen-Darm-Trakt entwickelt das Getreide Schleim- und Quellstoffe, die die unliebsamen Stoffwechselprodukte der Darmpilze binden und eilends aus dem Körper expedieren. Ernährungsexperten gehen davon aus, daß die rauhen Schalenpartikel des Getreides wie eine Bürste den Pilzrasen auf der Darmwand bearbeiten und auf diese Weise einen Großteil gewissermaßen auf mechanischem Wege entfernen. Da das Getreideschrot auch zu ausgiebiger Kautätigkeit anregt, wird vermehrter Speichelfluß produziert, der die Pilze mit dem Nahrungsbrei aus der Mundhöhle befördert.

Mykosepatienten wird stets empfohlen, Früchte zu meiden, da den Pilzen sonst zu viele Kohlenhydrate (Zuckerstoffe) angeboten würden. Doch was für das Getreide gilt, hat für Früchte die gleiche Bedeutung. Auch hier stehen die Kohlenhydrate = Zuckerstoffe den Pilzen nicht frei zur Verfügung, wie solche aus Süßigkeiten und Feinmehlprodukten. Früchte sind ebenfalls reichlich mit Faserstoffen »bewaffnet«, die die Kohlenhydrate binden und sie wie durch einen Schild gegen die Pilze abschirmen (siehe Kapitel »Faserstoffe«). Sollte Ihr

Arzt auf striktem Früchteverbot bestehen, so halten Sie sich daran und genießen Sie etwa drei Wochen lang das spezielle Getreide-Nuß-Müsli zum Frühstück.

Wenn Sie bereits 3- bis 4wöchiges Heilfasten hinter sich haben, steht dem Früchteverzehr im Rahmen der vitalstoffreichen Vollwertkost (strenges Meiden aller raffinierten Kohlenhydrate; auch auf Honig sollten Sie noch eine Weile verzichten) ohnehin nichts im Wege.

Das gleiche gilt für Patienten, die bei gleichzeitiger Vollwerternährung orale Eigenharntherapie praktizieren. Beraten Sie sich im Zweifelsfall mit einem in punkto Eigenharn kundigen Therapeuten, oder wenden Sie sich an eine Selbsthilfegruppe (Adressen im Anhang).

Frühstücksbrei kontra Verdauungsprobleme

Die Schleim- und Quellstoffe, die das frische Getreide im Magen-Darm-Bereich entwickelt, binden nicht nur die Stoffwechselprodukte der Pilze, sie neutralisieren überschüssige Magensäure und wirken regulierend und beruhigend bei gestörter Verdauungssafttätigkeit. Für Menschen, die darunter leiden, ist besonders aufgeschlossener Hafer, das heißt geschrotet und eingeweicht oder gekeimt, mit seinem außerordentlichen Quell- und Schleimbildungsvermögen von Vorteil.

Mit Hilfe der B-Vitamine, speziell des Thiamins, werden unter Mitwirkung des Enzyms Karboanhydrase Verdauungssäfte produziert, und die Bildung von Amylasen, stärkeaufspaltenden Enzymen, wird gefördert. Was den Gehalt an Thiamin angeht, so steht auch hier der Hafer absolut an der Spitze. Menschen, die glauben, ihre Getreidebreie wegen mangelhafter Verdauungssaftproduktion kochen zu müssen, vernichten beziehungsweise reduzieren paradoxerweise genau die Vitalstoffe, mit deren Hilfe sie ihr Leiden heilen könnten.

Wer möchte, kann den Frühstücksbrei vor dem Verzehr auch anwärmen, doch vermeiden Sie das Erhitzen über 40°C. Die wertvollen Enzyme werden bereits bei 43°C abgetötet, und die hitzelabilen B-Vitamine erleiden einen Verlust von über 50 Prozent. Unerhitztes Getreide hat den höchsten Gehalt an B-Vitaminen; kein anderes Lebensmittel kann auch nur annähernd konkurrieren. Daher ist es von größter Bedeutung für die Revitalisierung der Stoffwechsellage sowie für die Regenerierung der Verdauungstätigkeit. Selbst Menschen, die zwar gekochte Breie essen, aber aufgrund ihrer jetzigen Verfassung das frische Getreide noch nicht vertragen, können in den Genuß aller wertvollen Vitalstoffe des Frühstücksbreis kommen, indem sie so vorgehen, wie im Kapitel »Was tun bei Darmproblemen« beschrieben.

Eine weitere Möglichkeit, um Ihrem strapazierten Stoffwechsel mittels der kostbaren biologischen Wirkstoffe möglichst schnell auf die Beine zu helfen, wäre, Ihrem gewohnten Brei kaffeelöffelweise und in Abständen von einigen Tagen Schritt für Schritt vermehrt frisches, aufgeschlossenes Getreide – anfangs am besten Hafer – beizumischen, bis sich Ihr Brei innerhalb von 3 bis 4 Wochen in die Vitalstoffbombe Frühstücksbrei verwandelt hat. Dabei müssen selbstverständlich, wie im obengenannten Kapitel beschrieben, jegliche raffinierten Kohlenhydrate vom Speiseplan gestrichen werden. Verzichten Sie während der ersten 4 Wochen auch auf Honig und Trockenobst und süßen Sie nur mit frischen Früchten. Eine mit etwas Sahne oder Sesamöl verquirlte reife Banane verleiht dem Brei eine erstaunliche Süße (Rezept im »Kochbuch …«).

Bei regelmäßigem Genuß des Frühstücksbreis setzen die guten Wirkungen sehr bald ein:

Lange anhaltendes Sättigungsgefühl ist als erstes zu erwähnen; es hält bis zu fünf Stunden lang vor, ohne den Magen zu belasten. Trotz langer Pause zwischen Frühstück und Mittagessen wird man nie nervös überhungert sein.

Stuhlverstopfung mit all ihren gesundheitsschädlichen Folgen der Selbstvergiftung verschwindet rasch, und bei ständigem Verzehr setzt eine geregelte Darmtätigkeit ein, die frappierendste und immer wieder bestätigte Feststellung, auch bei Menschen mit sitzender Lebensweise.

Müdigkeitserscheinungen, die meist die Folge der Autointoxikation sind, verschwinden sehr schnell, ebenso Erschöpfungszustände.

Steigerung der geistigen und körperlichen Leistungsfähigkeit bei allen, bei Kindern ebenso wie bei Personen höheren Alters.

Wiedergewinnung von Spannkraft und Frische. Die innere Ordnung, in die der Organismus gelangt, macht sich durch seelische Ausgeglichenheit und allgemeines Wohlbefinden bemerkbar.

Heiterkeit und Zufriedenheit lassen das Verlangen nach Genußmitteln verschwinden.

Die Konzentrationskraft nimmt in großem Maße zu, was besonders bei Geistesarbeitern, Studierenden und lernenden Kindern die Leistungen steigern kann.

Übermäßige Anstrengungen, wie sie von Schwerarbeitern, Sportlern, Kraftfahrern verlangt werden, können leichter bewältigt werden.

Blutbildung wird gefördert. Durch Vermehrung des Unterhautzellgewebes stellt sich eine Straffheit und verbesserte

Durchblutung der Haut ein. Der Teint wird glatt und rosig und frei von Ausschlägen. Ekzeme, Flechten und Furunkel heilen.

Das Haar wird voll und duftig, und es gibt sogar Fälle, wo es nach dem Ergrauen wieder in der ursprünglichen Farbe nachwächst.

Die Nägel werden glänzend, Wachstumsstörungen und Brüchigkeit werden behoben.

Gesunde Schwangerschaft, gesunde Zahn- und Knochenanlage des Embryos.

Milchbildung bei stillenden Müttern wird gefördert, und da die Wirkstoffe auf den Säugling übergehen, wird auch dieser in der entscheidendsten Phase seines Lebens seinen gesundheitlichen Vorteil haben.

Regeneration der Gewebe. Schnellere Heilung bei Knochenbrüchen, Verletzungen und Operationswunden.

Alle Zivilisations- und Abnutzungskrankheiten werden weitgehend verhütet und ihre Heilung günstig beeinflußt: Stoffwechselkrankheiten, Herz- und Kreislaufschäden, Magen-, Darm-, Gallen- und Leberbeschwerden, rheumatische Krankheiten, Drüsenstörungen, besonders Schilddrüsenerkrankungen, Nervosität, Störungen des Blutdrucks.

(Aus: »Die Ordnung unserer Nahrung« von Prof. Dr. Kollath)

Keine Angst vor Verpilzung und Verkeimung

Mit Pilzen und Keimen in unserer Wohnung sind wir ständig konfrontiert; sie gehören zum Leben. Nun warnen aber die Gegner von Frischgetreide davor, daß sich Keime und Pilze während der Einweich- oder Keimzeit auf dem feuchten Getreide zu stark vermehrten und hierdurch dem Organismus Schaden zufügen könnten.

In geschrotetem Getreide wird der Vorgang der Fermentierung (Gärung) sofort ausgelöst, sobald es mit Wasser in Berührung kommt, da die im Getreide enthaltenen Enzyme umgehend mit der Abbautätigkeit beginnen. In der etwa 5- bis 12stündigen Einweichzeit werden die geschroteten Körner also in gewisser Weise für uns »vorverdaut«. Durch dieses Verfahren ist Getreide besonders bekömmlich, sogar für Menschen, die auf die eine oder andere Getreidesorte allergisch reagieren.

Das Keimen des unbeschädigten Getreidekorns wird durch beständiges Feuchthalten angeregt; ebenfalls unter Mitwirkung von Enzymen. Bis sich der Keim entwickelt und die Länge des Korns erreicht hat, vergehen je nach Getreidesorte 3 bis 4 Tage. Bei diesem Prozeß vervielfachen sich die enthaltenen Vitamine, und Vitamin B_{12} entwickelt sich neu.

Beide Methoden ergeben Breie, die reich an Vitalstoffen sind: an Mineralien, Spurenelementen, Faserstoffen, Vitaminen und Enzymen, mit anderen Worten, Gerichte von hohem heilenden und energetischen Wert. Erhitzt man nun die eingeweichten oder gekeimten Körner aus Angst vor schädlichem Keim- und Pilzbefall, so geht ein großer Teil wertgebender Stoffe verloren. Enzyme werden vernichtet und von den B-Vitaminen verbleiben nur etwa 50 Prozent. Es ist richtig, daß sich eventuell im Raum vorhandene Keime und Pilze niederlassen und sich während der Einweich- oder Keimzeit vermehren können, doch hier ist Nutzen gegen Schaden abzuwägen. Gerade der Vitalstoffreichtum des unerhitzten Getreides verhilft zum Regenerieren des gestörten Stoffwechsels und des geschwächten Immunsystems, wodurch der Organismus die Fähigkeit zurückgewinnt, Keime und Pilze wieder entsprechend in ihre Schranken zu verweisen.

Ist Ihnen schon einmal der Gedanke gekommen, daß sich auf Ihrer Zahnbürste, wenn sie tagsüber oder nachts unbenutzt und feucht herumsteht, die gleichen Keime und Pilze vermehren, vor denen die Gegner des rohen Getreides warnen? Sie gedeihen vor allem an der »Wurzel« der Borsten, wo sich winzige, unsichtbare Partikel von Speiseresten ablagern. Ebenso lagern sich auf Ihrem Brot und sonstigen Lebensmitteln in der Küche Keime und Pilze an, die unbemerkt und ohne Schaden anzurichten mitgegessen werden. Lohnt es sich da, gerade bei vitalstoffgeladenen, frischen Getreidegerichten überängstlich zu reagieren?

Vor 50 Jahren, als die Körner noch ungereinigt und mit Grannen behaftet in den Handel kamen oder beim Bauern gekauft wurden, traten gelegentlich Pilzerkrankungen auf. Die spitzen Grannen der Spelzen konnten sich beim Kauen in das Zahnfleisch bohren und es kam zur Strahlenpilzkrankheit, *Aktinomykose* genannt. Zuerst suchte man die Ursache der Erkrankung im Pilzbefall der Grannen. Die Untersuchungen des Mikrobiologen Dr. F. A. Lentze aus Wien ergaben jedoch, daß die am Korn lebenden Pilze harmlos sind. Auf der Mundschleimhaut eines jeden Menschen befinden sich dagegen Saprophyten, die erst dann pathogen wirken, wenn sie durch die scharfen Grannen beim Kauen tiefer in das Zahnfleisch gestoßen werden. In dem Entzündungsherd, der sich alsbald bildet, können sich die Saprophyten unter Sauerstoffarmut gut vermehren, in das Gewebe eindringen und krank machen. Heute erhalten wir in Fachgeschäften jedoch so gut gereinigtes und verlesenes Getreide, daß eine Pilzerkrankung nicht zu befürchten ist.

Wildgräser verschiedenster Art, die bis in die hohen Lagen der Berge gediehen, trugen seit Urzeiten mit ihren Samen zur Ernährung des Menschen bei. Es gibt einen Nomadenstamm in Afrika, die Tuaregs, die für ihren täglichen Bedarf noch heute Gräsersamen aller Art sammeln.

Als der Mensch vor etwa 10 000 Jahren die Fähigkeit entwickelte, Ackerboden anzulegen und zu bearbeiten, gelang es ihm, langsam, aber stetig aus Gräsern Getreide zu kultivieren. Durch Artbastardierung und später auch durch Züchtung entstanden laufend neue Sorten. Schnell wurde das Getreide in wachsender Qualität und Quantität kultiviert. Als es in ausreichender Menge vorhanden war, nahm es aufgrund seiner stark sättigenden und stärkenden Wirkung in der Ernährung des Menschen eine zentrale Stellung ein. Menschliche Hochkulturen, zum Beispiel in China, Indien, Ägypten und Südamerika, haben sich auf einer Ernährungsgrundlage von Getreide entwickelt.

Eine der ältesten Getreidearten der Welt ist das *Amaranth*, ein Pseudogetreide. Diese winzigen Körner stellten den Hauptanteil in der Nahrung der *Inkas* und *Azteken* dar. Aufgrund des Untergangs dieser Kulturen durch die spanischen Eroberer geriet dieses wertvolle Nahrungsmittel völlig in Vergessenheit. Erst heute erinnert man sich wieder an seine ernährungsphysiologische Bedeutung. Amaranth wird in Suppen- oder Gemüsegerichten verwendet, in Pfannkuchen, Tortillas, Chapaties und als Frühstückskörner.

In *Südindien* verlieh man Amaranth so wohlklingende Namen wie Rajgira (King seed), Ramadana (seed sent by God) und Keerai. Unter Hitzeeinwirkung wird das Getreide zum

Platzen gebracht, zerrieben und zu einem Konfekt verarbeitet, das die Inder Laddos nennen.

Für *die alten Ägypter* war Getreide das wichtigste Nahrungsmittel. Sie verarbeiteten es zu Fladenbroten und Breien. Man fand bei Ausgrabungen in Merimde, das am westlichen Nilarm lag, in einem Grab *Weizen*, der aus der Zeit um 4000 v. Chr. stammt. In Echnatons Sonnenreligion wurde der *Weizen* als Bindeglied zwischen Sonne und Mensch verehrt, denn kein anderes Getreide ist befähigt, so viel Sonne und Licht zu speichern.

Um Bier, das Nationalgetränk der Ägypter, herzustellen, vermengte man gemahlene *Gerste* mit Wasser zu einem festen Teig. Dieser wurde kurz angebacken, dann in Wasser gelegt und der Gärung überlassen. Das so erzeugte Getränk soll im Geschmack dem Wein geähnelt haben.

Beim *griechischen* und *römischen Militär* erhielt jeder Legionär als Hauptnahrung täglich 750 Gramm *Weizen*. Die Soldaten mahlten den Tagesbedarf mit einer Handmühle, die jede Kohorte mit sich führte. Ein Drittel des gemahlenen Weizens aßen die Männer in Form von Breien und zwei Drittel wurden zu Fladenbrot verbacken, die als Marschverpflegung mitgeführt wurden. Wurde aus Mangel an Getreide Fleisch angeboten, waren die Soldaten unzufrieden, denn sie betrachteten Fleischkost als Hungernahrung.

Der Römer Plinius empfahl seinen dekadenten, sich in ihrem Wohlstand sonnenden Landsleuten *Gerstenbrei* und Kohl zur gesunden Ernährung, statt ihre Bäuche mit Fasanen und Perlhühnern zu füllen.

Der griechische Arzt Diokles von Karystos schrieb um 400 v. Chr.: »Wem an seiner Gesundheit liegt, der esse morgens einen Brei aus Gerstenschrot!« Zwischen Steinen grob geschrotete *Gerste* wurde mit Wasser zu einem Brei verrührt und als Fladen in der Sonne getrocknet. Den Tagesbedarf brach man ab, zerkleinerte den Brocken und verrührte ihn mit Wasser. Diokles von Karystos propagierte so *den ersten Frühstücksbrei!* Die Verehrung, die die alten Griechen der Gerste zollten, geht aus ihren Heldensagen hervor. In der Ilias, dem großen Epos Homers, wird dieses Getreide sogar als heilig gepriesen. Hippokrates von Kos, der Vater der Medizin, pries den Brei aus Gerstenschrot als die Grundlage der Ernährung.

Wie Plinius berichtet, bestand die Hauptnahrung *der alten Germanen* aus Hafergrütze. Den entspelzten Hafer stampfte man zu Schrot und gab ihn zu gegartem Gemüse.

Im alten *Schottland* gab es ebenfalls ein Gericht aus Hafer, das man »Crowdie« nannte. Der geschrotete Hafer wurde mit heißem Wasser übergossen. Nach dem Aufquellen gab man zerlassene Butter oder Milch über den Brei.

Bei den *Goralen*, einem kleinen Volksstamm in den Karpaten, zerstampfte man entspelzten Hafer, mahlte ihn in Handmühlen und verrührte das gesiebte Mehl mit Wasser. Der Brei wurde als Frühstücksbrei gegessen.

In *Tibet* wird seit Menschengedenken Grünkern im Topf geröstet, in der Handmühle gemahlen und mit heißem Tee und zerlassener Butter übergossen. Tzam-Pa nennt es der Tibeter.

Die Beduinen vermengen Weizenmehl, Wasser und Salz zu einem dicken Teig und formen mehrere Fladen. Diese legen sie auf aus dem Feuer geholte Glut. Sobald die Oberfläche angebacken ist, werden die Fladen gewendet und in einer Sandhöhle unter der Glut gegart. Die Familie ißt sie mit Butter zur Suppe.

Der Ernährungswissenschaftler Dr. William Hood von der Universität Oklahoma beschreibt die *Tarahumara-Indios,* ein Naturvolk in NW-Mexiko, als besonders leistungsfähig und ausdauernd. Die Menschen ernähren sich vorwiegend von Mais und Bohnen. Sie garen die Zutaten zusammen mit scharfen Gewürzen in einem Kessel über offenem Feuer. Nach Aussage von Wissenschaftlern des Max-Planck-Instituts für Ernährungsphysiologie ergibt die Kombination von 55 Prozent Mais- und 45 Prozent Bohnenprotein eine Wertigkeit, die der bisher am höchsten bewerteten Einzeleiweißart, der des Ei-Proteins, in nichts nachsteht.

Die Hirse ist das bevorzugte Getreide der *afrikanischen Naturvölker,* da es sich durch hohe Dürrefestigkeit auszeichnet. Aus den kleinen Körnchen wird außer Fladen und Breien ein bierartiges Getränk hergestellt, das man Braja nennt.

In *Indien* wird seit 3000 Jahren Reis gezüchtet. Die Pflanze wird im Hinduismus als heilig verehrt und im Sanskrit »Erhalter der Menschheit« genannt. In der Landwirtschaft *Chinas* und *Japans* ist der Reisanbau von vorrangiger Bedeutung. Reis besitzt keine Backfähigkeit, deshalb ißt man ihn nur in gekochter Form. Außerdem gewinnt man aus dem weißen Getreide den beliebten Reiswein.

Die Entdeckung der *Gärbrote* im Neuen Reich, der 245 Jahre währenden glanzvollsten Epoche *Ägyptens* (1551–1306 v. Chr.), ist sicherlich einem glücklichen Zufall zu verdanken. Vielleicht hatte eine ägyptische Dienerin beim Geplauder mit dem übrigen Gesinde ihren fertigen Teig vergessen. Zufällig vorhandene Hefen brachten ihn schließlich zur Gärung. Als die Familie ungeduldig ihr Brot verlangte, hatte sie den Teig trotzdem gebacken und – o Wunder! – das Brot schmeckte ausgezeichnet. Auf diese Weise könnte das erste bakteriologische Verfahren einer kleinen ägyptischen Dienerin zu verdanken sein.

Im Neuen Reich entwickelte sich auch das *Bäckerei- und Müllereigewerbe*, als einfallsreiche Menschen halbrunde Backöfen mit trockener Heißluft erfanden. Das Gewerbe dehnte sich von Ägypten über Kreta bis nach Rom aus. Eurysace, einer der ersten Brotfabrikbesitzer, ließ sich in Rom, in der Nähe der Porta Maggiore, ein Denkmal setzen. Auf dem Relief seines berühmten Grabes wird die Brotgewinnung vom Acker bis zum Verkauf geschildert.

Im Brötchenbacken waren die *Österreicher* den Römern zeitlich weit voraus. Schon in der Stein-Kupfer-Zeit backten die Menschen *Brötchen*, wie Funde in Oberösterreich belegten. Das österreichische Bäckergewerbe hat also eine beachtliche Tradition.

Leider gerät bei vielen Völkern der Erde die lange Tradition der Getreidezubereitung mehr und mehr in Vergessenheit. Im gleichen Maß, wie Fabriknahrungsmittel die Oberhand über Naturprodukte gewannen, nahmen auch die ernährungsbedingten Zivilisationskrankheiten – darunter Allergien und Mykosen – zu.

Säurebildendes Getreide – Dichtung und Wahrheit

Lassen Sie sich nicht beirren, wenn Sie Gerüchte hören, Getreide sei säurebildend. Getreide ist zwar schwach säurebildend, kann aber vom Organismus aufgrund seiner begleitenden Vitalstoffe ohne Probleme abgebaut werden. Mittels der sich im Verdauungstrakt bildenden Quell- und Schleimstoffe ist es sogar in der Lage, regulierend auf gestörte Verdauungssaftproduktion einzuwirken. Die Getreidegegner sind die größten Liebhaber von tierischen Erzeugnissen sowie von Zucker- und Weißmehlprodukten. Gerade bei dieser Nahrung hätten sie begründeten Anlaß, sich um Säurebildung Sorgen zu machen, denn bei diesen Produkten kann die Säure wegen der fehlenden basischen Begleitstoffe nur neutralisiert werden, wenn der Organismus alkalische Mineralien zu Verfügung stellt, die aus dem Mineralstoffreservoir, dem Skelett, gelöst werden.

Wirkt Getreide allergen?

Die Behauptung der Getreidegegner, Getreide wirke deshalb allergen, da es erst seit einigen tausend Jahren auf der Erde wächst und der Mensch es deshalb noch nicht adaptieren konnte, ist unlogisch und leicht widerlegbar, denn Getreide hat sich ganz eindeutig parallel zum Menschen entwickelt. Die Urmenschen sammelten alles Eßbare, das auf Büschen, Bäumen und auf der Erde wuchs: Nüsse, Beeren, Früchte, Wurzeln, Kräuter, Samen – und natürlich auch Grassamen. Die verschiedenen Grassamen brachten im Laufe der Zeit durch Zufallskreuzungen mannigfaltige Getreidesorten hervor. Einige Getreidearten entstanden aus Stammformen, andere aus Artbastardierung, wie beispielsweise der Weizen. Er hat zwei Vorfahrenlinien: einen Weizen der Emmerreihe und ein Wildgras aus der Gattung Aegilops.

Der Getreideforscher Bücher bezeichnet den Saatweizen als die erblich entwicklungsfähigste Kulturpflanze. Doch gerade dem Weizen wird nachgesagt, er sei rein durch Züchtung entstanden und wirke daher allergen. Selbstverständlich ist der Weizen im Laufe seiner Weiterentwicklung, wie andere Getreidesorten auch, veredelt worden, und man hat ihn mit anderen Weizensorten gekreuzt. Das ist kein Grund für Allergenität. Überlegen Sie einmal, welches Lebensmittel Sie wohl heute noch in seinem Urzustand essen können. Etwa den Apfel, den sie eben mit Appetit verspeisen? Nein, nichts, aber auch gar nichts wächst heute noch in seinem ursprünglichen Zustand.

Falls ein Test ergab, daß Sie auf Weizenmehl allergisch reagieren, so geben Sie schleunigst Kuchen, Plätzchen, Pizzas, Brötchen, weiße Nudeln, Brote aus Auszugsmehl und ähnliches auf, denn all dies sind denaturierte, tote Nahrungsmittel; es lohnt sich nicht, ihnen nachzutrauern. Strikte Vollwertköstler bekommen auf Produkte aus Vollkornweizen keine Allergien. Überängstliche können jedoch auf andere Vollgetreide ausweichen und es zu einem späteren Zeitpunkt mit Weizen versuchen.

Meiden Sie so lange Getreidearten, auf die Sie momentan empfindlich reagieren, bis sich Ihr Organismus auf die natürliche Ernährung eingestellt und sich Ihr Stoffwechsel normalisiert hat. Nach wenigen Monaten können Sie auch Getreidesorten vertragen, gegen die Sie Ihr Leben lang allergisch zu sein glaubten.

Bei Sprue oder Zöliakie sind selbstverständlich Weizen, Roggen, Gerste und Hafer vorerst zu meiden, bis sich der Darm durch die heilende Ernährung wieder völlig regeneriert hat. Das kann, je nachdem wie lange die Krankheit schon besteht, bis zu einem Jahr dauern.

Welche Auswirkungen hat Phytinsäure auf unseren Organismus?

Getreide enthält Phytinsäure, einen »hausgemachten« Abwehrstoff gegen die Freßfeinde der Pflanze. Alle Pflanzen verfügen über spezifische Abwehrstoffe; man nennt sie Phytochemikalien oder sekundäre Pflanzenstoffe. Der Phytinsäure, die eine ringförmige Phosphorverbindung darstellt, werden nun eine ganze Reihe negativer Auswirkungen zugesprochen: Sie binde Kalzium und andere Mineralstoffe, sie hemme die Eiweißverdauung und ähnliches mehr. Phytochemikalien haben jedoch für den Organismus des Menschen ungeahnte, positive Auswirkungen. Gerade der verteufelten Phytinsäure wird von Ernährungswissenschaftlern an der Bundesforschungsanstalt für Ernährungsphysiologie in Karlsruhe krebshemmende Wirkung zugesprochen. Bei allen

Bedenken haben die Wissenschaftler nachgewiesen, daß die Phytochemikalien sowohl große Hitzeeinwirkung als auch Gärungsprozesse überstehen können.

Phytinsäure ist außer in den gebräuchlichen Getreidesorten, die zum Backen verwendet werden, auch in Amaranth, Buchweizen, Hirse und Quinoa zu finden, sowie in Hülsenfrüchten und Ölsaaten. Kritiker der vitalstoffreichen Vollwertkost, vor allem der frischen Getreidegerichte, behaupten, daß Phytin vom Menschen nicht abgebaut werden könne und Mineralien an sich binde.

Alle Mineralstoffe, die der Mensch für einen gut funktionierenden Stoffwechsel braucht, kommen in den Lebensmitteln frei vor, also nicht an Phytin gebunden. So fällt der geringe Anteil, der an Phytin gebunden ist, nicht ins Gewicht. Liebenswürdigerweise stellt uns die Natur alle zum Abbau der Nahrung notwendigen Enzyme zur Verfügung: für die Maltose die Maltase, für die Zellulose die Zellulase, für die Saccharose die Saccharase – und für das Phytin die Phytase.

Bisher stürzte man sich bei der chemisch-analytischen Betrachtungsweise auf das Phytin, als sei es der einzige Parameter, von dem das Stoffwechselgeschehen beim Getreideverzehr abhängt. Hier wurde ein aus dem Zusammenhang gerissener Laborbefund auf die menschlichen Stoffwechselvorgänge übertragen. Eine derartig einseitige Betrachtungsweise führte sogar bei manchen Ernährungsexperten zu der grotesken Empfehlung, Produkte aus Auszugsmehl zu essen, da diese phytinfrei seien. Auszugsmehle und andere isolierte Nahrungsmittel, wie der Zucker, sind jedoch aller Vitalstoffe beraubt und stellen daher laut Forschungsergebnissen renommierter Wissenschaftler die Verursacher der ernährungsbedingten Zivilisationskrankheiten dar.

Welch ein Wunder, daß es uns heute noch gibt, wo doch für

unsere Vorfahren seit alters her das Vollgetreide als Grundnahrungsmittel diente!

Phytinlose Feinmehlprodukte –
Feinde der Mineralstoffversorgung

Die besagten Kritiker, die Bedenken bezüglich der Mineral-
stoffversorgung durch den Verzehr von Vollgetreide haben,
machen sich anscheinend keine Sorgen über die Mineral-
stoffverluste, die dem Organismus durch den Konsum von
Auszugsmehlprodukten (Feinmehlbrot, Kuchen, Brötchen,
Nudeln und vieles andere) zugemutet werden. Raffinierte
Kohlenhydrate (= Auszugsmehle und Fabrikzucker) wirken
im Organismus als »Säurelocker«, denn sie sind aus dem
ganzheitlichen Lebensmittel isolierte Stoffe, die nicht mehr
die biologischen Wirkstoffe enthalten, die zum perfekten
Verstoffwechseln unerläßlich sind. So entsteht beispielsweise
nach dem Verzehr von einem Stück Konditorkuchen kurzfri-
stig eine Blutazidose (siehe auch »Übersäuerung leistet Allergien und Mykosen Vorschub«). Um die Säure binden und
neutralisieren zu können, muß der Organismus alkalische
Substanzen zur Verfügung stellen. Wichtige Mineralsalze,
vor allem Kalzium, werden nun als Folge aus dem Mineralstoffreservoir, dem Skelett, ausgelaugt und gelangen in das
Blut.
Die Stabilisierung des pH-Werts in unserem Körper kommt
durch einen regulierenden Mechanismus zustande. Rezeptoren im Hirnstamm unterrichten durch Nervensignale die
Kommandozentrale des Hypothalamus (Gehirndrüse) über
den Blutchemismus. Nun gelangen Reize über das vegetative
Nervensystem zur Nebenschilddrüse. Diese wird angeregt,
das Parathormon auszuschütten, das den Abbau von Kalzium

aus den Knochen mobilisiert. – Wen wundert's, wenn begeisterte Anhänger von Weißmehlprodukten in ihren späteren Jahren Probleme mit ihren Knochen bekommen! Daher ist es sicher vernünftiger zum Getreide unserer Vorfahren, dem vitalstoffreichen Vollgetreide, zurückzukehren, denn seine biologischen Wirkstoffe kommen nicht nur unserer Gesundheit zugute, sondern auch unserem Gemüt.

Vitalstoffe als Stimmungsmacher

Allergien und Mykosen äußern sich sehr oft in Depressionen, Lustlosigkeit und Antriebslosigkeit. Diesen seelischen Tiefs können wir effektiv entgegenwirken, denn der hohe Gehalt an Vitalstoffen in vollwertiger Kost ist nicht nur in der Lage, Ihren entgleisten Stoffwechsel zu revitalisieren, er steigert darüber hinaus Ihr Wohlbefinden und wirkt sich äußerst positiv auf Ihr Gefühlsleben aus.

Zum richtigen Verständnis über die entsprechenden Abläufe in unserem Organismus ist zunächst eine kleine Einführung in die Gehirnchemie notwendig.

Neuronen – Sende- und Empfangsstationen

Zu jedem Zeitpunkt senden und empfangen die Neuronen (Nervenzellen) unseres Gehirns Tausende von Signalen. Die Überlegenheit des menschlichen Gehirns ist nicht nur von der Anzahl der Nervenzellen abhängig, sondern auch von deren Vernetzung untereinander. Sogenannte Synapsen sind die Verbindungsstellen, die Umschaltstellen der Erregungsübertragung von einem Neuron zum anderen. Auf einer Nervenzelle befinden sich ein- bis zehntausend Synapsen. Die

Vermittlung von Reizen erfolgt vom Hypothalamus aus, einer Gehirndrüse, die die Funktion einer Kommandozentrale hat. Die Signale werden durch Botenstoffe, sogenannte Neurotransmitter, an die eng in Verbindung stehenden vegetativen Zentren geleitet. Eines dieser Zentren ist zum Beispiel das jedermann bekannte Sonnengeflecht, der Solarplexus (Plexus solaris), der in der Nabelgegend liegt.

Die Neurotransmitter, unter denen vor allem Serotonin, Noradrenalin und Dopamin für unser Gefühlsleben verantwortlich sind, entstehen aus Vitalstoffen, die nur vollwertige Nahrung ausreichend zur Verfügung stellen kann. Einige dieser Wirkstoffe, wie die Aminosäuren Phenylalanin und Tyrosin, entfalten, so haben amerikanische Biochemiker herausgefunden, bereits in ihrer Grundform als Eiweißbausteine ihre positive Wirkung auf unser Gefühlsleben.

Die Gute-Laune-Produzenten

Serotonin wird aus der Aminosäure Tryptophan gebildet. Essen wir beispielsweise kohlenhydratreiche Vollkornprodukte wie Frühstücksbrei, Vollkornbrot, Vollwertgebäck oder süße Früchte, die viele Kohlenhydrate enthalten, so wird die Bauchspeicheldrüse über das bekannte Signalsystem veranlaßt, das Hormon Insulin auszuschütten. Das Insulin sorgt dafür, daß dem Gehirn vermehrt Tryptophan zur Verfügung steht. Aus dem reichhaltigen Angebot dieser Aminosäure wird nun Serotonin gebildet: die Stimmungslage hebt sich. Essen wir dagegen hocheiweißhaltige Produkte, wie Fleisch, Fisch, Käse und Eier, die zwar sehr viele Aminosäuren, aber keine Kohlenhydrate enthalten, fehlt das Signal zur Insulinausschüttung, und es kann weniger Tryptophan verwertet werden, was eine geringere Serotoninbildung zur Folge hat: die Stimmungslage sinkt ab.

- Kohlenhydratreiche Lebensmittel wie Vollgetreide, Naturreis und Früchte kurbeln die Serotoninproduktion an.

Phenylalanin: Unser Organismus braucht zum Aufbau von körpereigenem Eiweiß 20 Aminosäuren, worunter dem Phenylalanin außerordentliche Bedeutung für unser Gefühlsleben zukommt. Man kann diese Aminosäure mit Fug und Recht als die psychoaktivste unter ihren Schwestern bezeichnen.

- In frischem Gemüse, in Vollgetreide und Naturreis ist dieser Eiweißbaustein reichlich enthalten; wir können uns daran glücklich essen.

Tyrosin: Nehmen wir durch die Nahrung ausreichend Phenylalanin zu uns, so kann der Körper daraus eine weitere stimulierende Aminosäure herstellen, den Fröhlichmacher Tyrosin. Phenylalanin und Tyrosin sind ausgesprochene Stimulanzien für die Seele. Sie vertreiben Depressionen und verhelfen uns zu innerer Ausgeglichenheit und vermehrter Lebensfreude. Wenn wir täglich eine genügende Menge des Glücksproduzenten Phenylalanin aufnehmen, so können wir alle Streßsituationen wesentlich besser handhaben.

- Der Verzehr von Vollgetreide, Naturreis und Gemüse bringt die Tyrosinproduktion in Gang.

Dopamin: Aus der Aminosäure Tyrosin werden durch verschiedene chemische Prozesse in unserem Organismus die Botenstoffe Dopamin und Noradrenalin hergestellt. Dopamin steuert ebenfalls emotionale Reaktionen und vermittelt Heiterkeit und Gleichmut.

– Damit Phenylalanin als Startersubstanz zur Synthese von Tyrosin und Dopamin dienen kann, ist ausreichender Verzehr von Frischgemüse und Vollgetreide notwendig.

Noradrenalin: Mit Hilfe dieses Botenstoffes kommunizieren alle Nervenzellen untereinander, deshalb wird Freude oft als Gesamtkörperereignis empfunden. Noradrenalin fungiert ebenfalls als Startersubstanz. Es regt die eng mit dem Hypothalamus verbundene Hypophyse und das Nervensystem zur Ausschüttung des Euphorie-Peptids *Beta-Endorphin* an. Da dieses körpereigene Opiat jedoch sehr kurzlebig ist, hängt es von der Noradrenalinproduktion ab, wie lange uns der Fröhlichmacher zur Verfügung steht. Damit Nebennierenmark und Nervengewebe genügend Noradrenalin herstellen können, ist die Mithilfe entsprechender biologischer Wirkstoffe, vor allem von Vitamin C und Vitamin B_1, notwendig.

– Vitamin C findet sich reichlich in Früchten und Gemüse, während Vitamin B_1, das Thiamin, vornehmlich im Vollgetreide enthalten ist.

Aneurin, der Vitalstoff für gute Nerven

Vitamin B_1, das Thiamin, wird auch mit *Aneurin*, das Nervenvitamin bezeichnet. Schon der Name deutet darauf hin, denn er enthält den Wortstamm neuro = Nerv. Vollgetreide enthält wie kein anderes Lebensmittel in hohem Maße Aneurin, das vor allem in den Randschichten und im Keim lagert. Entwertetes Mehl, sogenanntes Feinmehl oder Auszugsmehl, enthält daher nur noch geringe Mengen an Aneurin. So findet sich beispielsweise in poliertem Reis nur noch ein Sechstel, und im Weizenauszugsmehl nur noch ein Achtel des kostbaren Vitamins gegenüber dem Vollkorn. Dieser Vitalstoff ist von ausschlaggebender Bedeutung für das einwandfreie Funktionieren des Nervensystems. Nur unter Mitwirkung von Aneurin kann Glukose (Traubenzucker), die ein Abbauprodukt der Kohlenhydrate darstellt, zur Energiegewinnung in die Nervenzellen transportiert werden. Das Nervensystem hat den höchsten Glukoseumsatz von allen Zellsystemen im Organismus, deshalb ist es auf ausreichende Unterstützung durch Aneurin dringend angewiesen. Dies erklärt, weshalb bei Aufnahme von reinem Traubenzucker, der in jeder Drogerie oder im Supermarkt angeboten wird, auf anfängliche Leistungssteigerung nach ein bis zwei Stunden ein rapider Energieabfall folgt. Diesem isolierten Zucker fehlen zum einen die Faserstoffe, die zum langsamen und gleichmäßigen Einschleusen von Glukose in das Blut notwendig sind, zum anderen fehlt ihm Aneurin als Begleitstoff zum Einbau in die Nervenzellen. Der rasche Anstieg von Glukose im Blut regt die Bauchspeicheldrüse zu vermehrter Ausschüttung von Insulin an. Dies bewirkt innerhalb von zwei Stunden das Absinken des Blutzuckerspiegels unter das normale Niveau, was unangenehme Mattigkeit zur Folge hat; sogar Kopfschmerzen können auftreten.

So beeinflußt die Zusammensetzung unserer Nahrung zahlreiche Gehirnfunktionen und damit auch die Stimmungslage. Aus dieser Sicht gesehen wirkt sich vor allem der Frühstücksbrei ausgezeichnet auf die Stimmungslage und das vegetative Nervensystem aus. Seine Zutaten sind harmonisch aufeinander abgestimmt: Das Getreide liefert Kohlenhydrate sowie Aneurin und die Früchte steuern ebenfalls Kohlenhydrate bei sowie viel Vitamin C.

2. Vitalstoffquelle Frischkost

Solange Sie versuchen, Ihre Allergie oder Mykose statt mit vitalstoffreicher Kost, allein durch Einschränkung Ihrer üblichen Ernährung zu kurieren, solange reduzieren Sie bei dieser Maßnahme selbstverständlich auch die Aufnahme wertvoller biologischer Wirkstoffe, mit denen die Diätkost ohnehin nicht gerade reichlich gesegnet ist. Dies führt zu stetig fortschreitender Verschlechterung der Stoffwechsellage und hieraus resultierender Schwächung des Immunsystems, was das Leiden nur verschlimmern kann. Zur Revitalisierung des Immunsystems und zur schnellen Bekämpfung der Allergie oder Mykose ist eine reichliche Versorgung mit Vitalstoffen unerläßlich. Die Frischkost sollte – nicht nur von Allergie- und Mykosepatienten – immer vor der gekochten Nahrung gegessen werden. Aufgrund des großen Vitalstoffreichtums, der zu einem gesunden Stoffwechsel unentbehrlich ist, und vor allem wegen des hohen Gehalts an Enzymen ist Frischkost leichter verdaulich als Kochkost und macht schneller satt.

Die Verdauungsleukozytose – eine Strapaze für das Immunsystem

Frans Donders, ein niederländischer Physiologe, hat bereits 1846 entdeckt, daß beim Verzehr von gekochter Nahrung, sei es nun Fleisch, Fisch oder Gemüse und Obst, im strömenden Blut eine Vermehrung der Leukozyten (weiße Blutkörperchen) eintritt. Diese sogenannte Leukozytose stellt eine Reaktion unseres Immunsystems dar. Das besondere Engagement der Leukozyten ist als Großeinsatz der »Abwehrpolizei« zu verstehen, da die Aufgabe der weißen Blutkörperchen darin besteht, krankmachende Bakterien zu bekämpfen und unschädlich zu machen. Weshalb erfolgt aber diese Mobilisation nicht nur beim Eindringen von Krankheitserregern, sondern auch nach jeder warmen Mahlzeit? Der Ernährungsforscher Kouschakoff, Lausanne, stellte eine Reihe von Versuchen an, um diesem Phänomen auf die Spur zu kommen. Er kam zu dem Resultat, daß die Leukozytose durch das vegetative Nervensystem gesteuert wird und daher eine komplexe, den ganzen Körper ergreifende Reaktion darstellt. Erhitztem Fleisch und gekochtem Gemüse fehlen die natürlichen Aromastoffe der pflanzlichen Frischkost. Diese ätherischen Öle werden bereits von der Mundschleimhaut aufgenommen und wirken umgehend in beruhigender Form auf die Nervenzentren. Nach jeder erhitzten Mahlzeit steigt dagegen die Anzahl der Leukozyten im Blut bis auf das Zwei- bis Dreifache an. Der Kochkost mangelt es demnach an beruhigenden Aromastoffen; sie stellt laut Kouschakoff eine Reizkost dar, die das Immunsystem ständig in »Habachtstellung« versetzt. Der Forscher fand heraus, daß die Leukozytose nicht nur ausbleibt, wenn ausschließlich Rohkost verzehrt wird, sondern auch dann, wenn der Rohkost eine erhitzte Speise folgt. Wird aber zuerst Kochkost und anschließend Rohkost gegessen, ist die Leukozytose nicht zu vermeiden. Anders ausgedrückt: Frischkost schont und unterstützt das Immunsystem. Eine Tatsache, die von größter Bedeutung für Allergiker und Mykosepatienten ist. Diese Reaktionen des Organismus sind nach Kouschakoff so zu deuten, daß Rohkost ursprünglich für den Menschen die natürliche Nahrung war und die Kochkost erst später zur Hauptnahrung wurde. Die Reihenfolge der Gerichte ist offenbar wesentlich, um die Leukozytose zu vermeiden.

Die Reihenfolge der Nahrung, erst roh – dann gekocht, ist offenbar bereits den alten Griechen bekannt gewesen und von dem größten Arzt des Altertums, Hippokrates, schon vor 2400 Jahren empfohlen worden: »Das Gemüse esse man ungekocht voraus … Gekochtes nimmt man dann als nächsten Gang … Obst in mäßiger Menge vor den Hauptmahlzeiten.« Frische Gemüse und Früchte enthalten in hohem Maße sauerstoffzehrende Enzyme, welche im Verdauungskanal von den Verdauungssäften nicht zerstört werden. 50 bis 80 Prozent der Enzyme gelangen bis in den Dickdarm, wo sie als Sauerstoffzehrer wirksam bleiben. Ein sauerstofffreier Darminhalt ist demnach die beste Voraussetzung für die Entwicklung und Bewahrung einer gesunden Darmbakterienflora, welche imstande ist, krankmachende Bakterien, Viren und Pilze einzudämmen. Die Verdauungsleukozytose stellt folglich eine Abwehrreaktion des Organismus gegen Erkrankungen dar, die durch Entgleisung der Darmflora im sauerstofffreichen Darmtrakt entstehen können.

Eine üble Darmflora bringt nicht nur einen höheren Bedarf an gewissen Vitaminen mit sich, da die normalerweise im Darm produzierten wegfallen, sondern auch einen beträchtlich höheren Kalorienbedarf, weil die Darmbakterien einen größeren Teil für sich beanspruchen. Nicht umsonst wird dem Rohkost-Veganer der beste gesundheitliche Status nachgesagt: Gesunder Darm – gesunder Mensch!

Enzyme – Vitalstoffe des Lebens

Enzyme sind der Ursprung allen Lebens. Vielleicht können wir uns die Schöpfungsgeschichte so vorstellen: Nachdem

Gott die Welt erschaffen hatte, schuf er Leben auf der Erde durch eine Vielfalt von Enzymen, geheimnisvollen Eiweißkörpern. Sie allein waren imstande, unbelebte Materie zu verwandeln, biochemischen Vorgängen und der Entwicklung von Lebensenergie den Weg zu ebnen. Eventuell lieferten Blitze und UV-Strahlen die ersten Energiestöße, die zur Entwicklung der Bausteine des Lebens, der Aminosäuren, notwendig waren. Doch erst die Enzyme bewirkten das Zusammensetzen, die Aneinanderkettung und die Duplikation solcher Aminosäureketten und damit das Entstehen ganzer Organismen. Diese Aminosäureketten sind Eiweiße, die sogenannten Proteine. Aber auch Enzyme selbst sind nichts anderes als Eiweiße, Proteine.

Während Sie diese Zeilen lesen, werden Sie zu einem neuen Menschen verwandelt. In jeder Sekunde Ihres Lebens arbeiten Tausende der verschiedenartigsten Enzyme in unvorstellbarem Tempo daran, in einem komplexen Netzwerk von Abläufen in Ihrem Organismus all das zu verwandeln und zu erneuern, was zur Sicherung Ihres Weiterlebens notwendig ist. Millionen Körperzellen sind in diesem soeben verflossenen kurzen Zeitraum gestorben, wurden zerlegt und abtransportiert und durch Millionen neugeschaffener Zellen ersetzt.

Wie wir wissen, wird Eiweiß wissenschaftlich mit Protein bezeichnet. Der Begriff leitet sich von dem griechischen Wort *proteuo* ab, was »von größter Wichtigkeit sein« bedeutet. Daß Proteine in unserem Organismus die unterschiedlichsten lebenserhaltenden Funktionen ausführen können, liegt an ihrer chemischen Struktur. Alle Proteine sind aus 20 verschiedenen Aminosäuren zusammengesetzt, die aus Kohlenstoff, Wasserstoff, Sauerstoff und Stickstoff bestehen. Durch äußerst komplexe Prozesse im Organismus werden die 20 Aminosäuren in einer ganz bestimmten Reihenfolge aneinandergehängt. Durch individuelle Aminosäuresequenzen erhält jedes Protein seine spezifische Eigenschaft.

Alle Aufbau- und Abbauvorgänge im intermediären Stoffwechsel werden von aktiven biologischen Vitalstoffen gesteuert – von Enzymen. Enzyme sind großmolekulare, komplex strukturierte Eiweißkörper. Sie begegnen uns als Vitamine und Hormone, die zusammen mit anderen Vitalstoffen in ständiger Wechselbeziehung zueinander stehen, und sie machen sich als Strukturelemente nützlich.

Enzyme haben vor allem ihren speziellen Einsatz an der DNS (Desoxyribonukleinsäure), die im Kern jeder Körperzelle (außer in den Erythrozyten, die keinen Zellkern besitzen) liegt und alle Informationen über unsere Erbanlagen enthält. Diese speziellen Enzyme fertigen eine Transkription der DNS an, eine Boten-RNS. Die Boten-RNS wird durch die Zellkernhülle in das Zellplasma transportiert, wiederum unter Mitwirkung von Enzymen. In den Ribosomen, kleinen »Eiweißfabriken«, wird die Boten-RNS in die Sprache der Proteine umgeschrieben. An dieser Translation sind ebenfalls Enzyme beteiligt. Es entsteht eine neue Kette von Aminosäuren, die die Botschaft der RNS enthält. Diese Kette faltet sich zu einem Protein zusammen.

Weitere Aufgaben erfüllen Enzyme an den Zellmembranen. Sie bilden sogenannte Rezeptoren, »Informationsfänger«, und dienen zur Kommunikation der Zellen untereinander, die durch Hormone – abermals ein Stoff mit Eiweißcharakter – zustande kommt. An den Rezeptoren dockt zum Beispiel das Pankreashormon Insulin an, das für den Transport von Glukose in das Zellinnere verantwortlich ist.

Im Blut dienen Enzyme regelrecht als Transportfahrzeuge für andere Vitalstoffe wie Vitamine, Mineralstoffe, Spurenelemente und Fettsäuren. Als Transporteuren kommt ihnen die Aufgabe zu, alle biologischen Wirkstoffe an den Ort ihres

Bedarfs zu bringen. Enzyme sind außerdem für den osmotischen Druck im Körper wichtig, der dafür sorgt, daß Vitalstoffe gezielt durch die Zellmembranen geschleust werden. Dabei fungieren Enzyme als eine Art Kanal in der Zellmembran zum Einschleusen von Nährstoffen in die Zelle. Darüber hinaus kümmern sich Enzyme um die Blutgerinnung, beteiligen sich als Antikörper an der Immunabwehr und an allen Verdauungsvorgängen. Daß diese mit Hilfe von Enzymen ablaufen, dürfte jedermann bekannt sein; spätestens dann, wenn der Arzt bei Störungen Enzympräparate verabreicht. Eine große Anzahl von Enzymen steuert lipolytische (fettabbauende) Prozesse in unserem Organismus.

Verbinden sich Proteine mit anderen Stoffen, so nennt man sie Proteide. So benötigt beispielsweise Cholesterin Proteine, um im Blut transportiert werden zu können. Diese Moleküle heißen Lipoproteide.

Kurze Ketten von Aminosäuren werden als Peptide bezeichnet. Solche Peptide sind unter anderem die klassischen Neurotransmitter, also Botenstoffe wie Dopamin, das emotionale und kognitive Reaktionen sowie Bewegungsabläufe steuert, oder Noradrenalin, das blutdruckerhöhend wirkt, oder Serotonin, das Körpertemperatur, Schlaf und Empfinden regelt.

Dies sind nur einige wenige Beispiele aus dem komplexen Aufgabengebiet der Proteine; deren Einsatz in der Immunabwehr haben wir schon im Kapitel »Der Schutz des Immunsystems« besprochen.

Elixier für das Immunsystem – native Enzyme

Durch ihren Reichtum an Enzymen kommt der Frischkost in der allergie- und mykoseheilenden Ernährung besondere Bedeutung zu. Enzyme, die sich noch in ihrem natürlichen =

nativen Zustand befinden, sind besonders wertvoll für die Revitalisierung des Immunsystems, denn sie müssen im Gegensatz zu tierischem Eiweiß von unserem Organismus nicht erst assimiliert werden. Unter Assimilierung versteht man die Umwandlung und Anpassung des Tiereiweißes, damit es in unserem Körper verwertet werden kann (siehe Kapitel »Tierisches Eiweiß betrachtet der Körper als Fremdstoff«). Native Enzyme nehmen wir ausschließlich durch den Verzehr von aufgeschlossenem Getreide, Nüssen, Samen sowie unerhitztem Obst und Gemüse auf.

Native Enzyme spielen nicht nur eine wesentliche Rolle im Eiweißstoffwechsel der Immunabwehr, durch ihre sauerstoffzehrende Eigenschaft tragen sie auch zu einer intakten Darmflora und zu einer gesunden Darmwand bei, ein Prozeß, der wiederum dem Aufbau und Erhalt eines intakten Immunsystems dient. Frische Gemüse und Früchte enthalten in hohem Maße sauerstoffzehrende native Enzyme, die im Verdauungskanal von den Verdauungssäften nicht zerstört werden. Ein hoher Anteil der Enzyme gelangt bis in den Dickdarm, wo sie als Sauerstoffzehrer wirksam bleiben. Ein sauerstofffreier Darminhalt ist die beste Voraussetzung für die Entwicklung und Bewahrung einer gesunden Darmbakterienflora, die krankmachende Bakterien, Viren und Pilze in Schach zu halten vermag. Eine gesunde Darmflora geht Hand in Hand mit einer ebenso gesunden, funktionstüchtigen Darmwand, die imstande ist, dem Nahrungsbrei alle für den Organismus notwendigen Nährstoffe zu entziehen und optimal auszunutzen. Wie gesagt: nicht umsonst wird dem Rohkost-Vegetarier der beste gesundheitliche Status nachgesagt: gesunder Darm – gesunder Mensch!

Menschen, die durch Streß und Hektik mit gestörter Verdauungssafttätigkeit zu kämpfen haben, gewöhnen sich am besten schrittweise, und je nachdem, wie sie sich am wohlsten dabei fühlen, an vermehrte Frischkost. Denken Sie jedoch hierbei an die Wirkungsweise des Vitamin C, das ausgerechnet in Frischkost besonders reich enthalten ist (siehe Kapitel »Askorbinsäure ...«). Gerade streßgeplagte Menschen haben einen erhöhten Vitamin-C-Bedarf, der durch Kochkost nicht gedeckt werden kann. Hier kann leicht ein Teufelskreis entstehen.

Frischkost heilt entartete Darmflora und Immunschwäche der Darmwandungen

Der namhafte Ernährungswissenschaftler Dr. Alfred Kunz-Bircher hat im langjährigen Umgang mit Patienten die heilende Kraft der Frischkost beobachtet: »Bei entarteter Darmflora und Schwächung der Abwehrfunktionen der Darmwandungen setzt gerade hier die Frischkost heilend ein, indem sie mit dem ihr eigenen Reichtum an Enzymen die Vorbedingungen und die richtige ›innere Umwelt‹ für eine gesunde Darmflora erzeugt. Die Aufgabe der Enzyme besteht darin, daß sie den vorhandenen Sauerstoff binden und das für eine gesunde Darmflora nötige anaerobe (sauerstofffreie) Milieu herstellen. Man glaubte früher, daß die hochempfindlichen Enzyme der lebenden Pflanzenzellen die Darmpassage nicht überstehen können. Aber ein in seinem Wesen noch unbekannter Schutz bewahrt sie vor der Zerstörung, so daß 60 bis 80 Prozent davon nachgewiesenermaßen den Dickdarm erreichen.«

Lebensmittel, die besonderer Enzymreichtum auszeichnet: fermentiertes Getreide (Fermente = Enzyme) wie beispielsweise im Frühstücksbrei enthalten, fermentiertes Gemüse, wie Sauerkraut und milchsaures Gemüse, sowie Getreide- und Samenkeimlinge.

Sauerkraut und andere milchsaure Gemüse sind durch ihren Enzymreichtum ein Jungbrunnen für den kranken Darm. Milchsaures Gemüse verträgt selbst der kränkste Verdauungstrakt hervorragend, da es sich sozusagen um ein »vorverdautes« Lebensmittel handelt. In Korea essen die Menschen zu jeder Mahlzeit Sauergemüse, eine Tatsache, die ihnen eine deutlich geringere Krebsrate als in anderen Ländern beschert. Sauergemüse hat eine antimikrobielle Wirkung, was sowohl Allergikern wie Mykosepatienten zugute kommt. Wenn sie allerdings das Sauergemüse aus Angst vor der »Unverträglichkeit des Rohen« kochen, so gehen genau diese biologischen Wirkstoffe verloren, die zur Heilung notwendig sind. Vitamine sind sehr hitzelabil und Enzyme werden schon bei 43°C denaturiert.

Durch Bakterien, die ohnehin an den Kohlblättern haften, setzt ein komplizierter mikrobieller Prozeß ein. Die Gärung beginnt wenige Stunden nach dem Ansetzen des Gemüses und läuft in mehreren sogenannten Fermentationsstufen ab. Der Salzzusatz bricht die Zellstruktur auf, und je weiter die Gärung fortschreitet, desto mehr Sauerstoff wird dem Gemüse entzogen, was die pathogenen Mikroorganismen absterben läßt. Die Kohlenhydrate des Gemüses werden in Milchsäure verwandelt, und Vitamine sowie Mineralstoffe bleiben nicht nur weitgehend erhalten, es werden von den Milchsäurebakterien sogar noch weitere Vitamine neu gebildet wie zum Beispiel das Vitamin B_{12}. Die positiven Wirkungen des Sauergemüses auf die Darmflora sind der Milchsäure zu verdanken, denn sie verhindert die Ausbreitung von unerwünschten Keimen. Sauergemüse ist ganz leicht und schnell herzustellen und bedeutet eine beachtliche Bereicherung Ihres Speisezettels.

Da Enzyme Eiweißkörper sind, werden sie beim Erhitzen zerstört, das heißt denaturiert. Würden wir ausschließlich denaturiertes Eiweiß zu uns nehmen, so hätte das üble Auswirkungen auf den Organismus, wie aus folgender Geschichte zu ersehen ist.

Der amerikanische Ernährungsforscher Dr. Francis Pottenger konnte in 20 Versuchsjahren an 900 Katzen über 8 Generationen hinweg feststellen, daß die Tiere bei Fütterung mit roher Milch und rohem Fleisch gesund blieben und sich vermehrten, während sie bei Fütterung mit gekochter Nahrung von Generation zu Generation stärkere Knochenmißbildungen aufwiesen, krankheitsanfälliger wurden, früher starben und weniger Nachwuchs bekamen. Des Rätsels Lösung: Durch Erhitzung war das Eiweiß geronnen – denaturiert – tot! Wir kennen das bei Fieber. Steigt es auf 43°C, so stirbt der Mensch, da das Eiweiß im Blut gerinnt. Wie Pottenger bewies, gewährleistet also nur natives Eiweiß Aufbau und Erhalt eines gesunden Organismus.

Zu gleichen Ergebnissen kamen namhafte Ernährungsforscher in aller Welt: Prof. Dr. med. T. Katase, Osaka, mit seinen Fütterungsversuchen an Kaninchen, Meerschweinchen, Hunden und Tauben, sowie Sir Richard McCarrison, englischer Ernährungswissenschaftler, mit seinen Versuchen an 6000 Ratten, und Dr. med. Yudkin, London, ebenfalls mit Fütterungsversuchen an Katzen.

Für den Menschen als Säuger gilt das gleiche. Auch unser Organismus ist für Aufbau und Gesunderhaltung auf natives Eiweiß angewiesen. Aber – läuft Ihnen beim Anblick eines rohen, blutigen Steaks das Wasser im Mund zusammen? Nein, natürlich nicht! Gut durchgebraten muß es sein – mit denaturiertem Eiweiß. Nicht nur, daß das Eiweiß in Fleisch-,

Fisch-, Milchprodukten und Eiern nur in denaturierter Form aufgenommen wird, wirkt pathogen, sondern auch der Umstand, daß das Eiweiß von Tieren stammt. Dieses artfremde Eiweiß muß im menschlichen Körper erst entgiftet werden, bevor es verwertet werden kann. Bei der Verdauung geschieht dies durch Assimilation, eine völlig unnötige Belastung für den Organismus, wenn in zu großen Mengen tierische Produkte verzehrt werden.

Tierisches Eiweiß ist nicht gleichzusetzen mit tierischem Fett

Tierische Produkte wie Fleisch, Wurst, Fisch, Fischdauerwaren, Eier und Milchprodukte (mit Ausnahme von Butter und Sahne) enthalten einen hohen Anteil an Eiweiß; bei manchen Käsesorten, beispielsweise beim Parmesan, klettert er bis auf 35 Prozent. Auf Butter und Sahne brauchen Sie nicht zu verzichten, denn sie enthalten nur Spuren von Eiweiß. Tierische Fette weisen nur einen geringen Eiweißanteil auf. Das Fettgewebe des Schweins enthält 0,5 Prozent Eiweiß und das Fettgewebe des Rinds nur 0,3 Prozent. 100 Gramm Rostbeef, ein mageres Fleisch, enthalten etwa dreißigmal soviel Eiweiß wie 100 Gramm Butter (0,7 Prozent). Doch wer ißt schon soviel Butter an einem Tag!

Pflanzeneiweiß enthält alle essentiellen Aminosäuren

Es steht in der Wissenschaft längst zweifelsfrei fest, daß Pflanzeneiweiße in ausreichender Form alle acht essentiellen Aminosäuren enthalten, die der Organismus nicht selbst herstellen kann und die deshalb mit der Nahrung zugeführt werden müssen. Um zur Entlastung des Immunsystems tierisches Eiweiß aus dem Körper zu eliminieren, müssen dem Organismus selbstverständlich die verschiedenen Aminosäuren des menschlichen Aminosäurenspektrums mittels Pflanzenkost zur Verfügung gestellt werden, damit körpereigenes Eiweiß aufgebaut werden kann, und zwar innerhalb von einer Mahlzeit oder doch zumindest innerhalb von 3 Stunden. Da den verschiedenen Pflanzen immer eine oder mehrere Aminosäuren fehlen, kombinieren wir Pflanzen, die sich in ihren fehlenden Aminosäuren ergänzen, und zwar durch Kombination von zwei über und zwei unter der Erde gewachsenen, so daß eine Unterversorgung mit essentiellen Aminosäuren nicht möglich ist. Anschließend ein Vergleich zwischen Fleisch und Blattgemüse.

Anteil der essentiellen Aminosäuren in Prozent und biologische Nutzungswerte

	Arginin	Histidin	Lysin
Steak	6,70	2,570	7,05
Blattgemüse	6,09	1,825	4,96
	Threonin	Leukin	Methionin
Steak	4,000	6,70	2,87
Blattgemüse	3,565	4,49	2,00
	Phenylalanin	Valin	Insgesamt
Steak	4,26	5,04	46,88
Blattgemüse	3,91	5,21	45,22

Die biologische Ausnutzung beträgt bei Rindfleisch 71 Prozent und bei Blattgemüse 73 Prozent.

(Schweigart: Vitalstofftabellarium)

Die meisten Menschen, die ihren Fleischkonsum reduzieren möchten, haben Angst, ohne Fleisch und andere tierische Produkte könne ihr Eiweißbedarf nicht gedeckt werden.

Um die Höhe unseres Eiweißbedarfs richtig einzuschätzen, können wir uns jedoch am sichersten an der Muttermilch orientieren. Wir dürfen davon ausgehen, daß sich die Natur nicht irrt, wenn sie dem Säugling zum gesunden Wachstum und Gedeihen etwa zwei Prozent Eiweiß zur Verfügung stellt. Bei diesem Eiweißangebot verdoppelt das Kind sein Geburtsgewicht in etwa sechs Monaten und verdreifacht es in ungefähr zwölf Monaten. Ein ausgewachsener Mensch hat dagegen nur noch einen Erhaltungs- und Betriebsstoffwechsel. Das bedeutet, daß er sich keineswegs einer Eiweißmast unterziehen muß durch Verzehr von großen Mengen an Fleisch, Wurst, Fisch, Milchprodukten und Eiern, wie es in unserer Wohlstandsgesellschaft üblich ist. Ähnlich wie die Muttermilch weisen Pflanzen einen Eiweißgehalt von zwei bis drei Prozent auf. Es ist wissenschaftlich längst erwiesen, daß das pflanzliche Protein dem tierischen ebenbürtig ist, deshalb werden Sie einschließlich der übrigen biologischen Wirkstoffe, die zumeist in Pflanzen in unvergleichlich höherem Maße vertreten sind als im Fleisch, als »Frischköstler« mit Vitalstoffen optimal versorgt.

Sie müssen jedoch nun keineswegs Vegetarier werden oder bleiben. Sobald alle Symptome Ihrer Allergie oder Mykose verschwunden sind und Sie sich wieder rundum wohl fühlen, dürfen Sie ruhig wieder tierische Produkte essen; in Maßen versteht sich. Wenn Sie jedoch in Ihre alten Fehler zurückfallen und im Übermaß Fleisch, Wurst und Kochkost essen, wird Ihre Gesundheit durch Vitalstoffmangel bald wieder auf dem Stand sein, wo sie heute ist.

Wenn Sie auf Frischkost wie zum Beispiel leckere Erdbeeren Hautausschlag bekommen, glutenhaltige Vollkornprodukte nicht vertragen oder wegen akuter Candidosis süße Früchte meiden sollen, so liegt die Schuld keineswegs an diesen vollwertigen Lebensmitteln. Wie schon eingangs erwähnt, hat sich die Stoffwechsellage vieler Menschen durch jahrelange Fehl- und Mangelernährung so verändert, daß das Immunsystem verrücktspielt. Es fühlt sich in ständig zunehmendem Maße von den verschiedensten, u. a. auch von natürlichen Lebensmitteln gestört und bietet Umweltbelastungen schon gar keinen Widerstand. Erkrankt bereits ein Jugendlicher oder gar ein Säugling an einer Allergie – dies gilt auch für andere ernährungsbedingte Zivilisationskrankheiten –, so liegt die Ursache, das geschwächte Abwehrsystem, nicht bei dem Kranken selbst, sondern er bekam es bereits von seinen Eltern in die Wiege gelegt.

Die ernährungsbedingten Zivilisationskrankheiten unterteilt der prominente Ernährungswissenschaftler Dr. Bruker in:

- Gebißverfall, Parodontose,
- Erkrankungen des Bewegungsapparates, die sogenannten rheumatischen Erkrankungen, die Arthrose und Arthritis, die Wirbelsäulen- und Bandscheibenschäden,
- alle Stoffwechselkrankheiten wie Fettsucht, erhöhtes Cholesterin, Diabetes, Leberschäden, Gallensteine, Nierensteine, Gicht usw.
- Viele Erkrankungen der Verdauungsorgane wie Stuhlverstopfung, Leber-, Gallenblasen-, Bauchspeicheldrüsen- sowie Dünn- und Dickdarmerkrankungen, Verdauungs- und Enzymstörungen,

- Gefäßerkrankungen wie Arteriosklerose, Herzinfarkt, Schlaganfall und Thrombosen,
- mangelnde Infektabwehr, die sich in immer wiederkehrenden Katarrhen und Entzündungen der Luftwege, den sogenannten Erkältungen äußert, sowie in Nierenbecken- und Blasenentzündungen,
- die meisten sogenannten Allergien,
- manche organische Erkrankungen des Nervensystems.
- Auch an der Entstehung von Krebs ist die Fehlernährung in einem gewissen Maße beteiligt.

Die in jeder Familie spezifische Anlage zu einer ernährungsbedingten Zivilisationskrankheit wurde durch die »Sünden der Vorfahren«, das heißt, wenn schon diese durch Fehl- und Mangelernährung verschiedene Krankheiten durchgemacht hatten, an die folgende Generation vererbt. Jede Zelle im Organismus speichert Informationen über durchlaufene Krankheiten in der im Zellkern liegenden DNS. Dies ist der Grund, weshalb in der einen Familie die Anlage zu Diabetes vorherrscht, in einer anderen die Anlage zu Gefäßerkrankungen und in Ihrer vermutlich die Anlage zu Allergien. Wenn Sie eine Anlage zu Allergien geerbt haben, so bedeutet es nicht, daß Sie über kurz oder lang zwangsläufig an einer Allergie erkranken müssen. Solange Ihr Immunsystem funktionstüchtig ist, wird es in der Lage sein, die Disposition zur Allergie zu übertrumpfen.
Zweifellos blieben wir Menschen lebenslang von ernährungsbedingten Zivilisationskrankheiten verschont, wenn wir uns so ernähren würden, wie es für uns als Spezies Mensch erforderlich ist: mit vitalstoffreicher, natürlicher Nahrung.

Prof. Dr. med. Katase, Direktor der Universität Osaka, erforschte mit 40 Mitarbeitern in einem Zeitraum von 10 Jahren die Wirkungen der basischen Mineralsalze, wie zum Beispiel Kalzium, Kalium, Natrium und Magnesium Er stellte fest, daß es auf ihre Korrelation ankommt; und zwar nicht nur unter sich, sondern auch zu allen anderen Nährfaktoren und biologischen Wirkstoffen: zu Vitaminen, Enzymen, Spurenelementen, Faserstoffen, ungesättigten Fettsäuren. Diese Balance ist nur in der Frischkost gegeben. Isolierte Verabreichung von Vitaminen, Mineralstoffen und anderen Vitalstoffen in Form von Tabletten und Spritzen bewirken eine erhebliche Störung dieser Korrelation. So können zum Beispiel erhöhte Gaben von Kalzium, sei es in Form von Tabletten oder einer Ernährungsform, die auf einseitige Kalziumzufuhr ausgerichtet ist, die Aufnahme anderer Mineralstoffe wie Magnesium, Phosphor, Zink und Mangan stark reduzieren.

Diese Ergebnisse bestätigten, ebenfalls in klinischen Versuchen, die beiden Rohkostforscher Dr. med. Kaunitz, Autor des Buches »Transmineralisation und vegetarische Kost«, und Dr. med. Eppinger, Leiter der 1. Med. Universitätsklinik in Wien und Autor des Buches »Über Rohkostbehandlung«. Sie schildern in eindrücklicher Weise die Funktion und Arbeit der Zelle. Sie kann unter den angebotenen natürlichen Substanzen, die in der Frischkost reichlich vorhanden sind, eine eigenmächtige, für ihr gesundes Fortleben wesentliche Auswahl treffen, denn sie verfügt über das Wahlvermögen, die einen Stoffe an sich zu ziehen, die anderen aber fernzuhalten. Die Ärzte begannen ihre Versuche an Patienten zunächst mit der Verabreichung eines speziell zusammengestellten Mineralstoffgemisches, das sie »Equilibrin« nannten; aber es wurde damit, so ihre Worte, »nichts Sicheres erreicht«.

Als die Forscher bei der Ernährung ihrer Patienten von künstlichen Mineralstoffgemischen zu natürlicher, frischer, vegetabiler Nahrung übergingen, zeigte sich, daß diese *Frischkost* den krankhaft veränderten Mineralstoffwechsel in kurzer Zeit zu beheben imstande war. Erst die naturgegebene Komposition der Mineralsalze in der Frischkost ermöglichte den natürlichen Ablauf der Stoffwechselvorgänge zwischen Kapillaren und Zelle. Eppinger bemerkte: »Das Wirken dieses Wahlvermögens in der Zelle ist offenbar ein Zeichen des Lebens, ein Maß der Lebendigkeit.«

»Halten die Patienten an der einmal eingeleiteten Therapie fest, so haben sie es nicht zu bereuen ... sehr bald merken sie die Unterschiede ihres Befindens und werden allmählich begeisterte Anhänger des Regimes.«

Eppinger betonte nachdrücklich, daß er nachteilige Folgen der Rohkosttherapie nie gesehen habe, nur mit dem Widerstand mancher Patienten habe er oft zu rechnen. »Leider stellte sich nicht selten heraus, daß bei Fällen, die man für Versager hält, die Patienten sich hinterrücks doch Fleisch, Schinken, Salz und dergleichen beschafft haben.«

Mineralsalze, unentbehrliche Helfer bei Entgiftungsprozessen und Enzymaktivitäten

Mineralien und Spurenelemente haben die verschiedensten Funktionen in unserem Körper. Alle Stoffwechselprozesse sind von ihnen abhängig. Sie fungieren als Steuer- und Regelsubstanzen bei zahllosen Zellaktivitäten. Sie unterstützen den laufend stattfindenden Abbau abgestorbener Zellen und helfen beim Aufbau neuer. Zum einwandfreien Funktionieren unseres Nervensystems und der Muskeln sind sie ebenso unentbehrlich wie für ein intaktes Immunsystem.

Diese Vorgänge laufen in Wechselwirkung mit Vitaminen ab. Mineralien und Vitamine arbeiten in »Teamwork«. So sind einige Vitamine unwirksam, wenn bestimmte Mineralstoffe fehlen und umgekehrt. Unter der Zusammenarbeit von Vitaminen und Mineralien produziert unser Organismus Aminosäuren, Hormone (Wirkstoffe, die von unseren Drüsen mit innerer Sekretion gebildet werden) und Enzyme.

Folgende Mineralstoffe und Spurenelemente leisten bedeutende Mitarbeit durch ihre Unterstützung der Enzyme bei der Immunabwehr sowie durch ihre Mithilfe bei Entgiftungsprozessen.

Kalzium wirkt bei der Enzymtätigkeit mit. Das Mineral beeinflußt die Durchlässigkeit der Zellmembranen und spielt eine große Rolle bei Stoffwechselprozessen, bei der Enzymtätigkeit, der Blutgerinnung und bei der Bewahrung des Gleichgewichts im Wasser- und Elektrolythaushalt.

Diese Tatsache ist besonders für übergewichtige Menschen von Bedeutung, denn sie leiden oft unter Ödemen (Wasseransammlungen).

– Kalzium ist reichlich enthalten in Grünkohl, Petersilienwurzel, Sesamsamen, Mandeln, Nüssen. Getreide, Erbsen, Bohnen und sonstige Hülsenfrüchte gekeimt essen. Diese Lebensmittel stehen in ihrem Gehalt an Kalzium den Milchprodukten in nichts nach.

Kalium befindet sich mit etwa 98 Prozent des im Körper vorhandenen Kaliums im Innern unserer Körperzellen, während der Gegenspieler, das Natrium, sich vorwiegend außerhalb der Zellen befindet. Diese sinnvolle Verteilung schafft die Voraussetzung für die neuromuskuläre Reizbarkeit und Muskelkontraktion. Kalium sorgt für die Regulierung des Herzschlags und des Säure-Basen-Gleichgewichts sowie für den

Stoffwechsel zwischen den Zellen und die Aktivierung einer großen Anzahl von Enzymen.

- Kalium ist reichlich enthalten in Getreide, Samen und Hülsenfrüchten, in Pilzen, Obst und Gemüse.

Natrium ist an der Regulierung des Wasserhaushalts und des osmotischen Drucks der Zellflüssigkeiten beteiligt, und es trägt Sorge für die Säure-Basen-Bilanz. Sinkt der pH-Wert im Organismus, scheiden die Nieren Chlor aus, während bei Erhöhung Natrium ausgeschieden wird. Die notwendigen Hormone, die diesen Vorgang steuern, werden in den Nebennieren produziert. Wie Kalium, ist Natrium bei der Muskelreizbarkeit und -kontraktion beteiligt. Das Mineral steuert die Funktion der Zellmembran und die Resorption von Kohlenhydraten und Aminosäuren. Auch Natrium gilt als Aktivator einiger Enzyme.

- Natrium ist in allen frischen Lebensmitteln vertreten, so daß Sie mit Salz = Natriumchlorid sparsam umgehen können.

Phosphor ist unentbehrlich für das intermediäre Stoffwechselgeschehen. Der Prozeß der Energiegewinnung und Energietransformation läuft in Abhängigkeit von Phosphor ab. Alle unsere Zellen enthalten Phosphor. Er ist ein Baustein der Nukleinsäure und hilft beim Aufbau der Zellmembranen. Alle Gehirnaktivitäten laufen mit Hilfe von Phosphor ab. Kein Gedanke ohne Phosphor!

- Phosphor finden wir reichlich in Getreide, Samen, Nüssen, Mandeln und Hülsenfrüchten. Obst und Gemüse enthält weniger Phosphor, dafür können wir davon mehr essen.

Magnesium steht nach Kalium in der Bedeutung für das interzelluläre Stoffwechselgeschehen an zweiter Stelle. Es unterstützt die Regulierung der Permeabilität (Durchlässigkeit) unserer Zellwände, es steuert den Elektrolythaushalt und hält das Blut flüssig. Magnesium hat Anteil an der Eiweißsynthese und am Kohlenhydratstoffwechsel. Die Aufnahme von Magnesium wird gehemmt durch hohen Alkoholkonsum und durch Mangel an Vitamin B_1 und B_6.

– Magnesiumreich sind Nüsse, Mandeln, Getreide und Samen. Auch dieses Mineral ist in Obst und Gemüse weniger enthalten, doch essen wir hiervon mehr.

Schwefel wird in der Medizin Heilungsfähigkeit zugesprochen. Zum Beispiel wirken sich Schwefel-Kurbäder günstig auf die Haut und den Stoffwechsel aus. Unser Organismus verfügt über circa 150 Gramm des Elements, das sich im Zellinnern des Haut- und Knorpelgewebes befindet. Schwefel ist wichtig für eine intakte Darmflora, für die Entgiftungsprozesse in der Leber sowie für die Bildung von Körpergewebe.

– Schwefel nehmen wir ausreichend durch den Verzehr von Zwiebeln, Knoblauch, Kohlgemüse und Brunnenkresse zu uns.

Eisen ist wichtiger Bestandteil von Hämoglobin und zweier Eiweißmoleküle, deren wesentlichste biologische Aufgabe der Sauerstoff- und Kohlendioxydtransport im Blut ist. Über 70 Prozent des Eisens im menschlichen Körper dienen der Bildung von Hämoglobin, dem Farbstoff der roten Blutkörperchen. Die verbleibenden 30 Prozent werden für Transportfunktionen im Stoffwechsel und zur Bildung eisenhaltiger

Enzyme benötigt. Einige dieser Enzyme unterstützen unser Immunsystem bei seiner Abwehrarbeit durch ihre Mithilfe bei Entgiftungsvorgängen. Eisen wird im Magen und im Dünndarm resorbiert.

– Eisenhaltig sind wieder besonders Getreide, Nüsse, Mandeln und Hülsenfrüchte. Da Eisen aus pflanzlichen Lebensmitteln besonders gut aufgenommen wird, wenn gleichzeitig Vitamin-C-haltiges Gemüse oder Obst gegessen wird, ist der Frühstücksbrei der ideale Eisenspender. Er enthält hocheisenhaltiges Getreide und Vitamin-C-haltige Früchte.

Chrom wird zusammen mit Mangan und Zink im Kohlenhydratstoffwechsel benötigt. Das Element ist eine Komponente des Insulinmoleküls, das für den Transport von Glukose in die Zellen sorgt, wo Glukose in Energie umgesetzt wird. Die Synthese von Fettsäuren und von verschiedenen Enzymen ist unter anderem an Chrom gebunden.

– Chrom kommt ausreichend in Getreide, Nüssen, Mandeln sowie in Gemüse vor.

Jod befindet sich zum größten Teil als Bestandteil der Schilddrüsenhormone Trijodthyronin und Thyroxin in der Schilddrüse. Unter Assistenz von Jod hilft der spezielle Eiweißbaustein Tyrosin der Schilddrüse, diese speziellen Schilddrüsenhormone zu erzeugen. Sie sind für den Fettabbau mitverantwortlich, demzufolge also auch für eine schlanke Figur. Von der Zusammenarbeit des Jods mit Thyroxin und weiteren Schilddrüsen- und Nebenschilddrüsenhormonen hängt die Geschwindigkeit des gesamten Stoffwechsels ab, sowie das Wachstum und die geistige Entwicklung.

– Jod kommt reichlich in der Erde und im Meer vor, folglich auch in Pflanzen. Besonders reichhaltig an Jod sind Meerespflanzen, die man in getrockneter und pulverisierter Form zum Würzen verwenden kann wie beispielsweise Kelp. Es ist nicht nötig, jodiertes Salz = raffiniertes Salz mit Jodzusatz zu verwenden, denn der Kropf entsteht nicht durch Jodmangel. Jod kann im Organismus nur verwertet werden, wenn ausreichend Vitamin A zur Verfügung steht. Schilddrüsenprobleme stellen sich daher eher als ein Vitamin-A-Mangel, denn als Jodmangel dar.

Kobalt ist das einzige Spurenelement, das im Molekül eines Vitamins, dem Kobalamin = B_{12}, enthalten ist, womit sich seine grundlegende Bedeutung für den Organismus erweist. Kobalt spielt in dieser Verbindung eine wichtige Rolle bei der Bildung roter Blutkörperchen sowie bei der Jodverwertung in der Schilddrüse. Es unterstützt die Synthese von Eiweiß in unserem Körper und aktiviert zahlreiche Enzyme.

– Kobalt ist in Getreide, Nüssen, Hülsenfrüchten und Gemüse reichlich enthalten.

Kupfer liegt im menschlichen Körper in Proteinkomplexen gebunden vor. Diese kupferhaltigen Proteine sind im Stoffwechsel meist katabolisch (abbauend) wirkende Enzyme. Einige von ihnen wirken als Fänger freier Radikale; sie beseitigen die im Körper gebildeten Oxidationsprodukte. Kupfer wirkt beim Bindegewebsstoffwechsel mit und fördert die Aufnahme von Eisen. Somit spielt es indirekt eine Rolle bei der Bildung der roten Blutkörperchen. Haut- und Haarfarbe entwickeln sich in Abhängigkeit von Kupfer. Das Element ist von großer Bedeutung für das Abwehrsystem: In vielen Abwehrzellen ist ein Kupferanteil enthalten.

- Kupfer nehmen wir mit Getreide, Nüssen und Hülsenfrüchten zu uns.

Mangan ist wichtig für Stoffwechselprozesse in Leber und
Pankreas. Es unterstützt die Wirkung des Insulins. Das Spurenelement tritt ferner als eine Komponente einer ganzen
Reihe von Enzymen auf, die im Fett- und Kohlenhydratstoffwechsel ihren Aufgaben nachgehen.

- Mangan nehmen wir ausreichend durch Getreide, Nüsse,
  Hülsenfrüchte und Gemüse auf.

Selen schützt vor Zellgiften. Es kompensiert die giftige Wirkung von Kadmium, Blei, Quecksilber, Silber und Thallium,
da es in und an den Zellwänden als hochaktives Antioxidans
wirkt. Selen unterstützt das Vitamin E, indem es seinen
Transport in die Zellen fördert und somit Schäden an unserem Erbgut verhütet.

- Selen findet sich reichlich in Getreide, Lauchgemüse,
  Knoblauch und Zwiebeln.

Zink ist Aktivator einer großen Anzahl von Enzymen. Sein
Aufgabengebiet liegt im Protein- und Kohlenhydratstoffwechsel. Zink trägt als wichtige Komponente des Hormons
Insulin zum Transport der Glukose in die Zellen bei, außerdem hilft es beim Aufbau der Speicherform des Insulins. Eine
Reihe von Enzymen entfalten ihre Wirksamkeit in Abhängigkeit von Zink. Dieses Spurenelement unterstützt das intermediäre Stoffwechselgeschehen und greift regelnd in den Säu-
re-, Basen- und Enzymhaushalt ein.

- Zink ist besonders reichlich in gekeimtem Getreide und Hülsenfrüchten vorhanden, sowie in Nüssen.

Getreide ist unser größtes Mineralstoffreservoir, jedoch variiert die Kombination an Mineralstoffen von einer Sorte zur anderen. Aus diesem Grund sollte der Frühstücksbrei täglich aus einer anderen Getreideart zubereitet werden, oder man verwendet Mischungen.

Vitamin C – der Garant für ein gut funktionierendes Immunsystem

Daß Obst und Gemüse besonders reich an Vitamin C = Askorbinsäure sind, weiß jedermann, aber kaum jemandem ist bewußt, welche entscheidende Rolle das Vitamin im Immunsystem spielt. Leider ist die Askorbinsäure das Vitamin, das am schnellsten durch Erhitzen zerstört wird, eine Tatsache, die gleichbedeutend ist mit kontinuierlicher Schwächung des Immunsystems durch überwiegenden Kochkostanteil in der täglichen Nahrung. Im folgenden sind einige Funktionen der Askorbinsäure aus ihrem großen Aufgabengebiet in der Immunabwehr aufgezeigt:

- Askorbinsäure mobilisiert in unserem Immunsystem die Abwehrkräfte der weißen Blutkörperchen und unterstützt die Bildung von Antikörpern.
- Vitamin C kommt in der Streßverarbeitung eine wesentliche Rolle zu. Dies ist besonders für Allergiker von Bedeutung, da sich unter Streß die Symptome ihrer Allergie verstärken. In Belastungssituationen schüttet unsere Nebennierenrinde Hormone aus, die Kortikosteroide. Gleichzeitig kommt es zu rapider Entleerung des Vitamin-C-Vorrats

der Nebennierenrinde. Das macht verständlich, warum dauergestreßte Menschen einen erhöhten Vitamin-C-Bedarf haben.

- Die Beteiligung an der Erzeugung körpereigener Kortisone ist wahrscheinlich auch die Grundlage für eine weitere positive Eigenschaft der Askorbinsäure: die Steigerung des Schutzes vor Infektionen.

- Vitamin C wirkt mit bei der Aufnahme und Verwertung von Eisen und hilft, die Eisenspeicher in Leber, Milz und Knochenmark aufrechtzuerhalten. Das Spurenelement ist wiederum bedeutsam bei der Produktion von Antikörpern.

- Das Vitamin unterstützt die Leber maßgeblich bei ihrer Entgiftungsarbeit, beispielsweise nach Einnahme von Medikamenten.

- Askorbinsäure blockiert die Bildung der krebserregenden Nitrosamine im Magen, die aus Nitrat in Lebensmitteln stammen. Zu diesem Zweck schüttet die Magenschleimhaut nach jeder Mahlzeit Vitamin C aus.

- Askorbinsäure ist imstande, freien Sauerstoff an sich zu binden, daher unterstützt sie das Immunsystem als Fänger freier Radikale.

»Freie Radikale« – was sie sind, wie sie wirken

Freie Radikale sind Moleküle, beziehungsweise ihre Bruchstücke oder Atome, die durch ein einzelnes Elektron gekennzeichnet sind. Sie sind hochreaktive, aggressive Substanzen, die abnormale chemische Bindungen im Körper erzeugen. Sie sind das Ergebnis von Wechselwirkungen zwischen unseren Zellen und Umweltgiften, die wir durch verschmutzte Luft, verunreinigtes Wasser, Zigarettenrauch, UV-Strahlung und mit Giften belastete Nahrungsmittel aufnehmen. Andererseits treten auch im Organismus immer wieder spontan freie Radikale auf, einzelne Ionen, also geladene Teilchen. Freie Radikale sind zwar sehr kurzlebig, doch reicht ihre Lebensdauer von etwa einer Sekunde aus, ihre zerstörerische Wirkung, vor allem bei geschwächtem Immunsystem, an den Zellen zu entfalten. Obwohl der Organismus über viele Schutzmechanismen verfügt, gelingt es den Störenfrieden, die Membranen der Zellen zu bombardieren. Erreichen sie die Erbsubstanz im Zellkern, kann die Zelle zu einer Krebszelle entarten. Da diese Radikale zumeist sauerstoffhaltig sind, und eine Reaktion mit Sauerstoff chemisch als Oxidation bezeichnet wird, nennt man Stoffe, die sie abfangen können, *Antioxidanzien.*

Antioxidanzien vernichten freie Radikale

In dem Begriff Antioxidanzien stecken die Worte anti = gegen und Oxid = die Verbindung eines chemischen Grundstoffes mit Sauerstoff (zum Beispiel Rost). Die drei Vitamine: β-Karotin (Provitamin A), Vitamin C und Vitamin E treten in unserem Organismus als Gegenspieler des Sauerstoffs auf, da sie die Fähigkeit besitzen, ihn zu binden. Jedes der Vitamine »bevorzugt« eine andere Kategorie sauerstoffhaltiger freier Radikale, daher ist es von Vorteil, sich durch ausreichenden Verzehr frischer Lebensmittel mit allen Vitaminen zu versorgen, welche dann gemeinsam eine Abwehrfront gegen die Angreifer bilden können.

In den vergangenen Jahren hat die Vitaminforschung immer deutlichere Ergebnisse dafür erbracht, daß die Eigenschaft dieser Vitamine als Radikalenfänger als potentielle Wunderwaffe gegen viele Zivilisationskrankheiten wie Krebs, Arteriosklerose und Herzinfarkt wirken könne.

Selbstverständlich entfalten die in folgenden Lebensmitteln enthaltenen »Fänger« ihre Wirkung nur in unerhitzter Form. Beim Kochen werden die Vitamine weitgehend zerstört.

β-*Karotin:* Aprikosen, Broccoli, Brunnenkresse, Endivien, Feldsalat, Fenchelkraut, Grünkohl, Karotten, selbstgekeimtes Getreide, Spinat.

Vitamin C: Blumenkohl, Broccoli, Grünkohl, Hagebutten, Kiwi, schwarze Johannisbeeren, Paprika, Rosenkohl, Zitrone.

Vitamin E: Avocado, Brombeeren, Haselnuß, Himbeeren, Knollensellerie, Leinsamen, Mandel, Paprika, Wirsing, Schwarzwurzel, Sonnenblumenkerne, selbstgekeimtes Getreide, alle kaltgepreßten Speiseöle. Darüber hinaus enthalten pflanzliche Öle wertvolle Omega-3-Fettsäuren, die ebenfalls vor Krebs schützen.

Phytochemikalien – hochwertige gesundheitsfördernde Wirkstoffe

Da Allergien und Mykosen, wie Ihnen nunmehr bekannt ist, nur bei einem durch Mangelernährung geschwächtem Immunsystem zustande kommen, und ein geschwächtes Immunsystem andererseits die Entstehung von Krebs begünstigt, wollen wir noch einen kleinen Ausflug in die Krebsvorsorge durch Frischkost machen.

In unseren pflanzlichen Lebensmitteln stecken Tausende von verschiedenen Substanzen, die pharmakologische Wirkung haben, die Phytochemikalien, sogenannte sekundäre Pflanzenstoffe. *Phyto* kommt aus dem Griechischen und bedeutet Pflanze. Anders als die primären Nährstoffe: Eiweiß, Fett, Kohlenhydrate und Vitamine, sind die sekundären Pflanzenstoffe nicht lebenswichtig, doch können sie uns vor Krankheiten schützen. In unseren pflanzlichen Lebensmitteln stecken mindestens 1000 verschiedene Phytochemikalien, die wir laufend zu uns nehmen: zum Beispiel Terpene, Sulfide, Phenolsäuren, Phytinsäuren, Glukarate, Phytoöstrogene, Phytosterine, Saponine, Karotinoide, Kumarine, Flavonoide und viele andere. Es sind nur ganz geringe Mengen, und da manche Substanzen für Schädlinge sowie für Bakterien und Schimmelpilze unbekömmlich sind, hielten sich die Pflanzen mit ihren Abwehrstoffen, welche sie im Laufe der Evolution entwickelten, die Freßfeinde und Krankheitserreger vom Leibe und sicherten mit diesem komplexen Abwehrsystem im Laufe von Jahrmillionen ihr Überleben.

Schutz vor Krebs

Lange Zeit waren nur die giftigen Substanzen in der Diskussion, aber die meisten dieser sekundären Pflanzenstoffe haben eine positive, gesundheitsfördernde Wirkung auf den Menschen. Das ist seit langem aus Untersuchungen mit Vegetariern bekannt, die zum Beispiel deutlich weniger an Krebs erkranken.

Die Ernährungswissenschaftler an der Bundesforschungsanstalt für Ernährungsphysiologie in Karlsruhe befassen sich mit den gesundheitlichen Wirkungen der sekundären Pflanzenstoffe. Dr. Bernhard Watzl gab in einem Fernsehinterview bekannt: »Die sekundären Pflanzenstoffe werden auf gesundheitsfördernde Wirkstoffe untersucht; die Untersuchung der krebsverhindernden Stoffe stehen im Vordergrund. Zum Beispiel werden Phytinsäure und Flavonoide daraufhin getestet, wie sie die Ausscheidung von krebsauslösenden Substanzen aus dem Organismus fördern.«

Die Stoffe befinden sich hauptsächlich im äußeren Bereich, weil sie dort seit Urzeiten ihren Zweck erfüllen, Feinde abzuschrecken. Die Glukosinolate sitzen in den äußeren Blättern, und alle grünblättrigen Gemüse und Salate enthalten die Xanthophyle vorwiegend in den grünen Bereichen. Bei Äpfeln befinden sich im Randbereich vor allem Flavonoide.

Die sekundären Pflanzenstoffe schützen auf vielerlei Art vor Krebs. Manche unterdrücken die übermäßige Zellteilung, andere blockieren die krebsauslösende Substanz, und einige entfalten ihre Wirkung direkt im Erbgut der Zellen.

Karotinoide verfügen über ein spezielles Abwehrsystem, mit dem sie die einzelnen Schritte der Tumorentwicklung unterbrechen können. Sie bilden vor der Zellwand einen *Schutzschild*, der krebsauslösende Substanzen abwehrt, so daß sie nicht in das Innere gelangen und dort die Erbsubstanz der Zelle schädigen können.

Die Flavonoide, zum Beispiel von Apfel oder Broccoli, gehen nach einem anderen System zur Krebshemmung vor. Sie aktivieren die Eiweißmoleküle der Zelle, welche den eingedrungenen Krebserreger umschließen, bevor er die DNS (Erbsubstanz) schädigen kann. Das eingefangene Gift wird zusammen mit dem Eiweiß durch die Zellwand geschleust.

Mit großem Interesse wird in der Krebsforschung vor allem die *Sojabohne* untersucht. Daß in Japan wenig Brust-, Dickdarm- oder Prostatakrebs auftritt, brachte ein Krebsforschungsteam der Heidelberger Universität mit dem hohen Konsum an Sojabohnen in Verbindung. Als die Forscher dieser Tatsache auf den Grund gingen, fanden sie in den Bohnen einen außergewöhnlich hohen Gehalt an *Genisteïn,* das zur Gruppe der Flavonoide gehört. Diesem Schutzstoff ist es möglich, sogar einen schon bestehenden Tumor zu vernichten.

Sobald ein Tumor etwa 2 Millimeter Umfang erreicht hat, sendet er Stoffe aus, die nahe Blutgefäße zur Bildung von feinen Haargefäßen anregen, über die er sich nähren kann. Wenn er auf eine gewisse Größe angewachsen ist, streut er

Zellen in den Blutkreislauf aus, die zu den gefürchteten Metastasen führen. *Genisteïn* hat die Fähigkeit, die Bildung neuer Blutgefäße zu verhindern, wodurch der Anschluß des Tumors an die Blutgefäße verhütet wird. Der Tumor wird ausgehungert.

Die Japaner bereiten aus Sojabohnen Gerichte zu wie wir aus Erbsen, Bohnen und Linsen, oder sie mischen den Speisen Sojakeimlinge bei. Fabrikatorisch hergestellte Sojaprodukte wie Tofu, Sojamilch, Sojafleisch oder Sojagranulat sind nicht zu empfehlen, da in diesen Produkten wichtige Vitalstoffe zerstört wurden.

Vollgetreide sowie alle Gemüse- und Obstarten sind reich an sekundären Schutzstoffen, besonders solche Sorten, die ein herbes Aroma besitzen, das sich die Pflanzen als Schutz vor Schädlingen zugelegt haben.

Die Krebsforscher empfehlen den Verzehr von Vollkornprodukten und täglich mindestens 500 Gramm Gemüse und Obst. Je mehr Rohkost, desto besser, und je reifer Obst und Gemüse geerntet werden, desto mehr Schutzstoffe sind enthalten. Saisongemüse ist also Treibhausprodukten vorzuziehen.

Das Risiko, an bestimmten Krebsarten wie Magen-, Darm- und Lungenkrebs zu erkranken, läßt sich durch einen hohen Verzehr an Obst und Gemüse bis zu 50 Prozent verringern. Der Gemüseverzehr ist in Deutschland mit ca. 80 kg pro Kopf und Jahr sehr gering. In anderen Ländern wie z. B. in Griechenland werden 240 kg verzehrt. Dadurch besteht dort eine wesentlich geringere Krebsrate.

Die Frischkost macht sich nicht nur als Träger von Phytochemikalien und Fänger freier Radikale um die Krebsabwehr außerordentlich verdient, auch ihr Reichtum an Faserstoffen kommt der Krebsvorsorge und -behandlung zugute. Faserstoffe, die allein in pflanzlichen Lebensmitteln vorhanden sind, in Gemüse, Obst, Getreide und Hülsenfrüchten, beschleunigen die Passage durch den Darm. Krebserregende Stoffe können daher weniger lange im Verdauungskanal verweilen.

Phytochemikalien verderben den Pilzen die Lust am Leben

Pilze hassen Bitterstoffe, daher ist es von Vorteil, wenn Mykosepatienten ihren Rohkostsalaten täglich Pflanzen mit reichlich Bitterstoffen zufügen. Phytochemikalien schützen nicht nur die Pflanzen vor Schmarotzern, sie vertreiben diese unliebsamen Bewohner auch aus dem menschlichen Organismus. Pilze verabscheuen beispielsweise die Bitterstoffe von Chicorée, grünem Paprika, Artischocke, Zwiebeln, Lauch und Meerrettich. Besonders das Allicin, der Wirkstoff des Knoblauchs, vergällt den Pilzen gründlich alle Lebensfreude. Geben Sie also Ihrer Frischkost zumindest drei Wochen lang immer eine gehörige Portion der genannten Gemüse bei.

Ballaststoffe sind kein überflüssiger Ballast

Heute hat man den Begriff Faserstoffe an die Stelle des Begriffs Ballaststoffe gesetzt. Ist »Ballast« nicht gleichzusetzen mit »wertlos, überflüssig« oder »beschwerend«, gerade gut genug, um als Gewicht zu dienen, wie die Sandsäcke bei der Ballonfahrt? Diese Prädikate verdienen jedoch die Faserstoffe ganz und gar nicht. Sie sind ausschließlich in Pflanzen enthalten und werden zu den Vitalstoffen gerechnet.

Betrachten wir einmal eine Handvoll Weizenkörner. Werden sie zu weißem Mehl vermahlen, bleibt Kleie übrig, die unzutreffenderweise oft als Ballaststoff bezeichnet wird. Sie birgt jedoch die vitalstoffreichsten Bestandteile der Weizenkörner: die wertvollen Randschichten und die Keime. Sie enthalten in hohem Maße lebenswichtige Mineralstoffe, Spurenelemente, Enzyme und Vitamine wie kein anderes Lebensmittel, vor allem einen hohen Anteil der Vitamine der B-Gruppe. Diese kostbaren Vitalstoffe verschenken wir unverständigen Menschen als Kraftfutter an das Vieh, wenn wir Produkte aus Feinmehl essen. Kleie »ballastet« unseren Darm also nicht, sondern führt wertvolle Nährstoffe zu.

Faserstoffe, wie Zellulose und Hemizellulose, betrachtete man bisher als unverdauliche, hochmolekulare Kohlenhydrate und bezeichnete sie ebenfalls unzutreffend als Ballaststoffe. Diese Faserstoffe werden jedoch durch die spezifischen Enzyme Zellulase und Hemizellulase aufgespalten. Faserstoffe sowie weitere Vitalstoffe, die sich im Speisebrei befinden, regen die in der Darmwand lokalisierten Zellen des vegetativen Nervensystems zur physiologischen Tätigkeit an; die Darmfunktionen werden in Gang gesetzt. Darüber hinaus regulieren Faserstoffe die Resorptionsgeschwindigkeit von Zuckerstoffen, was einen beruhigenden Einfluß auf die Blutzuckerkurve nach einer kohlenhydrathaltigen Mahlzeit bewirkt.

Alles in allem kann man Faserstoffe deshalb nicht als einfachen Ballast abtun.

Faserstoffe bilden einen Schutzwall gegen Pilze

Mykosekranken wird stets vom Verzehr süßer Früchte abgeraten, da den Pilzen sonst zu viele Kohlenhydrate (Zuckerstoffe) angeboten würden. Was den Gehalt an Kohlenhydraten betrifft, hat dies schon seine Richtigkeit, doch diese

Zuckerstoffe stehen den Pilzen nicht einfach frei zur Verfügung wie solche aus Süßigkeiten und Feinmehlprodukten. Früchte sind reich an Faserstoffen, die aus Zellulose und Hemizellulose bestehen. Sie binden den Fruchtzucker und bilden dadurch sozusagen einen Schutzwall, der imstande ist, die Zuckerstoffe vor den Pilzen abzuschirmen. Die Faserstoffe bilden also eine Barriere gegen die Pilze. Wenn Mykosekranke obendrein die begleitende orale Eigenharntherapie durchführen, so wird den Pilzen mit und ohne Früchte ohnehin in spätestens 3 Wochen der Garaus gemacht.

Die Kohlenhydrate der Früchte haben noch einen weiteren Vorteil gegenüber denen des Fabrikzuckers und der Feinmehlprodukte: aufgrund des Rückhaltevermögens der Faserstoffe *sickern* die Zuckerstoffe in das Blut, während die Zuckerstoffe der Süßigkeiten und der Konditorkuchen, die bekanntlich keine Faserstoffe enthalten, in das Blut *schießen* – sehr zum Vorteil von Pilzen.

Aromastoffe, die Sattmacher unter den Vitalstoffen

Es sind die Aromastoffe, die ätherischen Öle der Pflanzen, die Obst und Gemüse den individuellen Duft und Geschmack verleihen. Man rechnet sie zu den sekundären Pflanzenstoffen (Phytochemikalien), die der Mensch bei den meisten Pflanzen und Früchten riechen und schmecken kann. Sie dienen zum einen als Lockmittel für Insekten zur Bestäubung der Blüten und zum anderen als Abschreckung gegen Freßfeinde. Was also für die einen köstlich duftet, ist für die anderen ein Greuel. Beim Menschen üben die ätherischen Öle jedoch einen positiven Reiz auf die Geschmacks- und Geruchsnerven aus. Sie bewirken, daß wir die Speisen mit Appetit essen.

Die Aromastoffe sind nur in frischen Pflanzen und Früchten enthalten; durch Erhitzen verflüchtigen sie sich. Als Frischkost in Form von rohen Gemüsesalaten und rohem Obst regulieren sie das Sättigungsgefühl. Das Empfinden des Sattseins tritt bei unerhitzter Kost durch ihren hohen Anteil an biologischen Wirkstoffen schneller ein als bei Kochkost. Menschen, die mit Vorliebe erhitzte Speisen und insbesondere »Junk-Food« (fabrikatorisch hergestellte, daher denaturierte, tote Nahrungsmittel) zu sich nehmen, müssen mehr essen, bis sie das Gefühl haben, satt zu sein, denn erhitztem Fleisch und gekochtem Gemüse fehlen die natürlichen Aromastoffe der Frischkost. Die ätherischen Öle werden beim Verzehr von Frischkost bereits von der Mundschleimhaut aufgenommen und wirken umgehend in beruhigender Form auf die Nervenzentren. Sie lösen über die Schleimhäute Signale aus, die über das vegetative Nervensystem zur Kommandozentrale in unserem Gehirn gelangen, zum Hypothalamus. Von dort aus wird über ein komplexes Regelsystem entschieden, ob »genügend« Signale eingetroffen sind, und wann wir aus diesem Grund »satt zu sein haben«.

Willkommener Nebeneffekt der Vollwertkost:
Befreiung von Stuhlverstopfung

Allergiker und Mykosepatienten haben durch den besprochenen Vitalstoffmangel in ihrer Ernährung, besonders durch den Mangel an den Faserstoffen der Frischkost, unter Stuhlverstopfung zu leiden. Wer sich schon einmal in seinem Leben damit herumgeplagt hat oder andauernd damit gequält ist, weiß ein Lied davon zu singen, welchen Torturen man bei diesem Leiden ausgesetzt ist, angefangen von ständigem Völlegefühl, über Blähbauch bis hin zu eingerissenem After und Hämorrhoiden. Stuhlverstopfung stellt unbestritten eine erhebliche Beeinträchtigung der Lebensqualität dar.

Haben Sie bisher laufend Abführmittel genommen, so können Sie diese jetzt getrost dem Sondermüll übergeben. Die Umstellung auf die Ernährung, die Sie nun ausführlich kennengelernt haben, vermag Ihren gestörten Stoffwechsel zu regulieren und behebt hierdurch auch die hartnäckigste Stuhlverstopfung, selbst wenn sie schon seit Jahren oder Jahrzehnten besteht.

Sicherlich ist Ihnen bekannt, daß sogenannte ballaststoffreiche Kost gegen die Verstopfung helfen soll, und Sie haben sich bemüht, mehr Salate und Obst zu essen. Hat es geholfen? Wenig, nicht wahr? Das liegt nun aber keineswegs an der Unwirksamkeit der Salate und des Obstes, sondern an Ihrer übrigen mangelhaften Ernährung. Innerhalb weniger Tage nach der Umstellung auf vitalstoffreiche Kost – hochprozentig faserstoffhaltige Nahrung – werden Ihre lästigen Beschwerden auf immer verschwinden. Gewöhnlich kommt schon am dritten Tag nach der Ernährungsumstellung der erste Stuhlgang von normaler Beschaffenheit.

3. Vitalstofflieferant Fett

Naturbelassene Fette sind lebenswichtig, daher ist es entscheidend für unsere Gesundheit, welche Fette wir essen. Sie dürfen keinesfalls fabrikatorisch mittels Chemie hergestellt sein. Unser Organismus braucht zum gesunden Stoffwechsel Naturfette wie Butter, Sahne und sogenannte kaltgepreßte Öle.

Die Vitamine A, D, E und K sind wichtige Fettbegleitstoffe und werden in unserem Organismus wie Fette verdaut. Unser Körper legt, außer von Vitamin K, laufend Reserven an, die im Falle von Hungerzeiten oder Fastenkuren unsere Versorgung über Monate hinweg sichern können. Den Vitaminen E und β-Carotin (Provitamin A) kommen zusammen mit dem wasserlöslichen Vitamin C als *Antioxidanzien* und *Freie-Radikalenfänger* große Bedeutung zu.

Fette bestehen aus drei Molekülen Fettsäure, die an ein Molekül Glyzerin (Alkohol) gebunden sind, daher lautet ihre chemische Bezeichnung Triglyzeride (tri = drei). Fettsäuren stellen lange Kohlenstoff-Wasserstoff-Verbindungen dar. Der Gehalt an gesättigten, ungesättigten und mehrfach ungesättigten Fettsäuren variiert von einem Fett zum anderen.

Bei *gesättigten Fettsäuren* ist jedes Kohlenstoffatom an ein Wasserstoffatom gebunden.

Bei *ungesättigten Fettsäuren*, die auch *einfach ungesättigte Fettsäuren* genannt werden, finden zwei Kohlenstoffatome kein passendes Wasserstoffatom und müssen deshalb eine Doppelbindung eingehen.

Bei *mehrfach ungesättigten Fettsäuren* sind viel mehr Kohlenstoffatome vorhanden als Wasserstoffatome, wodurch mehrfache Doppelbindungen entstehen.

Unser Organismus ist in der Lage, gesättigte und mehrfach ungesättigte Fettsäuren selbst zu synthetisieren. Mit mehrfach ungesättigten Fettsäuren muß er jedoch durch die Nahrung versorgt werden. Im Naturfett Butter sind beispielsweise 76 verschiedene Fettsäuren vertreten: 58 bis 65 Prozent gesättigte Fettsäuren, 29 bis 37 Prozent einfach ungesättigte Fettsäuren, 2,9 bis 4,6 Prozent zweifach ungesättigte Fettsäuren und 0,9 bis über 2 Prozent hochungesättigte Fettsäuren, sogenannte Polyensäuren.

Die pflanzlichen Fette weisen den höchsten Prozentanteil an mehrfach ungesättigten Fettsäuren auf:

Erdnußöl	31,0
Leinöl	72,0
Maiskeimöl	56,0
Olivenöl	8,0
Palmöl	9,0
Distelöl	75,0
Sesamöl	43,2
Sojaöl	60,0
Sonnenbl.öl	63,0
Walnußöl	70,8
Erdnuß	25,0
Kastanie	1,9
Mandel	54,0
Leinsamen, ungeschält	26,0
Haselnuß	23,0
Paranuß	18,0
Walnuß	48,0
Pistazienkerne	10,0
Sonnenblumenkern	43,0

Bei Fisch bewegt sich der MUF-Anteil zwischen 1,0 (Heilbutt) und 5,3 (Lachs), bei Fleisch zwischen 0 (Gans) und 6,6 (Speck). (GU Nährwerttabelle)

Linolsäure – der Vitalstoff
aus dem Fett regeneriert die Darmschleimhaut
(vor allem wichtig bei Sprue und Zöliakie)

Fettsäuren haben wichtige Funktionen in unserem Körper; sie unterstützen zum Beispiel den Aufbau von Zellmembranen und schleusen wichtige Nährstoffe in das Zellinnere. Die wertvolle Linolsäure ist für uns besonders wesentlich. Sie wirkt beim Aufbau der Schleimhautzellen mit, eine Tatsache, die für die degenerierte Darmschleimhaut fehlernährter Menschen von größter Bedeutung ist. Durch deren massive Fehlernährung wird sie laufend dünner und trockener. Mit Hilfe von Linolsäure kann die Darmschleimhaut bis zu ihrer ursprünglichen Stärke wieder aufgebaut werden, wobei sich auch die Darmzotten regenerieren, ein wichtiger Vorgang für Zöliakie- beziehungsweise Spruepatienten.

Naturfette enthalten alle reichlich Linolsäure und andere wichtige ungesättigte Fettsäuren, daher sind sie also eher als Gesund- denn als Dickmacher zu betrachten. Tierische Fette weisen einen deutlich geringeren Anteil an ungesättigten Fettsäuren auf, doch wäre das theoretisch durch Verzehr entsprechender Portionen an fettem Fleisch auszugleichen. Damit soll nun allerdings den Liebhabern fetter Speisen kein Freibrief für *übermäßigen* Fettverzehr ausgestellt werden, denn ein Vitalstoff für sich allein, wie in diesem Fall die Linolsäure, bewirkt wenig. Dies dürften dicke Menschen, die mit Vorliebe fette Schweinshaxen, geräucherten Speck und ähnliche Speisen essen, nach dem Lesen dieses Kapitels erkannt haben. Jeder Vitalstoff, so auch die Linolsäure, entfaltet seine Wirkung erst in enger Zusammenarbeit mit gewissen anderen biologischen Wirkstoffen.

- *Linolsäure ist besonders reichlich enthalten in:* Distel- und Sonnenblumenöl sowie in selbstgezogenen Weizenkeimen. Weizenkeime nach Ausheilung der Sprue reichlich im Frühstücksbrei und in Salaten verwenden.

Falls Sie bisher aus Gewichtsgründen äußerst geizig mit Fett umgegangen sind, so werden Sie sicher festgestellt haben, daß diese Sparmaßnahme wenig Erfolg gebracht hat. Jeder Mensch, der abnehmen möchte, meidet Fett in der Nahrung wie die Pest. Doch anstatt nun gründlich abzuspecken, bleiben die Fettpölsterchen bestehen – hartnäckig, unerschütterlich und unbeeindruckt. Nun fängt der Leidensweg erst richtig an: Je mehr man die Fettzufuhr einschränkt, desto besser für die Fettpölsterchen, und je mehr sich diese ausbreiten, desto strenger nimmt man es mit der Fetteinschränkung. Es kommt soweit, daß nur noch geringste Mengen an versteckten Fetten zugeführt werden, die obendrein noch denaturiert sind. Dies hat zur Folge, daß der Organismus nicht mehr ausreichend mit denjenigen Vitalstoffen versorgt wird, wie zum Beispiel mit den Vitaminen A, D, E und K, deren Träger die naturbelassenen Fette sind, sowie mit solchen Vitalstoffen, die in den Trägerfetten selbst enthalten sind – den mehrfach ungesättigten Fettsäuren. Obendrein leidet der Körper unter Mangel an weiteren biologischen Wirkstoffen, die seinem Organismus durch den Genuß raffinierter Kohlenhydrate entzogen werden. Fett macht nicht fett! Sicher haben Sie schon manchen Dicken klagen hören: »Ich esse so wenig, und vor allem überhaupt kein Fett. Trotzdem nehme ich laufend zu und werde dicker und dicker!« So paradox es klingen mag: Ein adipöser Mensch ist unterernährt! Bei intaktem Stoffwechsel wird Fett zu den Endprodukten Kohlensäure und Wasser abgebaut. Die Fehlsteuerung der Stoffwechselvorgänge entsteht allein durch das Fehlen biologischer Wirkstoffe; als Folge können raffinierte Kohlenhydrate vom Körper nicht vollständig abgebaut werden und setzen sich als Fettpölsterchen ab.

»Die Margarineindustrie muß sich heute nachsagen lassen, sie habe weite Teile der etablierten Ernährungswissenschaft schlicht gekauft.« Dies schrieb die *Süddeutsche Zeitung* am 7./8. März 1987, und der Heidelberger Internist Prof. Gotthard Schettler bestätigt: »Was hier unter dem Siegel ›Wissenschaft‹ veröffentlicht und verteilt wird, ist grotesk. Solange Verkaufsorganisationen bestimmen, was wissenschaftlich relevant ist, braucht man sich über die Verunsicherung von Ärzten und Patienten sowie der gesamten Öffentlichkeit nicht zu wundern.« Selbst Ancel Keys, der die Fett-Arteriosklerose-Herzinfarkt-Theorie entwickelt hatte, räumte im Jahre 1970 ein: »Es wurden keine signifikanten Zusammenhänge zwischen der Ernährung und dem Cholesterinblutwert einerseits und dem Auftreten von koronaren Herzerkrankungen andererseits gefunden.«

Es ist schon fast ein Jahrhundert her, als der Nahrungsmittelhistoriker Moriz Heyne schrieb: »In der Einfachheit des urgermanischen Lebens ist Milch eins der Hauptnahrungsmittel für reich und arm, jung und alt.«

Wir brauchen nur logisch zu denken, so fällt uns auf, daß sich vor der Erfindung der Margarine im Jahre 1869 weder jemand Sorgen um den Cholesteringehalt der Butter gemacht hat noch darum, man könne sich durch Butterverzehr Gefäßerkrankungen oder gar einen Herzinfarkt zuziehen. Diese Sorge war zur damaligen Zeit auch völlig unnötig. Die Menschen lebten noch von Naturprodukten wie Obst, Gemüse, Vollkornbrot, Milch, und wenn sie es sich leisten konnten, gab es am Sonntag ein Stück Braten. Diese vollwertige Ernährung war der beste Schutz vor Stoffwechselstörungen, welche die wirkliche Ursache für die Entstehung der Arteriosklerose und die cholesterinartigen Ablagerungen sind.

Obwohl der Verzehr von Butter in den vergangenen Jahrzehnten drastisch zurückgeschraubt wurde, nahmen die Erkrankungen der Herzkranzgefäße und der Herzinfarkt nicht
weniger drastisch zu. Inzwischen stieg in Deutschland die
Zahl der Herz- und Kreislauftoten pro Jahr auf 440 000; das
entspricht 49 Prozent aller Sterbefälle. (Statistik 1993, Gesundheitsamt Nürnberg)
Eigentlich müßten die Ärzte ja dem Säugling das Trinken
von Muttermilch verbieten, denn sie hat gegenüber der Kuhmilch doppelten Gehalt an Cholesterin. Wir wollen doch
nicht hoffen, daß die Natur den Säugling für Herzschäden
vorprogrammiert! Wir brauchen uns also das Naturfett Butter, das, wie der Nahrungsmittelhistoriker Heyne schreibt, seit
urgermanischen Zeiten den Fettbedarf der Menschen deckte
und somit seinen gesundheitsfördernden Wert belegen konnte, nicht ausreden zu lassen.

4. Reizstofffreie Getränke

Eine Nahrung, die vorwiegend aus frischem Gemüse, Obst
und Salaten besteht, enthält so viel Flüssigkeit, daß wenig
Durst aufkommt. Daß Getränke, welche Reizstoffe oder Drogen enthalten, nicht in eine Kost passen, die Allergien verhindern oder heilen soll, versteht sich von selbst.
Obst- und Gemüsesäfte sind keine Getränke, sondern Nah-
rungs- bzw. Teilnahrungsmittel. Auch das Säftetrinken sollte
nur gelegentlichem geselligen Beisammensein vorbehalten
bleiben, da der Konsum von Säften als tägliches Getränk
zum Durstlöschen gesundheitliche Nachteile bringt (siehe
Kapitel: »Denaturierte Nahrungsmittel ...«). Mykosepatienten
müssen Säfte bis zur ihrer Gesundung völlig meiden.
Als echte Getränke kommen also nur Wasser, Mineralwasser

und ungesüßte Kräuter- und Früchtetees in Frage. Mit den Tees sollte man abwechseln, da auch sie Wirkstoffe enthalten.

Frisches Quellwasser wäre natürlich das edelste Getränk in unserer Ernährung. Wer schon einmal nach langer Wanderung im Gebirge aus einer sprudelnden Quelle getrunken hat, weiß, daß kein anderes Getränk größeren Genuß bereiten kann. Leider haben wir nicht ständig Zugang zu reinem Quellwasser, doch bieten gute Mineralwässer annehmbaren Ersatz. Die Qualität des aufbereiteten Leitungswassers ist von Region zu Region verschieden, entspricht jedoch in der Regel den gesundheitlichen Anforderungen.

Bewegung an frischer Luft

Haben wir bei der Aufnahme von Luft noch die Wahl?

Die Luft hat einen Gehalt von ca. 20 Prozent Sauerstoff, ca. 80 Prozent Stickstoff und 0,03 Prozent Kohlensäure, sowie diverse andere Gase.

Der natürliche »Ventilator« der atmosphärischen Zirkulation sorgt bis in etwa 100 000 Meter Höhe für eine gleichmäßige Durchmischung der verschiedenen Gase, damit sie sich nicht entsprechend ihrem Molekulargewicht schichtenweise absetzen. Durch die atmosphärische Zirkulation wird außerdem der Wärmeüberschuß der heißen Regionen der Erde den kühleren Gebieten zugeführt und umgekehrt. Der große Luftkreislauf der Erde hat nicht nur thermische Auswirkung, sondern zusätzlich durch die Rotation der Erde auch noch eine dynamische. Glücklicherweise nimmt die Atmosphäre an der Rotation der Erde teil, aber eben nicht ganz. Ein »Luftpaket«, das vom Äquator nach dem Norden reist, weist eine höhere Geschwindigkeit auf als die Erdoberfläche unter ihm. Durch die West-Ost-Rotation der Erde wird das mobile Luftpaket von der ursprünglichen Nordrichtung über die Nordost- in die Ostrichtung abgeleitet. Ein Luftpaket, das seine Reise vom Pol zum Äquator antritt, kann dagegen mit der immer schnelleren Geschwindigkeit der Erdoberfläche nicht Schritt halten und wird deshalb aus der ursprünglichen Südrichtung über die Südwest- in die Westrichtung umgelenkt. In den gemäßigten Zonen der Erde verwirbeln sich in stetigem Fortgang die kalten polaren Luftmassen mit denen aus tropischen Gebieten. Diese sehr vereinfachte Darstellung demonstriert, wie der globale Luftkreislauf für einen wirksamen thermischen Ausgleich zwischen warmen niederen und kalten höheren Breiten sorgt. Dieser Luftkreislauf führt selbstverständlich auch dazu, daß alle Schadstoffe, welche die Industrieländer produzieren und in die Luft leiten, überall auf der Erde verteilt werden und in mehr oder weniger hoher Konzentration in der Luft ständig vorhanden sind.

Völlig reine Luft haben wir also infolge der fortschreitenden Luftverschmutzung auf der ganzen Erde nicht mehr zur Verfügung. Deshalb müssen wir unser Augenmerk darauf legen, uns *so oft wie möglich* in einer Luft aufzuhalten, die so *gut wie möglich* ist. Nicht jeder hat das Glück, in einem Häuschen im Grünen, fernab abgaseproduzierender Regionen zu leben. Doch wir können unsere Freizeit statt in verräucherten Diskos und Kneipen und ähnlichen Freizeitlokalitäten in freier Natur verbringen, dort, wo wir von Wiesen und Bäumen umgeben sind. Nicht umsonst nennt man die Parkanlagen die »grünen Lungen der Großstadt«. Pflanzen haben die Fähigkeit, Kohlendioxid über komplexe Abläufe in ihrem Kreislauf, Photosynthese genannt, in Sauerstoff umzuwandeln und an ihre Umgebung abzugeben. Diese Fähigkeit der

Pflanzen zur Sauerstoffproduktion können wir in unserer Wohnung und oft auch an unserem Arbeitsplatz nutzen. Pflanzen verschönern nicht nur unsere Umgebung, sondern tragen zugleich entscheidend zur Verbesserung unserer Atemluft bei.

Bewegung steigert das Wohlbefinden und stärkt das Immunsystem

Ausreichend Bewegung, möglichst im Freien, verbunden mit der beschriebenen heilenden vitalstoffreichen Kost, ist eine hervorragende Kombination, welche verloren geglaubten und verborgenen Lebensgeistern wieder auf die Sprünge zu helfen vermag. Es ist jedermann bekannt, daß das ewige Sitzen im Büro und anschließend vor dem Fernseher nicht gerade förderlich für die Gesundheit ist. Die Muskeln brauchen Bewegung; »wer rastet, der rostet«. Als ideale und sinnvolle Strategien, um das Wohlbefinden zu steigern, den Kreislauf anzuregen und sogar das Immunsystem zu stärken, sind sportliche Betätigungen wie Laufen, Schwimmen, Gehen und sportliche Ballspiele zu empfehlen. Forschungen der Sportmedizin ergaben, daß Übertraining beim Sport das Immunsystem schwächt, während es bei richtig dosiertem Training mit entsprechenden Erholungspausen dazwischen gestärkt wird. Selbst die sportlichen Betätigungen der Normalbürger, auch wenn sie nur wenig Zeit pro Tag darauf verwenden, wirken sich äußerst positiv auf das Immunsystem aus.

Vor kurzem ist eine neue Sportart aus Amerika aufgetaucht, das »Walking«. Darunter versteht man schnelles Gehen, und zwar nur so schnell, daß man sich dabei auch noch unterhalten kann. Es werden alle Muskelgruppen optimal trainiert; die Arm- und Beinmuskeln ebenso wie die Bauch- und

Rückenmuskulatur. Diese Sportart, mit der selbst Übergewichtige nicht überfordert werden, ist für jedes Alter geeignet (Herzkranke fragen bitte ihren Arzt). Am besten fangen
Sie mit wenigen Minuten pro Tag in etwas verhaltenerem
Tempo an, um dann jede Woche ein wenig zu steigern, bis
Sie ein 30-Minuten-Training erreicht haben. Sie können
ganz leicht feststellen, mit welcher Pulsfrequenz Sie sicher
und gesundheitswirksam trainieren. Legen Sie während der
ersten 10 Male Walking zwei- bis dreimal einen kurzen Stop
ein, um Ihren Puls zu messen, bis Sie ein Gefühl für Ihren
Pulsschlag entwickelt haben. Sportmediziner raten, folgende
Richtlinien einzuhalten: Ziehen Sie Ihre Lebensjahre von 220
Pulsschlägen ab. Etwa drei Viertel dieser Zahl ergibt Ihren
optimalsten »Walking-Puls« pro Minute. Ein Beispiel: Alter
40 Jahre, Maximalfrequenz 220 – 40 = 180. Optimalfrequenz
wären bei einem Vierzigjährigen also 135 Schläge pro Minute.

In größeren Städten gibt es schon Vereine, die Walking in der
Gruppe anbieten. Wenn Sie wenigstens jeden 2. Tag Walking
praktizieren, so können Sie nicht nur Ihren Kreislauf wunderbar in Schwung bringen, sondern auch die Stärkung Ihres
Immunsystems entscheidend unterstützen.

Muskelarbeit regeneriert die Zellen

Die Arbeit der Muskeln löst eine Kette von ineinander ver-
zahnten Vorgängen aus. Beim Anspannen ziehen sich die
Muskelfasern zusammen und bewirken das Auspressen von
Gewebeflüssigkeit und Blut. Beim Entspannen saugt das Gewebe vermehrt Flüssigkeit an, die Blutgefäße erweitern sich
und sind zur Aufnahme von größeren Mengen Blut bereit.
Die Durchblutung der arbeitenden Muskeln, des umliegenden

Gewebes und der Haut wird also stark gefördert. Die Arbeit der Muskeln setzt komplexe chemische Stoffwechselprozesse in Gang: Schlacken werden beseitigt und die Lymphzirkulation wird angeregt, die verbesserte Durchblutung führt den Zellen vermehrt Sauerstoff und Nährstoffe heran, und sie transportiert Endprodukte des Stoffwechsels ab, das kollagene Bindegewebe bleibt dadurch länger elastisch. Es können sich weniger Schlacken festsetzen und die Zellen regenerieren bedeutend besser. Das Muskeltraining beim Walking hat den Vorzug, selbst bei älteren Menschen eine derartige Steigerung des Muskeltonus zu bewirken, daß sie mehr Leistungskraft entwickeln und durch nachhaltige Durchblutung frischer und jugendlicher erscheinen.

Warum Obst und Gemüse
aus dem Biolandbau?

Wenn Sie das Glück haben, bei einem Biobauern einkaufen zu können, oder in der Nähe von Naturkostläden wohnen, so sollten Sie Ihrer Gesundheit zuliebe zugreifen. Lebensmittel, die frei von chemischen Keulen sind, unterstützen den geschwächten Organismus ganz entschieden beim Regenerieren des Immunsystems.

Güteklassen

Obst und Gemüse aus konventionellem Anbau werden in Güteklassen eingeteilt, die sich nur nach äußeren Kriterien richten:

- Gewicht
- Regelmäßigkeit in Form und Farbe
- Fehlerlosigkeit

Für Obst und Gemüse aus ökologischem (biologischem) Anbau gelten die Richtlinien:

- ausgewogene Fruchtfolge und angepaßte Tierhaltung
- Humuspflege und vorwiegend organische Düngung
- Erhaltung einer möglichst ganzjährigen grünen Pflanzendecke

- Verzicht auf Herbizide und andere synthetische Biozide
- Verzicht auf synthetische Stickstoffdünger

Bodenmißhandlung – Bodenpflege

Kohlenstoff, Sauerstoff und Wasserstoff stehen den Pflanzen aus Luft und Boden ständig zur Verfügung, doch die Nährstoffe, mit denen die Erde die Pflanzen während ihres Wachstums versorgt, müssen wieder zugeführt werden. Dies sind vor allem die »Grundnahrungsmittel« Stickstoff (N), Phosphor (P) und Kalium (K). Sie werden entsprechend ihrer chemischen Bezeichnungen NPK-Dünger genannt.

Beim *konventionellen Anbau* kommt hauptsächlich *mineralische Düngung* zum Einsatz, was jedoch eine Nitrat- und Phosphatüberversorgung bewirkt. Diese Methode hat mannigfache negative Folgen.

- Ein großer Teil der Nährstoffe wird wegen des Überangebots nicht genutzt und aus dem überdüngten Boden ausgewaschen. Das zieht die Verunreinigung beziehungsweise Überdüngung, besonders durch Nitrate und Phosphate, im Grundwasser, in den Flüssen, Seen und letztendlich in den Meeren nach sich.
  Nitrat wird in den Pflanzen gespeichert. Nicht selten werden mehrere Gramm pro Kilogramm Gemüse gemessen. Es kann hier in keiner Weise mehr von gesundheitlicher Unbedenklichkeit die Rede sein.
- Die Überversorgung mit einigen Stoffen, meist mit Stickstoff, und die Unterversorgung mit anderen Elementen, vornehmlich Spurenelementen, wirkt sich nachteilig auf das Immunsystem der Pflanzen aus und macht sie anfälliger für den Befall von Schädlingen, was wiederum den

Einsatz von Pestiziden zur Folge hat, die Boden und Luft verseuchen.

- Die Natur greift mit ihren biologischen Waffen, das heißt mit ihren Bakterien, Pilzen und Viren, gnadenlos schwache und geschwächte Organismen an.
- Leicht lösliche Düngemittel und Biozide versalzen und vergiften regelrecht das Bodenmilieu, worunter die pflanzlichen und tierischen Lebensgemeinschaften in solch extremer Weise zu leiden haben, daß sie ihren Aufgaben als Reduzenten (Umwandler von organischen Stoffen in anorganische) nicht mehr nachkommen können.

Es ist nicht zu übersehen, daß es sich bei dieser Art von Bodenbearbeitung eher um eine Bodenmißhandlung handelt. Dabei hat der Bauer im gleichen Maße mit einer Verringerung der Erträge und der Qualität der Nahrungsmittel zu rechnen, wie die Vernichtung der Ackerböden fortschreitet, was letztendlich damit endet, daß die mißhandelten Böden eine geraume Zeit brachliegen müssen, um sich wieder einigermaßen zu erholen.

Im *Bio-Landbau* wird nach ganz anderen Grundsätzen vorgegangen.

- Der Landwirt arbeitet *organische Nahrung* in den Boden, aber nicht direkt an die Pflanzenwurzeln, so daß sie erst über die Mikroorganismen für die Pflanzen aufgeschlossen wird. Dies hat den Vorteil, daß sie von den Pflanzenwurzeln nach Bedarf in kleinen Mengen aufgenommen werden kann. Humus und Mikroorganismen binden die Nährstoffe, bis sie wirklich gebraucht werden. Dies kommt einer Art »natürlicher Lagerhaltung« gleich.
- Eine ganz wesentliche, *natürliche Quelle von Nährstoffen* sind die organischen Abfälle aus den Haushalten. Diese

erfahren durch Kompostierung eine Umwandlung in hochwertige organische Dünger und tragen entscheidend zur Vitalisierung der Böden bei.

– Eine der jeweiligen *Bodenart angepaßte Fruchtfolge* mit Unter- und Zwischenfrüchten führt zu einer gleichsam natürlichen Artenvielfalt und Dauerbegrünung des Bodens. Auf diese Weise werden große Mengen organischer Substanzen aufgebaut und somit die Humusbildung gefördert sowie die Bodenerosion unterbunden. Man spricht hier zutreffend von »Gründüngung«. Regelmäßiger Anbau von *Schmetterlingsblütlern* (z. B. Erbsen, Bohnen, Lupinen, Klee) macht künstliche Stickstoffdüngung überflüssig.

Einsatz von Pestiziden

Die Palette der weltweit am häufigsten eingesetzten und zugelassenen Pestizide für die Erzeugung landwirtschaftlicher Produkte: Herbizide (Unkrautvertilger), Insektizide (Insektenvernichtungsmittel) und Fungizide (Pilzbekämpfungsmittel) ist von schier unüberschaubarer Vielfalt. Viele der neuen Substanzen sind schwer zu analysieren. Da ständig weitere Schädlinge Resistenz gegen toxische Stoffe aufzeigen, werden laufend neue Pestizide entwickelt und in den Handel gebracht.

Das Ministerium für Umwelt, Naturschutz und Reaktorsicherheit hat 1989 einen Forschungsbericht veröffentlicht, der besagt, daß 90 Prozent der ausgebrachten chemischen Substanzen innerhalb von 6 Stunden in die Luft gelangen und über weite Strecken transportiert werden. Im Regenwasser gelöst, werden sie wieder über den Erdboden verteilt. Dies führt weltweit, selbst in unberührten Regionen, z. B. im arktischen Eis, zur Kontaminierung durch Pflanzenschutzmittel.

Inhaltsstoffe der Pflanzen aus konventionellem und biologischem Anbau im Vergleich

Die konventionellen Landwirtschaftsbetriebe stehen heute vor dem Problem, daß sie nur dann größere Mengen ihrer Produkte mit Gewinn absetzen können, wenn sie ansprechend »schön« aussehen. Dies führte dazu, daß die Produkte den Normen des Handels unterworfen werden. Folglich werden auf Kosten der biologischen Qualität Mineraldünger und Pestizide verwendet.

Professor *Schuphan* von der Bundesanstalt für Qualitätsforschung in Geisenheim suchte der mangelhaften Qualität auf den Grund zu gehen. Bei der Gegenüberstellung konventioneller Anbau: Biolandbau ergaben ausgedehnte Studien, daß durch Einsatz von Kunstdünger und Pflanzenschutzmitteln zwar Ertragssteigerungen zu erzielen sind, die innere Qualität und die biologische Verwertbarkeit der Erzeugnisse jedoch auf der Strecke bleiben.

Bei Verwendung von organischem Dünger wiesen die Produkte positivere Eigenschaften auf: höheren Gehalt an Vitalstoffen wie Eiweiße, Aminosäuren, Vitamine, Kohlenhydrate, Mineralstoffe und Aromastoffe, bei gleichzeitig wesentlich geringerer Belastung an Schadstoffen.

Der biologische Wert eines Produktes wird jedoch nicht allein durch den Gehalt der Inhaltsstoffe bestimmt, welche die chemische Analyse aufzeigt, darüber hinaus kommt der stofflichen Harmonie der Lebensmittel und der Effizienz für den Körper höherer Organismen große Bedeutung zu.

Biologisches Gemüse enthält nicht nur mehr Vitalstoffen, es zeigt sich auch als geschmacklich weit überlegen. Weitere Untersuchungen ergaben eine positivere Lagerfähigkeit und, wie Fütterungsversuche demonstrierten, eine bessere Gesundheit und Fruchtbarkeit von Versuchstieren.

Produkte aus *konventionellem* Anbau weisen, Marktkontrollen zufolge, noch immer erhebliche Rückstände an chemischen Pflanzenschutzmitteln und Mineraldüngung auf. Im *biologischen Anbau* erzeugte Lebensmittel sind dagegen weitgehend frei von gesundheitsgefährdenden Stoffen.

Biolandwirte sind trotz allem besorgt, da die Kontaminierung ihrer Felder durch die beschriebene Luftverfrachtung giftiger Stoffe nicht vermeidbar ist. Ihre Produkte sind höheren Auflagen und einem Vielfachen an Rückstandskontrollen unterworfen, dennoch können die Landwirte, trotz Nichtanwendung gesundheitsschädlicher Stoffe, keine absolut rückstandsfreien Erzeugnisse zusichern.

Drei Faktoren bestimmen die Qualität eines biologisch wertvollen Lebensmittels:

1. Der Reinwert – das Freisein von Rückständen und Zusatzstoffen
2. Der Vollwert – die wertgebenden Inhaltsstoffe
3. Der Genußwert – der Geschmackseindruck, das Aroma

Diese Qualitäten zu erreichen, setzen sich verantwortungsbewußte Biobauern zum Ziel. Erfreulicherweise nimmt der biologische und der biologisch-dynamische Anbau von Obst und Gemüse laufend zu. Es gibt immer mehr Landwirte, die naturgemäß düngen und gegen Schädlinge und Unkraut Pflanzenkombinationen auf ihren Feldern ausbringen. Diese schützen sich gegenseitig durch ihre sekundären Pflanzenstoffe (Phytochemikalien) gegen Schädlinge. Zudem gedeihen Pflanzen, wenn sie in Gruppen mit »befreundeten« Nutzgewächsen aufgezogen werden, besonders gut. Wenn wirklich Schädlingsbekämpfung nötig ist, so finden natürliche Feinde der Schädlinge ihren Einsatz oder pflanzliche »Giftbrühen«, die weder die Gesundheit der Pflanze noch die des Menschen beeinträchtigen. Diese Landwirte gilt es zu unterstützen, indem man ihre Produkte kauft, statt die Erzeuger belasteter Nahrungsmittel zu fördern.

Der Konsument kann also Erzeugnissen aus biologischem Anbau vertrauen. Wenn er vorzugsweise Produkte einer geschützten Marke wie Demeter, Bioland, Biokreis Ostbayern, Naturland, Anlog usw. verwendet, so kann er sich vor Mißbräuchen, die leider gelegentlich auftreten, am besten schützen.

Denaturierte Nahrungsmittel und Kunstprodukte

Der Mensch ist von der Natur für den Grenzwert NULL geschaffen

Für alle Rückstände an Chemikalien und Schwermetallen, die uns durch Umweltverschmutzung und »Nahrungsmittelveredelung« aufgezwungen werden, ebenso für Nahrungsmittelzusatzstoffe, sind von staatlich-gesundheitskompetenter Seite Grenzwerte aufgeführt, bei deren Überschreitung Gesundheitsschäden drohen. Sind die Grenzwerte durch stetig ansteigende Belastung der Lebensmittel nicht mehr haltbar, so werden sie von Amts wegen möglichst unauffällig erhöht. Von Natur aus ist der Mensch, was Schadstoffe betrifft, für den Grenzwert Null konzipiert. Alles, was den naturgegebenen Wert überschreitet, ist ohnehin gesundheitsschädigend. Auch wenn alle Rückstände und Zusatzstoffe nur in Spuren von uns aufgenommen werden, sie kumulieren in unserem Organismus und sind nur schwer oder in den meisten Fällen überhaupt nicht mehr abzubauen. Wir entwickeln uns zu wandelnden Deponien der Chemie- und Pharmaindustrie.
Im gleichen Maße, wie sich die Nahrungsmittelindustrie entwickelte, und damit die Verfälschung und Denaturierung der Naturprodukte fortschritt, nahm langsam und unmerklich die Entfremdung des Menschen von seiner ursprünglichen Lebensweise zu. Die kontinuierlichen Veränderungen seiner ehemaligen Lebensgewohnheiten setzten schleichend ein und wurden von Generation zu Generation schwerwiegender, so daß der Mensch des 20. Jahrhunderts eine Nahrung aus syn-

thetisch und fabrikatorisch veränderten Produkten, die obendrein mit Medikamenten und Chemie verseucht sind, als völlig normal ansieht und mit stoischem Gleichmut verzehrt.

Menschen, die versuchen, nach den Naturgesetzen zu leben, und ihre Nahrung in diesem Sinne auswählen, fallen aus dem Rahmen. Sie werden als »Gesundheitsapostel« und »Körnerfresser« verlacht. Unsere Gesundheit und unser Wohlbefinden hängen jedoch von unserer Ernährung ab. Wir müssen uns eindringlich vor Augen führen, daß wir die Situation in der Hand haben können, durch *unsere* gezielte Nachfrage nach *naturbelassenen Lebensmitteln* die Nahrungsmittelerzeuger in unserem Sinne zu beeinflussen.

Nahrungsmittel, die zu meiden sind

Folgende Nahrungsmittel müssen Sie von Ihrem Speiseplan streichen, um Ihren strapazierten Organismus zu entlasten. Sie kennzeichnen sich alle durch Mangel an Vitalstoffen, die der Körper zur Revitalisierung des Immunsystems benötigt, sowie durch Schadstoffbelastung, die der Regenerierung abträglich sind.

- *Raffinierte Kohlenhydrate* sind (neben dem übermäßigen Konsum an tierischen Produkten) die hauptsächlichen Verursacher der ernährungsbedingten Zivilisationskrankheiten, da sie aller Vitalstoffe beraubt sind, die dem Körper zum gesunden Stoffwechsel unentbehrlich sind. Unter raffinierten Kohlenhydraten versteht man vor allem alle Fabrikzuckerarten, die Auszugsmehle und geschälten Reis.
- *Fabrikzucker* ist jeglicher aus dem ganzheitlichen Lebensmittel isolierter Zucker sowie Sirup, der eine circa 65prozentige Zuckerkonzentration darstellt und der durch Fa-

brikationsprozesse mittels Chemie und/oder durch hohe Hitzeeinwirkung dem natürlichen Lebensmittel entzogen und dadurch seiner zum Stoffwechselgeschehen notwendigen Begleitstoffe = Vitalstoffe beraubt wurde.

- *Auszugsmehle* werden aus dem Stärkekern des Getreidekorns gemahlen. Die Randschichten und der Keim des Korns, in denen wichtige Vitalstoffe enthalten sind, werden bei dem Mahlvorgang entfernt; das Korn wird entwertet. Roggenmehl ist als Graumehl bekannt und Weizen als Weißmehl. Was den Mangel an Vitalstoffen betrifft, so kann Weißbrot mit Graubrot (Schwarzbrot) ohne Mühe Schritt halten.
- *Geschälter Reis* hat durch das Entfernen seiner wertvollen Randschichten bereits 80 Prozent seiner Vitalstoffe verloren.
- *Raffinierte Fette* wie gewöhnliche Speiseöle, Margarinen und gehärtete Fette haben ebenfalls durch physikalische oder chemische Verfahren wesentliche Vitalstoffe verloren und gehören zu den entwerteten Nahrungsmitteln.
- *Nahrungsmittelkonserven* sind gleichfalls zu den denaturierten Nahrungsmitteln zu zählen, da sie nicht mehr alle Vitalstoffe des ursprünglichen Ausgangsproduktes enthalten.
- *Obst- und Gemüsesäfte* sind Teilnahrungsmittel und werden aus Konzentraten hergestellt, wobei sie den größten Teil der zur Verarbeitung im Organismus notwendigen biologischen Wirkstoffe verlieren.
- *Tiereiweiß,* Produkte tierischen Ursprungs (Fleisch und Fisch sowie Produkte daraus, Milchprodukte, Eier) müssen wegen ihres artfremden Eiweißes, welches die Arbeit des geschwächten Immunsystems beeinträchtigt, von Allergikern und Mykosepatienten eine gewisse Zeit gemieden werden.

- *Eiweißpräparate,* Sojaprodukte wie Sojamehl, Tofu, Sojafleisch und -würstchen, sind Kunstprodukte, die hochprozentig denaturiertes Eiweiß enthalten.
- *Genußmittel und Drogen* sind in einer Ernährung, die aufbauen und heilen soll, selbstverständlich tabu.
- *Kaffee, Tee und Kakao* sind keine Getränke, sondern Genußmittel, die nicht nur Substanzen von toxischer Wirkung enthalten, sondern auch chemische Stoffe von aller-
  genem Effekt.
- *Alkohol und Nikotin* sind Drogen, die zum Abbau im Organismus dem Körper Vitamine und Mineralstoffe entziehen und daher zur Schwächung des Immunsystems beitragen.
- *Nahrungsergänzungsstoffe* sind Vitamine, Mineralstoffe,
  Spurenelemente und Enzyme, die wir bei ausgewogener
  Kost ohnehin ausreichend aufnehmen.
- *Lebensmittelzusatzstoffe* sind Geschmacksverstärker, Kon-
  servierungs- und Farbstoffe, Zuckeraustauschstoffe, Süßstoffe, Emulgatoren, Dickungsmittel, vor allem sämtliche
  Stoffe, die E-Nummern tragen. Sie alle enthalten körper-
  fremde Chemikalien, die den Stoffwechsel belasten und
  allergen wirken können.

Tod den Allergenen durch Erhitzung?

Neuerdings tauchte das Gerücht auf, Allergiker sollten alle
Lebensmittel vor dem Verzehr kochen, um mögliche Allergene abzutöten. Dann wären die obengenannten Produkte die
ideale Antiallergiekost. Doch diesen Unsinn wird sicherlich
niemand glauben. Es ist doch heute schon jedem Laien klar,
daß das Erhitzen den größten Teil der Vitamine und Enzyme
(lebensnotwendige Eiweiße) zerstört. Eiweiß gerinnt bei 43°C.

Jeder hat schon davon gehört, daß die Körpertemperatur nicht über 43°C ansteigen darf, da sonst der Tod eintritt. Könnte man Allergene durch Kochen abtöten, so gäbe es herzlich wenig Allergiker, denn deren Nahrung besteht doch in der Hauptsache aus erhitzter Kost. Sehen wir uns den alltäglichen Speiseplan eines Normalverbrauchers einmal an:

- Frühstück: Kaffee oder Tee, zwei Brötchen oder zwei Scheiben Brot aus Auszugsmehl. Als Belag gibt es Käse, Wurst und Marmelade. Frischkost? 0 Prozent!
- Mittagessen: Eine Portion Fleisch, gekochtes Gemüse, Kartoffeln, vielleicht ein kleiner Salatteller. Frischkost etwa 0,5 bis 1 Prozent!
- Abendessen: Brote aus Auszugsmehl mit Käse und Wurst, eventuell ein paar Scheiben Tomaten oder Rettich. Frischkost etwa 2 Prozent!
- Zwischendurch und am Abend: Süßigkeiten, Chips, Salzletten, gebratene, gesalzene Erdnüsse, ab und zu ein Stück Obst.

In der Hauptsache nimmt der Allergiker also denaturierte, das heißt tote Nahrungsmittel zu sich, die ihn bislang vor Allergenen nicht zu schützen vermochten.

Waschen und Kochen hilft nicht gegen Gifte

Durch Kunstdünger kann es in den Pflanzen zu erheblichem Nitratgehalt kommen. Nitratgehalte von mehreren Gramm pro Kilogramm Gemüse sind heute eher die Regel als die Ausnahme. Ebenso werden Schädlings- und Unkrautbekämpfungsmittel, Insektizide und Herbizide von den Pflanzen aufgenommen, zum einen direkt durch Besprühen, zum anderen über die Wurzeln, da die Sprühmittel auch auf die Erde gelangen und durch Regenwasser in den Boden gespült werden.

Rückstände von Schädlingsbekämpfungsmitteln und der Gehalt an Nitrat werden weder durch Waschen und Schälen entfernt, noch durch Kochen zerstört. Die Gifte sind im ganzen Gewebe der Pflanze gespeichert und können dort nicht mehr eliminiert werden. Ebensowenig kann hohe Hitzeeinwirkung die Toxizität beeinflussen. Kochen der Lebensmittel hat nur zur Folge, daß gerade **die** lebenswichtigen Vitalstoffe zerstört werden, die unseren Organismus befähigen, Giftstoffe besser zu verkraften. Das gilt auch für das Schälen von Gemüsefrüchten und Obst; gerade knapp unter der Schale befinden sich die meisten Vitalstoffe.

Kaufen Sie also Gemüse und Obst aus Biolandbau, falls Sie die Möglichkeit dazu haben (siehe Kapitel »Warum Gemüse und Obst aus Biolandbau?«).

Vitalstoffmangel schwächt das Immunsystem

Da das geschwächte Immunsystem der Allergie- und Mykosepatienten dem schwerwiegenden Defizit an Vitalstoffen in der heutigen Zivilisationskost zu verdanken ist, ist es wichtig zu wissen, wie die Schädigung ihres Organismus durch die oben aufgelisteten Nahrungsmittel zustande kommt und wie dies künftig zu vermeiden ist.

Raffinierte Kohlenhydrate

Zucker, der süße Weg ins Verderben – oder ...

Wenn man der Reklame glauben schenken will, so sind zuckerhaltige Produkte höchstens für die Zähne schädlich. Dieses Manko sei aber durch eine entsprechende Zahnpasta »völlig zuverlässig« zu verhindern, wie der freundliche Herr im weißen Kittel in der TV-Werbung versichert. Außerdem sei jeder selbst daran Schuld, wenn seine Zähne verkommen; schließlich könne man sie ja versiegeln lassen. Daß der Zahn aber von innen her über die Pulpa am Stoffwechselgeschehen teilnimmt, wird geflissentlich verschwiegen. Derartige Methoden beziehen sich nur auf äußere Schäden, die lediglich die Spitze des Eisbergs darstellen. Fabrikzucker, dem wir im täglichen Leben in vielfältigster Verarbeitung in Süßigkeiten, Konditorwaren, Marmeladen, Konserven, Säften und ähnlichen Schleckereien begegnen, ist unserer Gesundheit so abträglich wie die Drogen Alkohol und Nikotin. Er wirkt nicht nur als Kalkräuber, sondern ruft zusammen mit anderen raffinierten Kohlenhydraten, den Auszugsmehlen, in unserem Organismus noch zahlreiche weitere unangenehme Reaktionen hervor:

Verschiebungen im Säure-Basen-Haushalt: Raffinierte Kohlenhydrate regen die Säurebildung im Organismus an, sind aber wegen der fehlenden Mineralstoffe und des fehlenden Eiweißes nicht in der Lage, die Säure zu binden.

Mineralstoffräuber: Zum Neutralisieren der Säure werden dem Organismus basische Mineralien entzogen, wie Kalzium, Kalium, Natrium und Magnesium. Die Stabilisierung des pH-Wertes kommt durch einen regulierenden Mechanismus zustande: Rezeptoren im Hirnstamm unterrichten durch Nervensignale die Kommandozentrale des Hypothalamus über den Blutchemismus. Liegen die Werte im sauren Bereich, setzt der Organismus über ein komplexes Regulierungssystem alles daran, die Säure zu neutralisieren.

Kalziumräuber: Über das vegetative Nervensystem gelangen Reize zur Nebenschilddrüse. Die Nebenschilddrüse wird angeregt, das Parathormon auszuschütten, welches den Abbau von Kalzium aus dem Mineralstoffreservoir des Organismus (Zähne und Knochen) mobilisiert. So verhalten sich raffinierte Kohlenhydrate als Mineralienräuber.

Hoher Vitaminverbrauch: Zum Abbau raffinierter Kohlenhydrate müssen infolge der fehlenden Vitalstoffe dem Organismus auch Vitamine zur Verfügung gestellt werden, besonders Vitamin B_1. Den höchsten Bedarf an Vitamin B_1 haben das Gehirn und der Herzmuskel. Liebhaber von Süßigkeiten und Süßspeisen meiden zumeist Lebensmittel, die einen hohen Gehalt an Vitaminen der B-Gruppe aufweisen, wie Vollkornbrot und Vollkorngerichte.

Resorptionsstörungen: Sie werden erzeugt durch Vitamin- und Mineralstoffmangel; Resorptionsstörungen erzeugen wiederum Vitamin- und Mineralstoffmangel. Ein Teufelskreis entsteht!

Veränderung der Darmflora: Dies wird ebenfalls durch raffinierte Kohlenhydrate hervorgerufen. Es siedeln sich Krankheitserreger an, und Pilze gedeihen besonders gut, wenn sie mit Zucker »gefüttert« werden.

Sauerstoffausnutzung: Sie wird in den Zellen herabgesetzt. »Süße« Menschen leiden häufig an Müdigkeit und Kopfschmerz.

Insulinogene Wirkung: Zucker bewirkt durch seine Reizung der B-Zellen des Inselapparates der Bauchspeicheldrüse die Ausschüttung von Insulin ins Blut. Durch die hohe Resorptionsgeschwindigkeit der raffinierten Kohlenhydrate sinkt der Blutzuckerspiegel anschließend unter sein normales Niveau ab. Das ist die für Diabetiker gefürchtete »Unterzuckerung«.

Höhere Infektgefahr: Weiterhin begünstigt ein niederer Glukosespiegel die Gefahr, sich mit Virusinfektionen anzustecken. Nur durch normale Glukosekonzentration wird die Oxidation in den Zellen auf einer solchen Stufe gehalten, daß sie die Zellen befähigt, sich selbst erfolgreich vor dem Eindringen von Viren zu schützen.

Begünstigung der Tumor- und Metastasenbildung: Ernährungswissenschaftler wie Prof. Dr. med. Leupold wiesen schon vor Jahren darauf hin, daß der Zucker eine zentrale Rolle in der Entstehung und im Verlauf der Krebskrankheit spielt.

Schwächung des Immunsystems: Die Summe dieser Auswirkungen, die sich durch Verzehr raffinierter Kohlenhydrate ergibt, führt zur allgemeinen Schwächung des Immunsystems. Prof. Dr. Yudkin, Leiter des ernährungswissenschaftlichen Instituts der Londoner Universität und Professor am Queen Elisabeth College, London, sagt: »Wenn sich auch nur ein Teil dessen, was wir über die Auswirkungen von Zucker wissen, für irgendeinen anderen Nahrungsmittelzusatz stichhaltig nachweisen ließe, würde dieser Stoff mit Sicherheit verboten werden.« Prof. Yudkin deckte durch seine Forschungsarbeiten unter Mitwirkung zahlreicher Kollegen und Studenten den Zusammenhang zwischen Zuckerkonsum und Adipositas, Diabetes, Zahnschäden, Herzinfarkt und anderen Zivilisationskrankheiten auf.

... oder – Zucker, der lebensnotwendige Stoff?

Das Kohlenhydrat Zucker, das in ganzheitlichen Lebensmitteln enthalten ist, wie zum Beispiel in Kartoffeln, Getreide, Nüssen, Obst und Gemüse, steht in krassem Gegensatz zum Fabrikzucker. Für den Organismus sind Kohlenhydrate lebensnotwendig, doch die physiologische Wirkung eines kohlenhydrathaltigen Lebensmittels kann keineswegs auf die gleiche Stufe gestellt werden mit den Auswirkungen des Fabrikzuckers (Saccharose). Es ist bekannt, daß alle Kohlenhydrate im Organismus bis zur Traubenzuckerstufe = Glukose abgebaut werden. Somit kann man die Kohlenhydrate in den Lebensmitteln als zuckerbildende Stoffe betrachten. Die unterschiedliche Wirkung zwischen »guten« und »bösen« Zuckerstoffen im intermediären Stoffwechselgeschehen beschreibt der Schweizer Facharzt für Pädiatrie Dr. Eugen Ziegler, der sich über Jahrzehnte der Erforschung der physiologischen Auswirkung des isolierten Zuckers gewidmet hat:

In den naturgegebenen Kohlenhydratträgern wie Getreide, Kartoffeln und Früchten sind große Mengen an Ballaststoffen vorhanden, welche die Resorptionsgeschwindigkeit der aus Stärke abgespalteten Glukose und somit auch die Insulinogenität herabsetzen. Man findet in den natürlichen Kohlenhydratträgern auch die Vitamine des B-Komplexes sowie Mineralsalze und Spurenelemente. Diese Stoffe sind für die enzymatischen Abbauvorgänge in den Zellen und ganz besonders in den Neuronen (Nervenzellen) mit ihrem hohen Glukoseverbrauch enorm wichtig, fehlen jedoch in der nur »leere Kalorien« darstellenden »Saccharose«.

Zuckerfabrikation

Jedem, der Curt Lenzners Darstellung der Zuckerproduktion liest, wird augenblicklich klar, daß es sich bei dem süßen Stoff keineswegs mehr um ein natürliches Lebensmittel handeln kann:

»Unseren weißen Zucker gewinnen wir größtenteils aus Zuckerrüben. Die Rüben werden nach dem Waschen geschnitzelt und mit Wasser ausgelaugt. Um den Zuckersaft zu reinigen, wird Kalk zugesetzt oder der Saft mit Kalkmilch erhitzt, wobei Kalziumsalze und Eiweißstoffe ausfallen. Diese Scheidung vernichtet infolge ihrer alkalischen Reaktion schon alle Vitamine. In die mit Ätzkalk vermischte Flüssigkeit wird Kohlensäure geleitet, um den überschüssigen Kalk zu fällen. Die Flüssigkeit wird in die Filterpressen gepumpt, um den Zuckersaft von dem Schlamm zu trennen. Nach einer weiteren Behandlung mit Schwefeldioxyd, wodurch gleichzeitig der Saft durch die schweflige Säure entfärbt, also gebleicht wird, erfolgt die Neutralisation mit Natriumbikarbonat und die Eindampfung zu Dicksaft, der im Vakuum bis zur Kristallisation gekocht wird. Durch Ausschleudern in einer Zentrifuge wird die Masse in *Sirup* und *Rohzucker* getrennt. Der Rohzucker muß in den Zuckerraffinerien noch in Verbrauchszucker verwandelt werden, wozu eine nochmalige Reinigung mit Kalk-Kohlensäure, ein nochmaliges Bleichen mit schwefliger Säure, Filtrieren durch Knochenkohle und ›Auf-Korn-Kochen‹ notwendig ist.«

Zucker und Sirup von A bis Z

Ahornsirup, Apfeldicksaft, Birnendicksaft, Brauner Zucker (ungereinigt, auch Rohzucker genannt), Demerara, Dextrose,

Fruchtzucker, Frutilose, Gelierzucker, Gerstenmalz, Glukose, Glukosesirup, Grundsorte Hagelzucker, Isoglukose, Kandis, Karamel, Kristallzucker, Laktose, Lävulose, Leukrose, Maltodextrin, Maltose, Malzzucker, Maiszucker, Mascobado, Milchzucker, Palmzucker, Panelista, Pilézucker, Plattenzucker, Puderzucker, Raffinade, Reismalz, Rohrzucker, Rübensirup, Rübenzucker, Saccharose, Sandzucker, Sirup, Sukkanat, Stärkesirup, Staubzucker, Traubenzucker, Trockenglukose, Ursüße, Urzucker, Vanillezucker, Vanillinzucker, Verbrauchszucker, Vollrohrzucker, Würfelzucker, Zuckercouleur, Zuckerhut.

Ahornsirup, Apfel- und Birnendicksaft werden oft als vertretbare Alternativen zum weißen Haushaltszucker angesehen. Sie stellen jedoch Kohlenhydrate (bis zu 65 Prozent Zuckergehalt) in hoher Konzentration dar.

Ahornsirup ist nicht einfach der Saft der Bäume, der unbehandelt in unserem Frühstücksbrei oder auf dem Pfannkuchen landet. Die kanadischen Ahornbäume, die in riesigen Plantagen angebaut werden, liefern ca. 40 Liter Saft pro Baum und Jahr. Der Saft gelangt über kilometerlange Pipelines zu den Raffinerien. Um hierbei die Verkeimung zu verhindern, werden chemische Stoffe zugesetzt. Bei Untersuchungen wurde zum Beispiel Formaldehyd gefunden. Der Saft wird mittels aufwendiger technischer Verfahren mehrmals gefiltert, eingedickt und konzentriert. Das Endprodukt weist einen Zuckergehalt von ca. 63 Prozent auf.

Apfel- und Birnendicksaft wird aus Fallobst und ausgesonderten Früchten hergestellt. Unter hohen Temperaturen werden die Früchte mehrmals im Wechsel eingekocht, ausgepreßt und abgekühlt, bis der Saft die gewünschte Konzentration von etwa 60 Prozent Zuckergehalt erreicht hat.

Rübensirup und andere Siruparten werden im Prinzip auf die gleiche Weise hergestellt.

Womit darf gesüßt werden?

Bei der Frage »Womit darf ich süßen« sollten Sie sich die Gegenfrage stellen: Was muß denn überhaupt gesüßt werden? Kaffee, Tee und Kakao enthalten viele chemische Stoffe, so daß ihn Allergiker ohnehin meiden sollten, Früchte- und Kräutertees können Sie anfänglich mit etwas Honig süßen, wobei Sie die Dosis ständig reduzieren, bis Sie sich an ungesüßte Tees gewöhnt haben. Breie erhalten angenehme Süße durch süße Früchte: Orangen, Mandarinen, Äpfel oder Bananen. Marmeladen, Süßigkeiten und Gebäck kann man mit Honig herstellen, wobei Sie feststellen werden, daß Sie mit der Zeit immer weniger Honig verwenden müssen. Das Verlangen nach Süßem legt sich mit der Zeit durch die Ernährungsumstellung. Trockenfrüchte sollten sparsam verwendet werden und nur in eingeweichter Form. Verzehrt man sie trocken, so entziehen sie dem Körper viel Flüssigkeit. Darüber hinaus stellen sie ein Konzentrat von Kohlenhydraten dar.

Wo Zucker überall versteckt ist*

Produkt	Würfelzucker (Stück)
Nesquick 800 g	200
1 Milchschnitte	4
1 Nuß-Nougat 65 g	21
Milka-Drink 500 g	125
Fruchtjoghurt 200 g	6
1 Balisto	8
Tomatenketchup 300 ml	30
Fruchtsalat drinkout 0,2 l	8
2 nimm-2-Bonbons	5
0,33 l Coca-Cola	12

* s. »Gesundheitsberater« 4/93

Schokolade enthält rezeptpflichtige Stoffe

Beim Genuß von Schokolade haben wir es nicht nur mit dem Schadstoff Zucker zu tun, der in einer Tafel Schokolade oder in Pralinen reichlich vorhanden ist, sie enthält auch noch diverse Hormone und Aminosäuren, die nicht nur für Allergie- und Mykosepatienten abträgliche Auswirkungen haben. Darüber hinaus werden im Organismus in erheblichem Ausmaß Endorphine (körpereigene Opiate) freigesetzt.

Thyramin bewirkt eine Steigerung des Blutdrucks und eine erhöhte Ausschüttung des Neurotransmitters (Botenstoff) Noradrenalin.

Oktopamin beeinflußt durch seine aufpeitschende Wirkung die Herzfrequenz und das zentrale Nervensystem.

Theobromin wirkt anregend und harntreibend. Eine Tafel Schokolade enthält 160 mg.

Histamin, ein Gewebehormon, ist mit 660 mg hochkonzentriert in der Schokolade vertreten. Es bewirkt eine Gefäßerweiterung und Steigerung der Porosität der Gefäße, was zu Wasseraustritt aus den Gefäßen und zu dem gefürchteten Histaminödem führen kann. Darüber hinaus ist Histamin an der Entstehung von Allergien beteiligt.

Phenylethylamin erhöht die Sinneswahrnehmung und versetzt in euphorische Stimmung, daher wirkt es für viele Menschen als Liebesersatz.

Saccharose (Zucker), die in der Schokolade reichlich enthalten ist, benötigt zum Abbau im Körper Aneurin = Vitamin B1, das zur Funktion der Nerven benötigt wird (Neuro = Nerv, Nervenvitamin). Da Schokolade kein Aneurin enthält, wird es dem Organismus entzogen.

Kasomorphine, die im Milcheiweiß enthalten sind, entwickeln im Körper einen morphinähnlichen Rausch.

Seit Urzeiten waren Honig und süße Früchte die Süßmittel unserer Vorfahren. Der Invertzucker des Honigs besteht zu gleichen Teilen aus nicht miteinander verbundenen Glukose- und Fruktosemolekülen. Er ist reich an Spurenelementen und er enthält Inhibine, das sind bakterienfeindliche Stoffe. Darüber hinaus ist Honig frei von Schadstoffen aus der Umwelt. Die Bienen besitzen die Fähigkeit, diese Schadstoffe in ihrem Organismus auszufiltern und in ihrem Körperfett zu speichern, ein Vorgang, der allerdings den fleißigen Insekten nach wenigen Wochen das Leben kostet.

Honig wirkt achtmal weniger insulinogen als Fabrikzucker. Er ist ein naturgegebenes Kohlenhydrat, das Vitalstoffe enthält. Im Gegensatz zu Zucker ist Honig aufgrund seines Kalzium-Phosphor-Verhältnisses basenbildend. Da Honig mit einem Anteil von 75 Prozent ein konzentrierter Zuckerträger ist, benötigt er zum Abbau im Organismus ebenfalls Vitamin B. Bei ungewöhnlich hohem Konsum kann er, genauso wie Zucker, gesundheitsschädigend wirken, vor allem in einer Kost, der die üppigen Vitamin-B-Träger wie frische Vollkorngerichte und Vollkornprodukte fehlen.

Auszugsmehle und Produkte daraus

Unser täglich Brot

Es gibt Menschen, die auf Vollkornbrot allergisch reagieren. Dabei muß es sich nun nicht unbedingt um das Vollkorn handeln, das die Allergie auslöst. In Fabrikvollkornbroten können eine Menge Backhilfemittel enthalten sein, die auch für gesunde Menschen abträgliche Wirkungen haben.

Vollkornbrot ist gesund, wenn es aus Natursauerteig hergestellt ist. Heute werden jedoch Brote mittels »Kunstsauer«
hergestellt. Und zwar nicht nur fabrikatorisch erzeugte Voll-
kornbrote und Brote aus Auszugsmehl-Backmischungen,
sondern auch in den Kleinbäckereien ist es nunmehr üblich,
den zeitsparenden »Kunstsauer« zu verwenden. Innerhalb
von 2 Stunden kann der Teig bereits gebacken werden. Solches Brot ist schwer verdaulich. »Kunstsauer« ist eine Mischung von Feinchemikalien. Diese bewirken allerhand Störungen im Organismus, angefangen von Behinderung in der
Verwertung von Mineralstoffen und Spurenelementen bis hin
zu Eiweißverdauungsstörungen. So eignet sich Vollkornbrot
mit Kunstsauer eher als Abführmittel denn als Lebensmittel.
Wüßten die Menschen, was in ihrem täglich Brot an Feinchemikalien enthalten ist, so würden sie vermutlich schleunigst wieder selbst backen.

Haben Sie Appetit auf:

Teigsäuerungsmittel:	Emulgatorbackmittel:
40,2 % Maisquellmehl	25,5 % Puderzucker
16,5 % Zitronensäure	20,5 % Weizenmehl
10,9 % Monokalziumphosphat	15,4 % Maltodextrin
10,7 % Salz	10,3 % Sojamehl
4,9 % Dextrose	10,3 % Diazetylweinsäureester
6,7 % Kalziumsulfat (Gips)	7,2 % Guarkernmehl
3,1 % Kalziumazetatkarbonat	4,1 % Kalziumkarbonat
1,2 % Natriumdiazetat	2,6 % Trikalziumphosphat
1,5 % Trikalziumsulfat	1,0 % Schimmelpilzamylase
4,3 % Lezithin	1,0 % Askorbinsäure
	2,1 % Lezithin

(Tabelle aus: Prost Mahlzeit! s. Literaturverzeichnis)

Alle diese Inhaltsstoffe haben ausschließlich den Sinn, das gute Gelingen der Brote bzw. Brötchen zu steigern, keineswegs etwa um die Gesundheit zu fördern. Die eine Chemikalie bläst die Brötchen auf, die andere konserviert das Brot, die nächste verscheucht die Motten (Trikalziumphosphat) und sorgt für rieselfähigen Teig, eine weitere Chemikalie macht den Teig »maschinabel« – wahre Wunder vollbringt die Chemie. Der Hersteller versichert zwar, die in der Patentschrift dargelegte Rezeptur sei nie zur Anwendung gekommen, doch stellt sich hier die Frage: Warum scheut er nicht Geld noch Zeit, sie patentieren zu lassen? Trösten wir uns – es gibt andere Backhilfen mit ähnlicher Wirkung. Und die Zutaten? Fragen Sie Ihren Bäcker, er weiß es vermutlich selbst nicht.

»Vollkornbrot« heißt nicht, daß besonders viele ganze Körner im Teig sein müssen, sondern das verwendete Mehl wird aus dem vollen Korn gemahlen. D. h., es wird das ganze Korn vollständig vermahlen einschließlich der Keim- und Randschichten.

Dunkle Brote oder Brötchen, die im Geschäft angeboten werden, müssen nicht zwangsläufig aus Vollkornbrotteig hergestellt worden sein. Der Teig könnte auch mit Lebensmittelfarben oder Malz eingefärbt sein. Und nicht jedes Brot, das die Bezeichnung Vollkornbrot trägt, ist ausschließlich mit Vollkornmehl gebacken. Es müssen laut Gesetz nur mindestens 30 Prozent Vollkornmehl enthalten sein.

Wenn auf der Verpackung die Verwendung von Vollkornmehl zugesichert wird, wissen Sie also noch längst nicht, wieviel das Brot davon enthält. Ist das nicht Grund genug, das Brotbacken selbst einmal zu versuchen? («Herstellung von Natursauerteig, ein Kinderspiel« und »Brotbacken, so leicht wie Kuchenbacken« im Rezepteteil.)

Kaufen Sie Brote, Gebäck und Nudeln nur im Reformhaus, in

Naturkostladen oder beim Spezialbäcker, und lassen Sie sich erklären, wie er den Sauerteig herstellt. Machen Sie in einer herkömmlichen Bäckerei die Probe aufs Exempel. Sie können sicher sein, daß die Meister häufig keine Antwort wissen.

Raffinierte Fette

Ölproduktion – ganz raffiniert

Wohl jeder, der die Herstellungsweise raffinierter Öle und der Margarine kennt, wie sie der Ernährungsexperte Felix Kiefer beschreibt, wird das Etikett einer Flasche Speiseöl gründlich überprüfen, ob es die Beschriftung »Kaltpressung« oder »Jungfernöl« enthält, bevor er die Flasche in seinen Einkaufswagen legt. Zur Gewinnung der Pflanzenöle mittels Kaltpressung werden die Samen oder Nüsse vorerst zerkleinert (geschrotet) und dann ausgepreßt. Öle der ersten Pressung sind sehr gesunde Speiseöle. Sie gelangen auch nur in kleinen Mengen direkt in den Handel, vorwiegend in Reformhäuser. Ihr Geschmack ist bei gewissen Ölsorten vorzüglich.

Bei der weiteren Verarbeitung der Rückstände zur Ölgewinnung handelt es sich um Schritte gezielter Vitalstoffvernichtung:

- Extraktion: Der Preßrückstand wird einer Gegenstromextraktion mit Benzin (Hexan) unterworfen.
- Entschleimung und Entlezithinierung: Das so gewonnene Öl wird mit einigen Prozent seines Volumens an wäßriger Kochsalz- oder Natriumphosphatlösung innig verrührt. Dabei gehen Schleimstoffe, Harze, freie Fettsäuren, Karotinoide, Aldehyde und Phosphatide in die Wasserphase über und können mit dieser abzentrifugiert werden. Aus

diesem »Schlamm« kann das Rohlezithin gewonnen werden. Die Entfernung der Phosphatide während des Entschleimungsprozesses ist eine Vorbedingung, da diese die Nickelkatalysatoren bei einer nachträglichen Hydrierung rasch vergiften würden.

– Entsäuerung: Das entschleimte Öl enthält noch freie Fettsäuren und andere Pflanzensäuren. Das Öl wird mit Natronlauge verrührt, wobei sich halbfeste Seifen bilden, die sich unten abscheiden. Dabei ist besonders die Entfernung von Kupfer und Eisen von Bedeutung, weil diese die wichtigsten Oxidationspromotoren für Fette sind.

– Entfärbung/Bleichung: Um noch klareres, farbloseres Öl zu erhalten, werden dem Öl unter Rühren Bleicherden (Bentonit, Kieselgur) beigemischt. Zur Beseitigung der polyzyklischen Kohlenwasserstoffe im Sonnenblumenöl, muß diesem auch noch Aktivkohle zugefügt werden. Die heiße Suspension wird anschließend durch Filterpressen filtriert, aus denen ein helles, ganz klares Öl fließt, dessen Geschmack jedoch noch nicht ganz befriedigt. Deshalb schließt sich eine weitere Raffinationsstufe an.

– Desodorierung: Hierbei werden in einer Art Wasserdampfdestillation bei 5 bis 20 mmHg Vakuum und bis zu 200° C Erhitzung die letzten Reste von geruchsaktiven Aldehyden, Ketonen und freien Fettsäuren entfernt. Dann erfolgt die Kühlung des Öls noch unter Vakuum, bis die Temperatur unter 50°C gesunken ist.

– Das Endprodukt verwendet die Nahrungsmittelindustrie als Salatöl, Bratöl und Zusatz für Salatdressing.

Zunächst wird dieses vorbehandelte Öl der Umesterung und Fetthärtung unterzogen, um streichfähige Margarine zu gewinnen.

- Härtung: Dem Öl wird feinverteiltes Nickel als Katalysator beigemischt, danach erfolgt unter Druck mit Wasserstoff (2 bis 6 atü) in einem Rührkessel die Hydrierung. Dazu sind Temperaturen von 200°C erforderlich. Die natürlichen cis-Doppelbindungen der Ölsäure und der Linolsäure werden dabei bis zu 40 Prozent in trans-Formen überführt, d. h. die Moleküle erfahren eine räumliche Veränderung. Nach diesem Prozeß filtert man den Katalysator mit Alkalilösung wieder heraus. Anschließend muß das Öl nochmals entsäuert und desodoriert werden.
- Fraktionierung: Öle bestehen aus einer Mischung unterschiedlicher Triglyzeride mit ebenso unterschiedlichen Schmelzpunkten. Unter Kälteeinwirkung und unter Lösungsmitteleinsatz können die Bestandteile mit hohem Schmelzpunkt von solchen mit niederem Schmelzpunkt separiert werden. Anschließend ist eine erneute Raffination erforderlich, um die chemischen Rückstände zu entfernen.
- Umesterung: Es wird dem auf 70 bis 200°C erhitzten Fett etwa 0,5 Prozent Natriummethylat oder -äthylat als Katalysator zugesetzt. Das Gemisch wird unter Vakuum 1 bis 2 Stunden lang gerührt. Der Sinn des Verfahrens liegt darin, den Schmelzbereich zu vergrößern und dadurch die Streichfähigkeit zu verbessern. Es können alle möglichen Gemische von Fetten und Ölen in streichfähige Masse umgewandelt werden, zum Beispiel Gemische aus Rindertalg oder Kokosfett und Baumwollsaatöl usw.

Wie künstliche Butter entsteht

Nun nimmt sich der Food-Designer der Sache an, um Geschmack und Aussehen der richtigen Butter anzugleichen.

- Durch Vermischen mit passenden Emulgatoren bildet sich ein streichfähiges Fett-Wasser-Gemisch, das auch bei Pfannengerichten nicht spritzt.
- Dann wird die Masse unter Zusatz des Farbstoffes Karotin auf den goldgelben Teint der Sommerbutter getrimmt.
- Durch Zugabe von Aromastoffen mit nussigem Geschmack und Kochsalz soll sie die Butter im Geschmack übertreffen.
- Eiweißzusätze bringen das Fett in der Pfanne zum Schäumen und Bräunen, wie wir es bei der Butter gewohnt sind.
- Antioxidanzien und eventuelle Konservierungsmittel verhindern das Ranzigwerden.

Die »gesunden« Reformfette

»Auch die Reformfette kommen um fabrikatorische Eingriffe nicht herum«, erklärt der bekannte Ernährungswissenschaftler Dr. M. O. Bruker, der sich im besonderen für naturbelassene Lebensmittel einsetzt.

Die aus Tropengebieten bezogenen Rohstoffe können nicht einfach mir nichts, dir nichts auf's Brot gestrichen werden. Wenn wir auf einem Becher lesen, daß »die naturgegebene Vielfalt wertgebender Inhaltsstoffe erhalten bleibt«, so handelt es sich lediglich um eine Vertuschung der industriellen Bearbeitung. Kauft der gutgläubige Laie im Reformhaus »ungehärtetes Kokospflanzenfett«, so setzt er sein Vertrauen darauf, daß es sich hierbei um gesundes Fett handelt. Es läßt sich jedoch nicht umgehen, Kokosfett zu raffinieren.

»Grundlage von Cocovit ist das aus Copra, also dem Fruchtfleisch der Kokosnuß ›vornehmlich‹ durch Auspressen gewonnene Öl. Kokosöl ist im Rohzustand weiß bis braun und hat einen von mild bis stechend zu bezeichnenden Geruch und einen teilweise scharfen Geschmack«, so die persönliche Version des Herstellers (Fauser Vitaquellwerk). »Deshalb wird Kokosfett raffiniert (Vorgang siehe Ölherstellung). Leider besteht nicht die Möglichkeit, naturbelassenes, also nicht raffiniertes Kokosfett in der Küche einzusetzen, da diese rohe Qualität wegen der riesigen Entfernungen im Anbaugebiet schlecht kontrollierbar ist und geschmacklich unseren europäischen Ansprüchen nicht gerecht wird.«

Jeder, der schon einmal eine reife Kokosnuß gekostet hat, weiß, daß ihr rein-weißes Fruchtfleisch ein herrlich erfrischendes Aroma hat und köstlich schmeckt. Daß das »vornehmlich« gepreßte Kokosöl im Rohzustand einen stechenden Geruch und scharfen Geschmack haben und gelblich bis braun sein soll, läßt den Verdacht aufkommen, daß die Herstellung eben doch nicht so verbraucherfreundlich gehandhabt wird, wie man uns weismachen möchte.

Light-Fette für Leichtgläubige

Die Verdummung der Bürger durch die Werbung für sogenannte Light-Produkte ist stetig auf dem Vormarsch. Kaum einer der Konsumenten weiß, was sich hinter dem Begriff »Light« verbirgt.

Simples Wasser, durch Hilfe der Chemie streichfähig gemacht, ersetzt die Hälfte des Fettes. Für Schnittfestigkeit kann zum Beispiel Gelatine sorgen, und Emulgatoren verbinden Fett und Wasser, damit sich die Masse nicht in ihre Bestandteile auflöst.

Als ein anderer »brauchbarer« Fettersatz dient modifizierte Stärke, zumeist Maisstärke. Da Stärke bekanntlich strohtrocken ist, sind wiederum die Künste des Chemikers gefragt. Er behandelt das Kohlenhydrat mit Salzsäure oder Schimmelpilzenzymen. Das Ergebnis quillt unter Beimischung von Wasser auf und erhält eine cremige Konsistenz.

Mit Wasser oder Stärke als Basis, sind die Möglichkeiten zur Herstellung von Fettersatz noch längst nicht erschöpft. Aus billigem Molkeeiweiß, gleichsam einem Abfallprodukt bei der Käseherstellung, läßt sich unter Mikropartikulation jede Menge »Fett« produzieren. Bei diesem Verfahren werden die Eiweißpartikel unter hohem Druck zerschmettert, so daß Kügelchen von einigen tausendstel Millimetern Durchmesser entstehen. Erst diese winzige Form verleiht den Partikeln die Gleitfähigkeit aneinander, so daß sie im Mund als sahniger Film wahrgenommen werden.

Hinter wohllautenden Bezeichnungen wie zum Beispiel »Nutrifat PC«, »Trailblazer« oder »Simplesse« verbergen sich Fettersatzstoffe aus Eiweiß und Kohlenhydraten. In Amerika sind Light-Fette gang und gäbe, während sie bei uns versteckt und hintenherum an die Frau oder den Mann gebracht werden. Jeder, der sich ein Light-Produkt, etwa einen Becher Light-Speiseeis oder Light-Pudding zu Gemüte führt, vertraut auf solch harmlose Bezeichnungen wie »Molke-Eiweißerzeugnis«. Bei Light-Käse erübrigt sich eine Deklarierung sogar, denn Milchbestandteile, selbst wenn sie noch so denaturiert und verfälscht sind, betrachtet man in Milchprodukten ohnehin als selbstverständlich. Fettersatz in jeder Form kann man überwiegend in Salatsaucen, Desserts und Frischkäse vorfinden.

Bei dem Produkt »Multi Olestra«, das der amerikanische Waschmittelkonzern Prokter & Gamble kreierte, handelt es sich um einen Fettersatz aus unverdaulichem Zuckerersatzstoff, bei dem der größte Teil der Hydroxyd(OH)-Gruppen des Zuckers mit Fettsäure versetzt wird. Dieses Erzeugnis ist besonders »light« nach dem Motto: Was nicht verdaut wird, macht nicht fett!

Hier stellt sich ja fast die Frage, ob wir uns beim Verzehr dieses Fettes eventuell der Umweltverschmutzung schuldig machen. Was unser Darm an unverdautem Zuckerpolyester von sich gibt, ist sozusagen ein Fall für den Sondermüll. Denn was unser Organismus nicht abbaut, kann schließlich auch in der Kläranlage nicht neutralisiert werden.

Nahrungsmittelkonserven

Dosen-, Gläser- und Flaschenkost

Wir werden in Supermärkten verlockt durch ein Überangebot an attraktiv in Dosen, Gläsern, Flaschen und Paketen verpackten Fabriknahrungsmitteln. Angaben über angeblich hohen Vitamingehalt – der Laie hat keinen Vergleich zum Naturprodukt – oder Hinweise auf den Zusatz von Vitaminen täuschen uns gesundheitlichen Wert vor. Zusätze von zumeist synthetisch hergestellten Vitaminen stören jedoch die Zusammenarbeit der Vitalstoffe im Organismus.

Säfte, Obst und Gemüse, sogar ganze Menüs gibt es als Konserve zu kaufen. Die Zutaten werden keineswegs so »schonend« verarbeitet, wie es oft auf den Packungen steht. Sie müssen mehrmals gewaschen werden, dann werden sie zerkleinert – bis zu diesem Punkt geht schon ein Großteil an wasserlöslichen Vitaminen und an Mineralstoffen verloren. Dann werden die Lebensmittel in ihren Behältern hohen Hitzeeinwirkungen unterworfen, das heißt schlicht: es wird »eingekocht«. Von dem ehemaligen Vitalstoffreichtum bleiben bestenfalls traurige Reste übrig. Bei dem Endprodukt handelt es sich folglich nicht mehr um ein vollwertiges Lebensmittel, sondern um ein entwertetes Nahrungsmittel.

Bei den verpackten Lebensmitteln stellen tiefgekühlte Gemüse eine Ausnahme dar, wenn sie im rohen Zustand eingefroren wurden. Sie stammen aber leider bisher nicht aus biologischem Anbau.

Obst- und Gemüsesäfte

Die meisten Menschen sind der Ansicht, daß Säfte als vitaminstrotzende Getränke für die Gesundheit besonders segensreich seien. Der Laie versteht landläufig unter Vitaminen alle lebensnotwendigen Stoffe und ist deshalb der irrigen Meinung, daß im Saft sämtliche Wirkstoffe der Frucht oder des Gemüses enthalten seien. Daß dies eine irrige Vorstellung ist, hat jedoch schon Professor Dr. Werner Kollath nachgewiesen. Der bekannte Ernährungsforscher fand heraus, daß der Saft nur die wasserlöslichen Vitamine der Frucht oder des Gemüses enthält, die übrigen biologischen Wirkstoffe – Auxone, wie er sie vorerst nannte – dagegen in den Rückständen bleiben. Durch intensive Tierfütterungsversuche hatte Dr. Kollath jedoch erkannt, daß die Mitwirkung dieser Auxone, die wir heute als Vitalstoffe kennen, zur vollen Entfaltung der klassischen Vitamine im Stoffwechselgeschehen unbedingt erforderlich sind.

Durch die beschleunigte Resorptionsgeschwindigkeit des Saftes können krankmachende Reaktionen ausgelöst werden. Wenn wir ein Kilogramm Obst essen, so brauchen wir geraume Zeit, um zu kauen, einzuspeicheln, zu zerkleinern, zu schlucken, wieder abzubeißen, zu kauen, einzuspeicheln usw. Langsam wird Bissen für Bissen in den Magen befördert und weiterverarbeitet. Der Dünndarm kann in Ruhe dem Speisebrei die Nährstoffe entziehen und verdauen. Alle Vitalstoffe gelangen langsam durch die Darmwand in das Blut. Wohingegen beim Trinken der Saft von einem Kilogramm Obst innerhalb weniger Sekunden in den Magen und den Verdauungstrakt gelangen kann. Der Organismus wird mit einer Nährstoffüberschüttung konfrontiert, mit der er in seinen Verdauungsorganen nicht Schritt halten kann. Er bemüht sich jedoch, den steilen Anstieg der Blutzuckerkurve durch das plötzliche Überangebot mit Zuckerstoffen zu kompensieren, indem die Bauchspeicheldrüse zu vermehrter Insulinausschüttung angeregt wird. Derartigen Belastungen ist die Bauchspeicheldrüse jedoch auf Dauer nicht gewachsen, so daß es als Spätfolge zu Diabetes kommen kann.

Wie durch Blutuntersuchungen leicht nachzuweisen ist, erfolgt auf die extreme Überhöhung des Blutzuckerspiegels in kurzer Zeit durch gegenregulatorische Anstrengungen des Organismus ein ebenso extremes Absinken unter normale Blutzuckerwerte. Diese stetigen unnatürlichen Blutzuckerschwankungen, welche durch ständiges Säftetrinken auftreten, ziehen oft unangenehme Empfindungen nach sich, deren Ursprung man sich indessen nicht bewußt ist.

Wenn Sie an gemütlichen Abenden während eines geselligen Beisammenseins mit Freunden gelegentlich Säfte trinken, so ist dagegen natürlich nichts einzuwenden. Doch wie wir nun gesehen haben, sind Säfte keineswegs geeignet, im Organismus den Mangel an Vitalstoffen auszugleichen.

Tiereiweiß

Eiweißspeicherung behindert die Nährstoffversorgung der Zellen

Professor Dr. med. Lothar Wendt betrieb mehr als 50 Jahre lang Forschungen auf dem Gebiet der Eiweißspeicherkrankheiten. Er weist darauf hin, daß der Überschuß an tierischem Eiweiß zu Kollagen umgebaut und im Interstitium (Zwischenzellgewebe) sowie in den Basalmembranen der Kapillaren gespeichert wird. Hierdurch werden die Kapillaren in ihrer Aufgabe behindert, die Nahrungsstoffe wie zum Beispiel Vitamine, Mineralstoffe, Aminosäuren, Fettsäuren, Sauerstoff usw. in die Zellen zu schleusen. Aufgrund der reduzierten Permeabilität (Durchlässigkeit) der feinen Bluthaargefäße werden die Zellen mit allen lebensnotwendigen Stoffen kontinuierlich unterversorgt. Die Behinderung der Nährstoffzufuhr zu den Zellen kann zu Gewebeschwund und Gewebetod führen. Bei überwiegend pflanzlicher Nahrung oder gar reiner vegetarischer Kost kann es nicht zur Eiweißspeicherung im Gewebe kommen.

Mit tiereiweißfreier Ernährung – Prof. Wendt nennt dies »Eiweißfasten« – über einen Zeitraum von mehreren Monaten werden die Eiweißspeicher abgebaut. Die Kapillarwände und das Interstitium können wieder funktionieren.

Eiweißeinlagerungen ziehen eine Azidose nach sich

Ein gesunder, vollwertig ernährter Mensch kann niemals unter einer Azidose, einer Übersäuerung, leiden. »Zunächst ist es vom wissenschaftlichen Standpunkt aus nicht möglich, überhaupt von Übersäuerung des Organismus zu sprechen, da man differenzieren müßte, ob man das Gewebe meint, das Blut, den Urin oder den Speichel«, erklärt Dr. Bruker. »Hat zum Beispiel das Blut einen niedrigen pH-Wert, so findet man entsprechend das Gewebe alkalischer. Andererseits kann man aus einem sauren Urin nicht darauf schließen, daß entweder das Gewebe oder das Blut sauer ist, sondern man kann auch den gegenteiligen Schluß daraus ziehen, daß der Organismus in der Lage ist, die Säuren auszuscheiden, und daß deshalb im Körper weniger Säuren sind. Dasselbe gilt für den Speichel.«

Liegt jedoch bereits eine Verdickung des Interstitiums (Zwischenzellgewebe) und der Zellmembranen durch Eiweißspeicherungen vor, ist nach den Forschungsergebnissen von Prof. Wendt die Grundlage für krankhafte Prozesse im Organismus gegeben, die eine lokale oder verbreitete Azidose nach sich ziehen.

Für unseren Körper haben alle Organzellen bestimmte Funktionen zu erfüllen. So haben beispielsweise alle Muskelzellen die Aufgabe, Kontraktionsenergie zu produzieren. Sie gewinnen die Energie aus dem in der Leber synthetisierten Glykogenmolekül, zu dessen Aufbau sie auf die Zufuhr von Glukose, Sauerstoff und Insulin angewiesen sind. Der Transport dieser Moleküle zur Zelle wird durch die besagten Eiweißeinlagerungen stark behindert. So entsteht in den Muskelzellen Mangel an Nahrung und Treibstoff, was die Schwächung beispielsweise der Herzkontraktion zur Folge hat. Dieser Minderung der Energieentwicklung setzt der Organismus einen Reserve-Energiestoffwechsel mittels Glukose entgegen, der für die Energiegewinnung weder Sauerstoff noch Insulin benötigt.

Energie wird nun direkt aus Glukose gewonnen, was allerdings zwei gravierende Nachteile hat: Erstens ist der Energiegewinn geringer als der über die Aufbaustufe des Glykogens, und zweitens führt die Milchsäure, welche das Spaltprodukt des anaeroben (sauerstofffreien) Glukoseabbaus ist, nunmehr zu Gewebsazidose. Da der geringe Energiegehalt des Glukoseabbaus insbesondere zur Aufrechterhaltung der Herzleistung nicht ausreicht, weichen die Regulatoren auf zusätzliche Energielieferanten aus: die Fette. Mittels sauerstofffreiem Abbau wird zwar Energie freigesetzt, doch sind hierbei die Spaltprodukte der Fette wiederum Säuren. Die Unterstützung durch den Fettenergiestoffwechsel verstärkt also die Azidoseentwicklung.

Durch die Verdickung des Interstitiums und der Basalmembranen der Kapillarwände kommt es außer zu der bereits erwähnten Unterversorgung der Zellen an Nährstoffen auch zur Stockung des Abtransports aller Abfallstoffe des Energie- und Zellstoffwechsels zu den Ausscheidungsorganen, den Nieren. Hierdurch staut sich ein Ödem auf, das alle sauren Spaltprodukte des Reserve-Energiestoffwechsels sowie die Säuren des Zellstoffwechsels der Muskelzellen, unter anderem Kreatin und Harnsäure, enthält. Solche »gehaltvollen« Ödeme erzeugen beispielsweise den Schmerz eines Angina-pectoris-Anfalles. Auf gleiche Weise entsteht der Schmerz von Muskelrheuma, Arthrose und Gichtanfällen, deren erste Anzeichen sich durch Beschwerden im Großzehgelenk bemerkbar machen.

Besonders der Herzmuskel ist in hohem Maße für Azidose anfällig, weil die Herzmuskelzelle bei Stauung und Sauerstoffmangel alle drei Energieträger: Glukose, Fette und Aminosäuren (Bausteine der Eiweiße) ununterbrochen zu sauren Endprodukten abbaut.

Wie oben dargestellt, kann es im Organismus zum einen zu einer akuten Übersäuerung kommen und zum anderen zu einer chronischen. Die akute Übersäuerung entsteht aufgrund der Säureüberflutung durch Überfluß an Aminosäuren und Phosphorsäuren beim Verzehr von Tierprodukten sowie durch Säurebildung beim Verzehr raffinierter Kohlenhydrate. Die chronische Übersäuerung wird durch Speicherung des Eiweißüberschusses bewirkt.

Es gibt in Neuguinea ein Naturvolk, das noch heute so gut von der Zivilisation abgeschirmt ist, daß es in Ruhe sein altes Brauchtum pflegt. Einer der Gebräuche ist das jährliche große Stammestreffen, an dem die sonst vegetarisch lebenden Menschen in Hülle und Fülle Schweinefleisch essen. Am folgenden Tag fühlt sich jeder der Festteilnehmer elend und todkrank – die Folge der ungewohnten Säureüberflutung. Nachdem diese Menschen nur einmal im Jahr dieser ungesunden Völlerei frönen, erholen sie sich innerhalb von wenigen Tagen und ihr Stoffwechsel regeneriert sich. Wir, die sogenannten zivilisierten Menschen, gönnen unserem Körper jedoch keine Erholungspause nach einer üppigen tiereiweißreichen Mahlzeit, denn schon am nächsten Tag folgt der Nachschub.

Die chronische Übersäuerung des Organismus stellt einen wesentlichen Faktor beim Entstehen von Allergien und Mykosen dar. Werden die Körperzellen infolge der Eiweißspeicherung nicht mehr in vollem Umfang mit Nährstoffen versorgt, so verlieren sie die Kraft, sich gebührend gegen schädliche Eindringlinge zur Wehr zu setzen, ein Vorgang, der bekanntlich Immunschwäche genannt wird. Untersuchungen bei Allergikern und Mykosepatienten decken stets eine säurebetonte Stoffwechsellage auf.

Als Bindeglied zwischen Allergien und Übersäuerung erweist sich das Gewebshormon Histamin. Dieses Hormon hat unter anderem die Aufgabe, im Körper Säuren zu bekämpfen. Es übt auf das vegetative Nervensystem einen basogenen Reiz aus, da es die Belegzellen des Magens zur Kochsalzspaltung und zur Erzeugung von Natriumbikarbonat animiert. Die übermäßige Ausschüttung von Histamin, das die Funktion einer Mittlersubstanz hat, bewirkt bei anfälligen Menschen üble Haut- und Schleimhautreaktionen. Diese äußern sich auf der Haut als Rötungen sowie Befall mit Quaddeln und auf der Schleimhaut der Bronchien als Schwellungen, so daß es zu Asthmaanfällen kommen kann. Darüber hinaus kann ein Überschuß an Histamin den lebensgefährlichen anaphylaktischen Schock auslösen. Das Hormon bewirkt die Erweiterung der feinen Kapillaren und entzieht dem Blut Flüssigkeit, die in das Bindegewebe eingelagert wird. Hierdurch kommt es in den Gefäßen zu Blutmangel; der Blutdruck sinkt rapide ab. Im schlimmsten Fall kann es zu Kreislaufzusammenbruch und Herzversagen kommen.

Schädigung der Darmflora durch Überfluß an Tiereiweiß

Einmal wöchentlich Fleisch, den Sonntagsbraten, haben unsere Vorfahren gut vertragen. Die Krankheiten, die durch überhöhten Konsum von Tiereiweiß entstehen, blieben den Reichen vorbehalten, die sich täglich Fleisch, Eier und Käse leisten konnten. Der heutige überhöhte Verzehr an diesen Produkten bewirkt nicht nur Eiweißspeicherungen, er hat auch ungute Auswirkungen auf die Darmflora. Aufgrund der langen Verweildauer im Darm wirken tierische Produkte fäulniserregend. Die Verdauungsenzyme können einige unverdauliche Komponenten, wie zum Beispiel Gerinnsel des

Milcheiweißes, Bindegewebszellen sowie Sehnenfaserzellen, nicht entsprechend aufspalten, daher können diese Stoffe nicht in das Blut gelangen. Sie produzieren durch die Verstoffwechselung der Darmflora toxische Stoffe wie Fleischmilchsäure und Leukomaine. Hinzu gesellen sich weitere Giftstoffe, die bei Eiweißfäulnis aus den Aminosäuren Tryptophan und Tyrosin entstehen. Tryptophan wird zu Skatol und Indol abgebaut und Tyrosin zu Kresol und Phenol. Es findet sozusagen eine innere Verwesung statt, was man unschwer an übelriechenden Darmgasen erkennen kann. Der tägliche Konsum von Tierprodukten läßt dem Darm keine Erholungspause, so daß die laufend produzierten Giftstoffe permanent auf die Darmschleimhaut einwirken und sie mit der Zeit immer durchlässiger machen. Auf diese Weise gelangen unvollkommen abgebaute große Eiweißbausteine durch die Darmwand – die Grundlage für Nahrungsmittelallergien ist nunmehr gegeben.

Ist die Darmflora überfordert, so findet eine Milieuveränderung statt. Überwiegt in der Nahrung der Anteil an Tierprodukten, erhöht sich der Sauerstoffgehalt im Darm, die Darmflora entartet, und Pilze finden ideale Wachstumsbedingungen vor. Bei einer Ernährung mit großem Frischkostanteil ist der Darm dagegen weitgehend sauerstofffrei, da die Pflanzen durch ihren Enzymreichtum eine stark sauerstoffzehrende Wirkung ausüben.

Vitalstoffe: Pflanze kontra Fleisch

Vitamine und Mineralstoffe in mg auf 100 g Fleisch
oder Samen

Vitamin	A µg	E	B 1	B 2	Niacin
Steak	3	1,1	0,11	0,20	5,10
Haselnuß	4	21,0	0,40	0,20	1,40
Weizen	70	1,6	0,50	0,12	5,10
Grünkern	*	2,3	0,36	0,20	1,50

* keine Werte vorhanden
K = Kalium, Mg = Magnesium, Ca = Kalzium
P = Phosphor, Fe = Eisen (Ferrum)

Mineral	K	Mg	Ca	P	Fe
Steak	385	21	9	200	3
Haselnuß	630	150	225	330	3,8
Weizen	520	173	43,7	406	3,3
Grünkern	447	129	79	411	4,2

(Die große GU Vitamin- und Mineralstofftabelle)

Medikamenten-, hormon- und chemiebelastete
Tierprodukte, ein Problem für den immungeschwächten Organismus

Wir alle machen uns kaum Gedanken, welche überflüssigen
Stoffe in dem schönen Steak stecken mögen, das auf unserem Teller liegt, womit wohl die Hühnerbrust belastet ist, von
der wir gerade ein Stück abbeißen, oder welchen Umweltbe-

lastungen der Fisch ausgesetzt war, den wir soeben entgräten.

Wenn wir nach dem Essen vor Müdigkeit die Augen kaum noch offenhalten können, so kann der Grund durchaus darin liegen, daß wir ein Stück Fleisch gegessen haben, das noch die entsprechende Dosis Beruhigungsmittel enthielt, das zur Masthilfe und zur Ruhigstellung der Tiere verwendet wurde. Wenn wir krank werden und kein Antibiotikum hilft, so sind wir eventuell dagegen resistent geworden durch die kleinen Dosen an Antibiotika, die wir laufend mit dem Fleischverzehr zu uns nehmen. Durch Antibiotikazusatz im Futter braucht das Schlachtvieh weniger Nahrung und soll gegen Krankheiten in der Massentierhaltung gefeit werden.

Wenn unser Blutbild nicht stimmt, wenn Zellen entartet sind, wenn wir unter mysteriösen Magenschmerzen oder Herzbeschwerden leiden, so kann das ohne weiteres mit dem Nitritgehalt gepökelter Fleisch- oder Wurstprodukte zu tun haben. Fleischwaren sind die wesentlichsten Nitritlieferanten in der Ernährung der Wohlstandsbürger.

Wenn unser Hormonhaushalt aus den Fugen gerät, mag das mit dem Genuß eines saftigen Kalbsbratens zusammenhängen. Hormone werden für schnelles Wachstum verwendet. Ein Fall aus Mailand erregte vor Jahren besonderes Aufsehen: Es entwickelte sich bei Hunderten von Kindergarten- und Schulkindern ein ansehnlicher Busen, nachdem sie in ihrer Cafeteria Rindfleisch verzehrt hatten. Die Brustvergrößerung klang erst mehrere Monate nach dieser Mahlzeit wieder ab.

Die Verwendung von Medikamenten ist zwar verboten, doch ist es den Mästern ein leichtes, über die Nachbarstaaten an die begehrten Masthilfen zu kommen. Die Prüfer der Gesundheitsämter werden laufend fündig.

Die Medikamentenbelastung des Fleisches kumuliert noch

mit diversen giftigen Pflanzensprühmitteln, welche die Tiere mit dem Futter aufnehmen. Es ist bekannt, daß Felder, die nur der Viehfutterproduktion dienen, großzügig mit den verschiedensten Pestiziden bedacht werden.

Es ist zwar richtig, daß wir beim Verzehr von Gemüse und Obst zwangsläufig auch Rückstände von Pflanzenschutzmitteln aufnehmen, wenn wir nicht das Glück haben, beim Biobauern kaufen zu können, jedoch bleiben wir bei vegetabiler Nahrung vor stetiger unfreiwilliger »Therapie« mit zweifelhaften Medikamenten verschont.

Wenn die Frischkost des Schlachtviehs, Gras, Heu, Mais und sonstige Futterpflanzen nicht trocken und luftig gelagert werden, können auf ihnen bereits vorhandene Pilze überhandnehmen. Vor allem kann die Silage bei unsachgemäßer Behandlung beginnen zu schimmeln und die giftigen Stoffwechselprodukte der Pilze werden von den Tieren aufgenommen. Sie werden in ihrem Organismus nicht abgebaut, daher können später Fleisch und Milch Spuren davon aufweisen. Wenn der Mäster unwissentlich unsichtbar verpilztes Importfutter verwendet hat, kann die Milch mit Aflatoxin, dem giftigsten aller Mykotoxine, verseucht sein.

Wer beim Fleisch- und Milchkauf sichergehen will, sollte sich die Mühe machen, über den Bauernverband herauszufinden, wo der nächste Biobauer wirtschaftet. Biohöfe mit »glücklichen Kühen und Schweinen«, mit fröhlich gackernden Freilandhennen, die artgerecht gehalten und ernährt werden, sind wieder stark im Kommen. Wir sollten es unseren Vorfahren gleichtun, die höchstens einmal wöchentlich Fleisch aßen, und uns wieder auf die Rückkehr zum Sonntagsbraten besinnen. Wer sich daran gewöhnt hat, kann auf die tägliche Mast mit artfremdem Eiweiß, das die Gesundheit wesentlich beeinträchtigt, sehr gut verzichten.

Der Verzicht auf tierisches Eiweiß während einiger Monate ist also der beste Garant, den Eiweißstoffwechsel zu entlasten und zu normalisieren. Das Leeren der Eiweißspeicher oder »das Eiweißfasten« wie es Professor Wendt nennt, bildet die Grundlage zur Revitalisierung des Immunsystems. Sie brauchen sich jedoch nun keineswegs zu ängstigen, es könnten während dieser Zeit Mangelerscheinungen auftreten. Selbst bei »Dauer-Vegetariern« – vorausgesetzt, sie ernähren sich mit vollwertigen Lebensmitteln – treten keine Mangelerscheinungen auf.

Vor wenigen Jahren wurden rund 4000 Menschen, die seit über 10 Jahren vegetarisch lebten, wissenschaftlich untersucht. Die Forschungsarbeiten wurden in Kooperation mit der Universität Gießen, dem Krebsforschungszentrum Heidelberg, dem Gesundheitsamt Berlin sowie dem Vegetarier-Bund Deutschland realisiert. Das Resümee dieser drei Langzeitstudien faßte der Vegetarier-Bund Deutschland zusammen und veröffentlichte es 1987 unter dem Titel »Studien mit Vegetariern«.

Die Ermittlungen aller Institutionen wiesen überraschende Übereinstimmung in den äußerst positiven Untersuchungsergebnissen auf: Vegetarier zeigen auf der ganzen Linie ein außergewöhnliches Gesundheitsverhalten. Nur ca. 6 Prozent sind Raucher; auf Alkohol, Kaffee und Schwarzen Tee wird weitgehend verzichtet. Allerdings können sich 5,6 Prozent etwas Fabrikzucker und gelegentlichen Genuß von Schokolade nicht versagen. 72,4 Prozent betätigen sich sportlich. Die Vegetarier erweisen sich am besten gefeit gegen Krankheiten, ihr Körpergewicht bewegt sich im Bereich zwischen Normal- und Idealgewicht, und ihr Blutdruck zeigt die günstigsten Werte. Die Heidelberger Studie bescheinigt den Vegetariern obendrein trotz wesentlich höherer Lebenserwartung eine weitaus geringere Krebsanfälligkeit. Menschen, die erst nach dem Auftreten maligner Tumoren auf vegetarische Ernährung übergingen, hatten selbst dann noch eine im Vergleich höhere Überlebenschance.

Weiterhin ergaben die Laboruntersuchungen normale Werte an Hämoglobin, dem roten Blutfarbstoff, sowie an Eisen und Harnsäure. Bei über 80 Prozent der Probanden zeigten Cholesterin- und Triglyzerinspiegel die unteren Normwerte auf; bei Veganern (Vegetarier, die auch auf Milch und Eier verzichten) waren die Werte besonders günstig. Der Vitamin-B12-Spiegel lag selbst bei langjährigen Veganern noch im Normbereich. Außerdem fanden sich keinerlei Hinweise auf gichtartige oder arthritische Krankheitsbefunde noch auf Vermehrung von Harnsäure im Blut.

Die Forschungsergebnisse zeigten eine auffallend geringere Anfälligkeit für Gallengangserkrankungen und Gallensteinbildung, für entzündliche Dickdarmkrankheiten und Darmkrebs. Unter Verdauungsstörungen hatten die untersuchten Vegetarier nicht zu leiden.

Wie eine Mortalitätsanalyse über fünf Jahre ergab, wiesen die Vegetarier bei allen Todesursachen ein unverkennbar verringertes Sterberisiko auf, insbesondere bei tödlichen Herz-Kreislauf-Erkrankungen. Die Wahrscheinlichkeit, einem Herzinfarkt zu erliegen, lag im Vergleich zum Durchschnittsrisiko nur bei 5 Prozent; das Risiko, einer Krebserkrankung zum Opfer zu fallen, lag unter 10 Prozent. Man fand auch heraus, daß eine um 20 Prozent reduzierte Nahrungsaufnahme der Krebsentstehung entgegenwirkt. Vegetarier sind offensichtlich keine »Vielfraße«.

Kein Zweifel, das Gesundheitsniveau der Vegetarier ist bei weitem höher als das der »Normalesser«. Daß auch das Leistungsniveau nichts zu wünschen übrig läßt, stellen Hochleistungssportler und Olympiasieger immer wieder unter Beweis. Berühmte Sportler wie Carl Lewis, Edwin Moses, Paovo Nurmi, Dave Scott und Boris Becker sind nach »Earth Save Foundation« alle Vegetarier.

Wer weiß, vielleicht wollen Sie nach dem »Eiweißfasten«, das mit Sicherheit Ihr Wohlbefinden steigern wird, künftig auf Ihrem Speiseplan die tierischen Produkte auf die letzten Plätze verweisen. Deshalb sollen Ihnen eventuelle Zweifel bezüglich der ausreichenden Aufnahme von Eiweiß, Kalzium, Eisen und Vitamin B12 in den diesbezüglichen Kapiteln genommen werden.

Eiweißpräparate

Aus der Sojabohne werden vielfältige Produkte hergestellt, die Verwendung als Fleisch- und Kuhmilchersatz finden. Die Produkte werden aus fettarmem Sojaschrot, dem Abfallprodukt bei der Sojaölgewinnung, hergestellt. Hierbei wird ähnlich wie bei der weiter oben beschriebenen Ölgewinnung vorgegangen. Durch Hexan (Leichtbenzin), einem auch in der Textilreinigung eingesetzten Lösungsmittel, werden die letzten Reste an Fett aus dem Sojaschrot gelöst. Anschließend wird das Hexan mittels Dampf aus dem Extraktionsrückstand entfernt. Aus dem entfetteten Sojaschrot wird Sojamehl hergestellt, das einen Eiweißgehalt von 50 Prozent aufweist. Dieses Mehl kommt zum einen in den Handel zur »Eiweißanreicherung« von Speisen, zum anderen wird es fabrikatorisch weiterverarbeitet zu Sojamilch als Babynahrung.

Um höherprozentige Proteinpräparate zu gewinnen, werden entölte Sojaflocken oder Sojaschrot weiterverarbeitet, indem man durch Alkohol die Kohlenhydratanteile abtrennt. Der Proteingehalt beträgt nach diesem Verfahren 70 Prozent. Diese Proteinkonzentrate finden Verwendung in Gebäck, Wurstwaren, Süßigkeiten und in Präparaten zur Gewichtsreduktion.

Um neunzigprozentige Sojaproteinisolate zu erhalten, werden die Sojarückstände mit einer alkalischen Lösung nochmals einer Extraktion unterzogen. Diese trockene, proteinreiche Masse kann für texturierte Sojaprodukte verwendet werden, die einen fleischähnlichen Eindruck vermitteln sollen.

Zur Texturierung wird aus dem proteinreichen Sojakonzentrat unter Beimischung von Wasser sowie von Aroma- und Zusatzstoffen ein Brei hergestellt, den man unter hoher Hitzeeinwirkung durch einen Extruder preßt. Ähnlich wie bei Omas Fleischwolf, bestimmt eine vorgesetzte Lochscheibe den Durchmesser des ausgepreßten Materials, welches vor dem Trocknen maschinell in passende Stücke geschnitten wird.

Bei einem anderen Verfahren wird die Eiweißmasse durch feine Spinndüsen in ein Fällbad gepreßt. Die ausgefällten Eiweißfasern verfilzt man unter Hinzufügen von Albumin, Gluten und entfettetem Sojamehl als Bindemittel zu einem dichten Fasergewirr. Aus diesem mit Gewürzen, Aromastoffen, Fetten, Kohlenhydraten und weiteren Zusatzstoffen »angereicherten« *TVP-Produkt können nun die phantastischsten Fleischimitate hergestellt werden, angefangen bei Geflügelbrust bis hin zum Schweineschlegel. Für den privaten Haushalt findet Sojamehl, -granulat und -fleisch sowie Tofu seine Abnehmer.

Das vormals vollwertige Lebensmittel Sojabohne ist somit in ein synthetisches Produkt verwandelt worden, das einen hohen Gehalt an totem, denaturierten Eiweiß aufzeigt, das eher Schaden als Nutzen bringt. *Textured Vegetable Protein

Viele Menschen möchten ihren Fleischkonsum reduzieren, doch sie haben Angst, ohne Fleisch könne ihr Eiweißbedarf nicht gedeckt werden. Aus diesem Grund hoffen sie, sich durch die oben beschriebenen Sojaprodukte ausreichend mit Proteinen zu versorgen.

Um die Höhe unseres Eiweißbedarfs richtig einzuschätzen, können wir uns jedoch am sichersten an der Muttermilch orientieren. Wir dürfen davon ausgehen, daß sich die Natur nicht irrt, wenn sie dem Säugling zum gesunden Wachstum und Gedeihen circa 2 Prozent Eiweiß zur Verfügung stellt. Bei diesem Eiweißangebot verdoppelt das Kind sein Geburtsgewicht in etwa 6 Monaten und verdreifacht es in ungefähr 12 Monaten. Ein ausgewachsener Mensch hat dagegen nur noch einen Erhaltungs- und Betriebsstoffwechsel. Das bedeutet, daß er sich keineswegs einer Eiweißmast unterziehen muß durch Verzehr von großen Mengen an Fleisch, Wurst, Fisch, Milchprodukten und Eiern, wie es in unserer Wohlstandsgesellschaft üblich ist. Ähnlich wie die Muttermilch weisen Pflanzen einen Eiweißgehalt von 2 bis 3 Prozent auf. Es ist wissenschaftlich längst erwiesen, daß das pflanzliche Protein dem tierischen ebenbürtig ist. Zusammen mit den übrigen Wirkstoffen, die in Pflanzen in unvergleichlich höherem Maße vertreten sind als im Fleisch, sind Sie als »Frischköstler« mit Vitalstoffen optimal versorgt.

Genußmittel und Drogen

Kaffee, Tee und Kakao sind keine Getränke, sondern Genußmittel, die nicht nur Substanzen von toxischer, sondern auch chemische Stoffe von allergener Wirkung enthalten.

Um das geschwächte Immunsystem der Allergiker und Mykosepatienten wieder zu regenerieren, muß ihr Organismus frei von Gift- und Reizstoffen gehalten werden.

Während bei einer Ernährung mit hohem Frischkostanteil der Flüssigkeitsbedarf des Organismus weitgehend gedeckt ist, verlangt stark gewürzte Mischkost oder hoher Fleischkostanteil über die Maßen nach Flüssigkeitszufuhr. Durch das Überangebot an tropischen Säften und exotischen Getränken, aufdringlich dargeboten in der Werbung, hat sich die Unsitte entwickelt, zu jeder Mahlzeit becherweise zu trinken. Mittag- oder Abendessen ohne Säfte, Wein oder Bier ist undenkbar. Hinzu kommen noch die vielen Gelegenheiten, die zum Trinken veranlassen, sei es das Schöppchen Wein oder das Gläschen Bier. Eine gewaltige Belastung für die Ausscheidungsorgane, das Gefäßsystem und den Herzmuskel.

Auch die Kaffee- oder Teepause am Nachmittag muß sein. Viele Menschen hört man sagen: Ich »brauche« meinen Kaffee oder Tee! Welch ein Unsinn! Welcher Körper braucht schon Gifte, um naturgemäß funktionieren zu können!

Nur ein völlig gesunder Organismus kann ab und zu bei geselligem Beisammensein Genußmittel tolerieren. Wie schon der Name besagt, sind sie Genuß-, nicht Lebensmittel.

Auswirkungen der Genußmittel auf die Gesundheit

Kaffee

Kaffee, der noch vor 100 Jahren nur bei Festlichkeiten und an Sonn- und Feiertagen getrunken wurde, ist heute zum Volksgetränk avanciert. Niemand führt sich vor Augen, daß Kaffee ein Genußmittel ist, das nachweisbar starke Herz- und Gefäßgifte enthält, die sich in Erhöhung der Pulsfrequenz, Erweiterung der Hautgefäße, beschleunigter Atmung, Schlaflosigkeit, Ohnmacht, Herzklopfen, nervöser Überreizung und ähnlichem äußern. Die vermehrte vegetative Erregbarkeit wurde im Experiment mittels umfangreicher Testmethoden anschaulich dargestellt.

Zwei bis drei Tassen Kaffee enthalten bereits ca. 0,2 g Coffein, ein Quantum, das der Arzt als Höchstmenge verschreiben darf. Und wie viele Tassen werden gewöhnlich an einem Tag »gebraucht«? Das Kaffeetrinken ist längst zu einer legalisierten Sucht geworden. Das Coffein schießt sehr schnell ins Blut und bewirkt über komplexe Regelvorgänge des vegetativen Nervensystems eine Ausschüttung des Neurotransmitters Serotonin, ein Botenstoff, welcher unter anderem das Empfinden regelt. So erklärt sich die euphorisierende Wirkung des Coffeins; läßt sie nach, so »brauchen« süchtige Kaffeetrinker das nächste Kännchen ihres stimmungsmachenden Getränks. Bei vielen Menschen stellt Kaffeegenuß schlechterdings eine Ersatzbefriedigung dar, die ihnen die Probleme des Alltags verschleiert. Bleibt Nachschub an Coffein aus, kann es sogar zu migräneartigen Kopfschmerzen kommen, die erst nach Tagen wieder verebben. Coffein, das die »anregende Wirkung« auf das Nervensystem ausübt, ist in einer Höhe von 1 bis 3 Prozent im Kaffee enthalten. Diese Droge ist das Spaltprodukt des Zellkerneiweißes und entspricht in seiner chemischen Zusammensetzung der Harnsäure, die der Gruppe der Purinbasen angehört.

Außer dem Coffein ist im Kaffee noch ein weiteres Gift zu finden, das Trigonellin, das ein Abkömmling der Pyridinkarbonsäure ist und auf den menschlichen Organismus eine stark toxische Wirkung ausübt. Das Kaffeeöl, der Träger des Aromas, bildet bei seiner Zersetzung pyridinartig riechende Basen, die gleichfalls toxisch wirken. Weiterhin entsteht beim Röstvorgang Ammoniak, Pyridin, Essigsäure, Valeriansäure, Furfurol, Phenol und Chlorogensäure. Daraus, daß

Chlorogensäure in etwa die gleiche Reizwirkung auf die Nerven hat wie Coffein, ist zu erklären, weshalb coffeinfreier Kaffee noch ein Viertel dieser Reizwirkung aufweist. Außerdem wirkt Chlorogensäure zusammen mit dem im Kaffee enthaltenen schwefelhaltigen Merkaptan in ungünstiger Weise auf das Verdauungssystem ein: Der Magen wird zu erhöhter Säure- und Peptinproduktion und der Darm wird zur Darmtätigkeit angeregt. Diese Auswirkungen machen sich oft Menschen zunutze, die unter Stuhlverstopfung leiden (siehe Kapitel »Alkohol und Coffein wirken entmineralisierend«). Allein vitalstoffreiche Vollwertkost kann selbst jahrzehntelang andauernde Stuhlverstopfung beheben.

Gesteigerte Leistungskraft ist eine weitere »positive« Eigenschaft, die dem Kaffeegenuß zugesprochen wird. Doch man kann aus einem Organismus nicht mehr Energie herauszaubern, als in ihm enthalten ist. Die zeitweilige scheinbare Leistungssteigerung wird auf Kosten der dem Körper innewohnenden Kraftreserven erzielt. Eine große Anzahl von Menschen fühlt sich dem privaten und beruflichen Streß ohne Coffein nicht mehr gewachsen; zum Suchtverhalten gesellt sich psychische Abhängigkeit. Die Ausgleichsregelsysteme des Organismus können nicht mehr Schritt halten; ein Teufelskreis entsteht, der nicht selten letztendlich durch einen Kollaps durchbrochen wird.

Die giftigen Inhaltsstoffe der Kaffeebohne und der Kakaobohne, das Coffein und das Theobromin, zeigen größte Ähnlichkeit auf, denn sie leiten sich beide von dem Xanthin des Fleischextraktes ab. Xanthin ist das gemeinsame Oberhaupt der Familie Coffein und Harnsäure. Ausgiebiger Kaffeegenuß kann zur Harnsäureüberschwemmung des Körpers führen.

Harnsäure lagert sich trotz ihrer geringen Menge leicht in den Geweben ab, da sie schwer löslich ist. Eine basenüberschüssige Kost, d. h. viel Gemüse, Salate und Obst, bewirkt

die Lösung der Harnsäure und wird nach anfänglichen Rück-
vergiftungserscheinungen über den Harn ausgeschieden.
Langfristiger Verzehr einer basenreichen Kost bewirkt nach
und nach eine Reinigung des Körpers von Harnsäure.

Tee

Die wirksamen Komponenten des Teeblattes und der Kaffeebohne, die Drogen Coffein und Thein, sind völlig identisch,
obwohl die Pflanzen botanisch nicht verwandt sind. Alles,
was im Kapitel »Kaffee« über Coffein dargelegt wird, hat
auch seine Gültigkeit für Schwarzen Tee.
Tee weist allerdings noch ein weiteres Alkaloid auf, das
Theophyllin. Beide, Thein und Theophyllin, haben eine
toxische Wirkung auf das Herz. Kaffee und Tee enthalten
zwar das gleiche Alkaloid, doch enthält eine Tasse Kaffee in
etwa das doppelte Quantum gegenüber einer Tasse Tee, bei
starken Kaffeeaufgüssen entsprechend mehr.
Grüner Tee besteht nicht aus jungen Teeblättern, wie oftmals
angenommen, er wird bereits schon in den Ursprungsländern
mit Kupfersalzen, Bleichromat und Indigo grün gefärbt.

Kakao

Kakao wird Kindern täglich zum Frühstück gereicht, sie erhalten Süßigkeiten wie Schokobonbons, Schokolade und
Schokoeis, wobei niemand daran denkt, daß auch Kakao früher einmal eine Delikatesse war, die nur zu Festlichkeiten auf
den Tisch kam. Doch heute wird Kakao kaum noch als Genußmittel angesehen, obwohl er zwei Gifte enthält: 1,25 bis
2,50 Prozent Theobromin und bis 0,40 Prozent Coffein.
Theobromin wirkt ähnlich wie das Coffein. Schon 100 g Kakao können zu Schweißausbrüchen, Pulsverlangsamung, Zittern und anderem führen.

Die Drogen Alkohol und Nikotin sind Feinde der Vitamin- und Mineralstoffversorgung

Alkoholgenuß hat nicht nur negative Auswirkungen auf den Mineralstoffhaushalt (siehe Kapitel »Die natürliche Wechselwirkung von Kalzium ...«). Die Kalorien des Alkohols bringen nur »leere Energie«, ohne den Organismus mit Vitalstoffen zu versorgen. Bei starkem Alkoholkonsum kommt es zu gehörigem Vitaminmangel, besonders an den Vitaminen B1, B2, B6, Niacin und Folsäure. Die Symptome sind dann: Störungen in der Erregungsleitung der Nerven, Anämie (Blutarmut), Haut- und Schleimhautentzündungen (zum Beispiel im Magen-Darm-Trakt) und Störungen des Vitamin-B6-Stoffwechsels in der Leber durch das in vielen Spirituosen enthaltene Azetaldehyd. Darüber hinaus ist nicht zu vergessen, daß Frauen wesentlich geringere Mengen an Alkohol vertragen können als Männer, da ihr Organismus vergleichsweise über weniger Aldehyd-Dehydrogenasen (alkoholabbauende Enzyme) verfügt. Der männliche Organismus kann innerhalb von 24 Stunden ca. 80 Gramm Alkohol abbauen, der weibliche etwa 20 Gramm; das entspricht gerade mal einem Glas Wein oder annähernd einer Flasche Bier.

Der blaue Dunst gefährdet besonders die Versorgung mit Vitamin C. Bei starken Rauchern erreicht die Vitamin-C-Konzentration im Blutplasma nicht einmal die Hälfte des Durchschnittswertes der Nichtraucher. Das bedeutet, daß, grob gesagt, im Organismus auch nur die Hälfte der Aufgaben erledigt werden können, für die Vitamin C zuständig ist.

Nach dem Motto »Steter Tropfen höhlt den Stein« schädigen Alkohol und Nikotin auf Dauer durch den Entzug von Vitalstoffen im Organismus das Immunsystem.

Nahrungsergänzungsstoffe

Bei diesen Stoffen handelt es sich um Vitamine, Mineralsalze, Enzyme und sogenannte Ballaststoffe, also samt und sonders Substanzen, die wir bei ausgewogener Ernährung ohnehin ausreichend zu uns nehmen. Doch in Zeitschriften, über Radio und Fernsehen werden wir mit einer Flut von Informationen über bedrohliche Mangelerscheinungen und angebliche Steigerung der Lebensqualität überschüttet, daß wir glauben, ohne die angepriesenen Stoffe nicht leben zu können.

Vitamin- und Mineralstoffpräparate sind keine Lösung

Nachdem nun, wie wir wissen, unsere Allergie oder unsere Mykose durch ein geschwächtes Immunsystem entstanden ist, das auf Vitalstoffmangel beruht, gilt es in erster Linie diesen Mangel schleunigst zu beheben. Gehen wir nun in die Apotheke und besorgen uns mehrere große Dosen mit Vitamintabletten und Mineralpulver? Falsch! Damit begehen wir den gleichen Fehler wie beim Verzehr von isoliertem Zucker und Auszugsmehl. Den raffinierten Kohlenhydraten fehlen alle Vitalstoffe, um einen ungestörten Stoffwechsel zu garantieren. Bei Aufnahme von verschiedenen Mineralien und isolierten Vitaminen (die meisten sind synthetisch hergestellt) führen wir unserem Organismus zwar einige Vitalstoffe zu, die übrigen fehlenden biologischen Wirkstoffe sind jedoch unbedingt notwendig, um die Wirksamkeit der aufgenommenen Nahrungsergänzungsstoffe zu unterstützen.

Vitamin- und Mineralstoffpräparate haben bei akuten und speziellen Krankheitszuständen zwar durchaus ihren Platz in der modernen Medizin, doch sollte die Entscheidung, wann und in welcher Menge sie einzunehmen sind, unbedingt der Arzt treffen.

Der Nonsens mit den Vitamintabletten, Enzymkapseln und Mineralpülverchen

Die meisten Menschen setzen grenzenloses Vertrauen in die Sprüche der Werbeindustrie. In jeder Zeitschrift finden wir zuhauf – seriös aufgemacht als medizinische Ratgeber – Reklame für gesundheitsfördernde Pillen. Hartnäckig wollen uns die Anbieter davon überzeugen, daß wir zu wenig Vitamine, Enzyme und Mineralstoffe zu uns nehmen, womit sie natürlich Präparate meinen, welche sie uns verkaufen wollen. Vertrauensvoll lauscht der Konsument den wohlgesetzten Worten des Mannes im weißen Kittel, der in der TV-Reklame über die unschätzbaren Vorteile eines Vitamin-, Enzym- oder Mineralpräparates doziert. Mit eindringlicher Überzeugungskraft wird beim Verbraucher der Eindruck erweckt, daß er nur gesund sein und sich wohl fühlen könne, wenn er von den Wunderpillen schluckt.

Nehmen Sie Vitamin B, das hebt Ihre Konzentrationskraft und Leistungsfähigkeit! Mit Vitamin-C-Brausetabletten verscheuchen Sie jede Erkältung! Ohne Vitamin E drohen Ihnen Schlaganfall oder Herzinfarkt! Sie benötigen Vitamin A, um Ihre Sehkraft zu verbessern! Sie sind gestreßt? Warum nehmen Sie nicht unsere Magnesiumkapseln? Ihr Kind braucht Kalzium für gesunden Knochenbau! Unsere Brausetabletten helfen! Sie sind über 40? Dann müssen Sie Ihrem Organismus mit Enzymkapseln auf die Sprünge helfen, und so weiter und so fort.

Statt auf die bunten Werbebroschüren hereinzufallen, sollten wir lieber die »Waschzettel« gründlich studieren, auf denen wir zahllose Hinweise auf Nebenwirkungen finden. Auch hier bestätigen sich wieder einmal die weisen Worte des Paracelsus, nach denen alle Stoffe giftig sein können; entscheidend ist eben nur die Dosis.

Gerade die Dosis ist von folgenschwerer Bedeutung. Hochdosierte Zufuhr einzelner Stoffe kann die Verwertung anderer Vitalstoffe aus der Nahrung wie Mineralien, Enzyme oder Vitamine, die ebenso wichtig und notwendig für Ihre Gesundheit und Ihr Wohlbefinden sind, blockieren. Sie erreichen nur, daß Ihr Vitamin- , Enzym- und Mineralstoffhaushalt aus der Balance kommt, bis hin zu Mangelerscheinungen. Vitamine, Mineralstoffe, Enzyme, Spurenelemente, alle diese Vitalstoffe arbeiten in wohlkoordinierter Wechselwirkung in unserem Organismus. Jedes Mineral braucht die Mitarbeit eines gewissen Vitamins und umgekehrt, um seine Funktionen im Organismus durchführen zu können. Verschiedene Vitamine wirken als Co-Enzyme bei den vielfältigen Aufgaben der Enzyme. So wird verständlich, daß ein Zuviel des einen Stoffes ein Zuwenig eines anderen nach sich ziehen muß.

Die Entscheidung dem Arzt überlassen

Kein verantwortungsbewußter Arzt wird jemals – wenn überhaupt – Vitamintabletten oder Mineralpräparate verschreiben, ohne seinen Patienten vorher eingehend untersucht zu haben. Als erstes wird er natürliche »Stoffe« empfehlen in Form von frischem Gemüse und Obst. Die Einnahme von Vitamin- oder Mineraltabletten bedeutet einen massiven Eingriff in die intermediären Stoffwechselvorgänge, deshalb sollten diese Pharmazeutika nicht für Laien zugänglich sein. Dem Arzt obliegt die Entscheidung, ob zur Behebung tatsächlicher Mangelerscheinungen, die in unserer Wohlstandsgesellschaft äußerst selten sind, Pillen notwendig sind.

Das Verteufelte bei diesen Medikamenten ist jedoch, daß sich jedermann selbst therapieren kann, der auf die schönen Werbeworte der Pharmaindustrie hereinfällt. Kein Wunder, daß das Geschäft mit der Gesundheit boomt.

Woher nehmen die Produzenten eigentlich die Zuversicht, daß ihre Präparate nicht schaden? Zum Beispiel bei einem Menschen, der aus suggerierter Ängstlichkeit vor Mangelerscheinungen oder zur versprochenen Steigerung des Wohlbefindens in seiner täglichen Nahrung nur Produkte verwendet, die mit bestimmten Vitaminen angereichert sind und der nun zur Sicherheit noch zusätzlich Präparate schluckt, welche die gleichen Vitamine enthalten?

»Zunächst läßt sich die positive Wirkung eines Vitamins durch höhere Dosis steigern«, erklärt der Ernährungswissenschaftler Dr. Friedhelm Mühleib, »sobald diese Dosis den Normalbereich weit übersteigt, wird das Vitamin vom Nährstoff zum pharmakologisch wirksamen Stoff. Der Körper versucht über verschiedene Schutzmechanismen, mit der Belastung durch den Vitaminansturm fertigzuwerden. Die Aufnahmemechanismen werden gedrosselt, die Umsatz- und Ausscheidungsprozesse intensiviert. Gerade bei den fettlöslichen Vitaminen A, D und E können Megadosen über lange Zeit die Gesundheit gefährden, weil sie vom Körper gespeichert werden. Die Symptome einer Überdosierung ähneln meist jenen eines Mangels und können ebenfalls lebensbedrohliche Ausmaße annehmen.«

Den Beweis liefert ein Tierversuch. Erhalten Ratten Corn-
flakes, die mit allen Mineralien und Vitaminen versetzt sind,
so erfolgt nach kurzer Zeit Abmagerung und Wachstumsstop.
Der Blutdruck steigt rapide an, es kommt zur Fettleber, und
bald gehen die Tiere ein.

Hamburger, denen zuviel Niacin zugegeben wird, ein Vitamin der B-Gruppe, führen zu roter Haut und üblem Juckreiz.

Vor einigen Jahren setzte eine amerikanische Molkerei ihren
Produkten sorglos zuviel Vitamin D zu und verursachte hier-
mit den Tod von 8 Menschen. Dieses Vitamin beugt eigentlich Rachitis vor, doch hochdosiert wirkt es als Rattengift.

Die Wissenschaft ist sich ohnehin nicht einig, wieviel der
Mensch von den einzelnen Vitaminen braucht, deshalb variieren die Vorschläge von Land zu Land. Zum Glück für den
Verbraucher werden nur Vitamine hergestellt, die man billig
fabrizieren kann, sonst würde er noch mehr den Überblick
verlieren.

Vitamin C, der große Verkaufsschlager
der Pharmaindustrie

In den naßkalten Herbst- und Winterwochen steigt die Nachfrage an Vitamin-C-Präparaten, verspricht uns doch die Werbung, nur ihre Vitamin-C-Produkte seien imstande, uns vor
Erkältungen und Grippe zu bewahren. Doch bringen Überdosen an Askorbinsäure wirklich vermehrten Schutz oder fügen
sie dem Organismus eher Schaden zu?

In einer vergleichenden EU-Studie hat Holger Douglas keinerlei Hinweise auf den Sinn von Vitamin-C-Megadosen ge-

funden: In der EU empfehlen die Wissenschaftler 30 mg täglich, dennoch meint Dr. med. Helmut Oberritter, Deutsche Gesellschaft für Ernährung in Frankfurt: »Aus unserer Sicht braucht der normale, gesunde Erwachsene täglich 75 mg Vitamin C.«

Eine Rekordleistung der Deutschen, die also weltweit mit ihrem Vitamin-C-Verbrauch an der Spitze stehen. Bei akutem Skorbut, der Vitamin-C-Mangelerkrankung, genügt jedoch die kleine Menge von nur 6,5 mg täglich, um die Krankheit auszuheilen!

In Deutschland haben Vitamin-C-Präparate Hochkonjunktur. Tonnenweise wird das weiße Pulver gekauft, egal ob pur, in Brausetabletten gepreßt oder in Süßigkeiten verarbeitet. Haben die Deutschen den höchsten Vitamin-C-Verschleiß oder weist Deutschland den höchsten Anteil der Vitamin-C-Hersteller auf? Wenn es schon mal produziert ist und die Lager voll sind, muß der Stoff eben unter das Volk verteilt werden – je mehr geschluckt wird, desto erfreulicher.

Dr. Oberritter erklärt: »Ich denke, daß die wissenschaftlichen Fachgesellschaften Europas, die sich schon an Untersuchungsergebnissen orientieren, vielleicht politische Aspekte mit einfließen lassen, aber sicherlich nicht die der Pharmaindustrie.« Doch gerade das ist nicht zu übersehen! Der empfohlene Vitamin-C-Bedarf in Deutschland beträgt 75 mg/d, in den USA 60 mg, in Japan 50 mg und in Großbritannien 30 mg. Der Vitamin-C-Bedarf steigt also offensichtlich parallel zur Produktionshöhe der Hersteller.

Der Lebensmittelchemiker Udo Pollmer drückt das so aus: »Interessanterweise hat immer in dem Land, wo die Stoffe hergestellt werden, auch komischerweise die Bevölkerung nach Ansicht der zuständigen Kommissionen den größten Mangel. D. h., wenn Sie sich die Listen der Zusatzstoffe der einzelnen Länder anschauen, können Sie, wenn Sie wissen, wer was herstellt, sofort sagen, aus welchem Land die Liste kommt.«

Vitamin C verhindert in der Wurst das Ranzigwerden der Fette. Dabei ist die Dosierung wesentlich. Ein Zuviel läßt sie schneller verderben, weiß man doch in der Chemie seit 100 Jahren, daß Vitamin C mit Eisen reaktionsfreudige Substanzen ergibt, sogenannte Radikale. Das bedeutet, daß Überdosen genau das Gegenteil bewirken. Eine kürzlich in England erstellte Studie hat beispielsweise ergeben, daß Frühgeborene bei hohem Vitamin-C-Spiegel im Blut häufiger sterben.

Viele Ärzte, vor allem Naturheilmediziner, lehnen synthetische Vitamine grundsätzlich ab. In ihren Augen ist der Rummel um die Zusatzstoffe reine Geschäftemacherei.

Von wirtschaftlichen Interessen hängt es also ab, wie viele Vitamine wir schlucken sollen? In einem Fernsehinterview erklärte Dr. med. Karlheinz Schmidt, Professor der Medizinischen Universität Tübingen, wörtlich: »Solche Empfehlungen sind hundertprozentig politische Bereiche; da kommt man gar nicht drum herum. Die Deutsche Gesellschaft für Ernährung ist ja, wenn sie Empfehlungen herausgibt, nicht nur eine wissenschaftliche Gesellschaft, wo neutrale Wissenschaftler beurteilen, sondern sie steht auch in einem bestimmten Verhältnis zur Bundesregierung und zur Exekutive. Sie muß dem natürlich auch Rechnung tragen.«

Welch ein Glück, daß die Menschen immer noch existieren, obwohl der liebe Gott so unvorsichtig war, uns ganz ohne Leitfaden für die perfekte Dosierung an lebenswichtigen Vitaminen auf die Erde zu schicken! Warum haben wir Menschen mehr Zutrauen zu Präparaten als zur Natur, die uns in ihrer Vielfalt alle Vitalstoffe in vollendeter Ausgewogenheit anbietet? Schöpfen wir doch dieses Angebot voll aus, und wir werden weder an Mangel noch an Überdosierung leiden.

Pseudovitamine – das Geschäft mit der Gesundheit

Die Pharmaindustrie bringt immer wieder Stoffe auf den Markt, die sie als »Vitamine« ausgibt und auf die wir angeblich keinesfalls verzichten können. Einige Substanzen können im Körper jedoch selbst hergestellt werden und wirken ähnlich wie echte Vitamine, andere nehmen wir ausreichend mit der Nahrung auf und bei manchen ist ihre Notwendigkeit nicht einmal erwiesen. Charakteristische Mangelerscheinungen sind nicht zu verzeichnen. Hier eine kleine Übersicht über die bekanntesten Präparate, die nicht uns zu vermehrter Gesundheit verhelfen, sondern eher der Pharmaindustrie zu gesunden Geschäften.

Bioflavonoide sind Pflanzenstoffe, die wir täglich mit der Nahrung – Obst und Gemüse – zu uns nehmen. Die Pflanzen haben sie zur Verteidigung gegen Freßfeinde entwickelt. Der bekannteste Stoff unter den Bioflavonoiden ist Rutin, das als Medikament bei Venen- und Krampfaderproblemen wirken soll.

Cholin in Form eines Medikaments zuzuführen, ist völlig überflüssig. Cholin entsteht in der Leber durch Methylierung und ist Bestandteil des Lezithins und der Phosphatide. Es hemmt Fettablagerungen in der Leber. Außerdem ist das Nervengewebe zur Herstellung des Azetylcholins auf diese Substanz angewiesen, deshalb stellt Cholin einen wichtigen Faktor für die Funktion der Erregungsleitung dar. Cholin nehmen wir auch mit der Nahrung auf. Es ist in Getreide und Gemüse enthalten.

Inosit/Inositol ist ein zyklischer sechswertiger Alkohol, und kann vom Körper selbst synthetisiert werden. Es ist in den Zellmembranen enthalten und in freier Form in den Muskeln. Als Medikament soll es Heilwirkungen im Leberstoffwechsel sowie bei fortschreitender Muskelrückbildung ausüben.

Laetril wird als »Vitamin B17« im Handel, besonders in den USA, als effektives Krebstherapeutikum angepriesen. In hoher Dosierung wirkt es stark giftig. In Amerika gab es zahlreiche Vergiftungen und mehrere Todesfälle.

Orotsäure wird in Verbindung mit Mg2 (Magnesiumorotat) als Lebertherapeutikum empfohlen. Der Orotsäure wird eine Erhöhung der Merkfähigkeit und der körperlichen Leistungskraft zugesprochen, außerdem soll sie bei Gicht die Harnsäureausscheidung über die Nieren steigern. Orotsäure wird im Organismus selbst hergestellt; sie ist ein Zwischenprodukt der Biosynthese der Piridinbasen.

Pangamsäure, als »Vitamin B15« gerühmt, gilt als Wundermittel für vermehrte Durchblutung und Sauerstoffversorgung in den Zellen, besonders in Gehirn und Herz. Weiterhin soll sie mangelnde Leistungsfähigkeit beheben. Für alle diese Aussagen fehlen nicht nur die Beweise, die Einnahme von Pangamsäure kann auch zu Schwindel- und Ohnmachtsanfällen führen.

Super C/Ester C ist ein überbewerteter Modeartikel und wird als umwälzende Novität in der Vitamin-Medizin angepriesen mit der unbewiesenen Behauptung, es könne vom Organismus besser verwertet werden als das reine Vitamin C. Super C ist eine Mischung aus L-Askorbinsäure und Kalziumkarbonat sowie weiteren Hilfsstoffen, wodurch die Ausnützung des Vitamins angeblich so stark verbessert wird, daß es sich als die wirksamste Substanz zur Blockierung aller Mechanismen erweise, die Krebs-, Herz- und Arthritiserkrankungen auslösen. Solche Werbesprüche grenzen nach Meinung der Fachwelt an Scharlatanerie.

Vitamin F hat ebenfalls keinen Anspruch auf das Prädikat Vitamin. Noch immer wird diese Bezeichnung ebenso hartnäckig wie falsch für die ungesättigten Fettsäuren, besonders für die Linolsäure, verwendet. Die essentiellen Fettsäuren müssen, gleich den Vitaminen, mit der Nahrung zugeführt werden. Sie haben in unserem Organismus jedoch nicht Funktionen als Wirkstoffe, sondern sie dienen als Baustoffe, etwa beim Aufbau der Zellmembran. Bei ausgewogener Ernährung nehmen wir die essentiellen Fettsäuren ausreichend auf. Da der Begriff Vitamin Gesundheit signalisiert, ist mit diesem Namen das Ziel der Werbung, »Vitamin F« unter die Leute zu bringen, leichter zu erreichen.

»Vitamin Q10«. Kaum ein Laie kannte bislang dieses Co-Enzym oder schenkte ihm irgendwie Beachtung. Das war auch nicht nötig, da es der Körper mühelos selbst herstellen kann. Das Co-Enzym Q10, das in jeder menschlichen Zelle vorhanden ist, hat seine lebensnotwendige Aufgabe bei der Energiebereitstellung und im Herz-Kreislauf-System.

Der heutige Rummel um Ubichinon, wie Q10 auch genannt wird, ist ein Musterbeispiel dafür, wie ein Stoff zum »essentiellen Vitamin« avancieren kann. Wenn Sie der Werbung glauben wollen, so wird Ihnen die Einnahme von Q10 zu Spitzenleistungen verhelfen, Ihr Immunsystem wird gestärkt, Ihr Blutdruck gesenkt, und Sie werden länger leben. Auch für diese Werbesprüche fehlen jegliche Beweise. Also haben wir es hier wiederum mit einer Substanz zu tun, die durch geschickte Marketingexperten als Vitamin Karriere macht.

Stoffe, die nicht unter den 13 klassischen Vitaminen zu finden sind, und für die, dessen ungeachtet, als »notwendige« Vitalstoffe Werbung gemacht wird, sind eher für die gesunde Finanzlage der Hersteller von Bedeutung als für Ihre Gesundheit. Lassen Sie sich also nicht hereinlegen mit Stoffen, die Ihr Körper entweder selbst problemlos herstellt oder die Sie ohnehin mit der Nahrung ausreichend aufnehmen, die aber andererseits als Medikament eingenommen, üble Auswirkungen auf Ihren Organismus haben können.

Der Verzicht auf Milchprodukte zieht keinen Kalziummangel nach sich

Kalziumpräparate gehören zu den Hauptrennern der Pharmaindustrie. Nicht verwunderlich, wenn man in der Werbung liest und hört, wer alles zusätzlich Kalzium zum Aufbau oder Erhalt der Knochen »braucht«. Wenn Sie als Allergiker aus bereits besprochenen Gründen auf Milchprodukte verzichten müssen, oder ohnehin zu den 50 Prozent der BRD-Bürger gehören, die allergisch gegen das Milcheiweiß sind, so brauchen Sie vor Sorge bezüglich eines künftigen Kalziummangels keineswegs zu Präparaten greifen. Kalziummangel ist kein Folgezustand mangelnder Kalziumzufuhr durch die Nahrung, wie aus den Ernährungsgewohnheiten der Wohlstandsbürger unschwer zu erkennen ist.

Osteoporose oder ähnliche Kalziummangel-Erkrankungen treten bei »Otto Normalverbraucher« gewiß nicht wegen zu geringer Kalziumzufuhr auf, denn er tut sich eher zu viel des Guten an Verzehr von Milchprodukten. Ein Defizit an diesem Mineral ist eine Erscheinung von gestörter Kalziumverwertung und Mineralstoffentzug im Organismus durch Fehlernährung, oder/und übermäßigem Genuß an Alkohol.

Die Bedeutsamkeit der Kuhmilch für den Menschen – eine Milchmädchenrechnung

Vor ca. 150 Jahren untersuchte Justus von Liebig die Nahrung auf ihre Bestandteile und unterteilte sie in Nährstoffe: Eiweiß, Fett und Kohlenhydrate sowie in Mineralstoffe: Kalzium, Kalium, Phosphor, Magnesium, Natrium usw. Den Spurenelementen und weiteren Vitalstoffen wurde damals noch keine Bedeutung beigemessen. Nährstoffe und Mineralstoffe konnten zu dieser Zeit weitgehend ihren Funktionen im Organismus des Menschen zugeordnet werden. So wußte man auch, daß unser Knochenbau vorwiegend aus Kalzium besteht. Offensichtlich entwickelte sich aus dieser Erkenntnis im Laufe der Zeit die Assoziation: höchster Gehalt an Kalzium im Knochen → höchster Kalziumgehalt in der Kuhmilch → höchste Bedeutung der Kuhmilch für den Knochenaufbau. Wir dürfen uns sicherlich darauf verlassen, daß der Natur kein Fehler unterläuft, wenn sie Frauenmilch mit einem Kalziumgehalt von »nur« 31 mg pro 100 g Milch versieht und Kuhmilch dagegen mit der 4fachen Menge (124 mg). Das Menschenkind hat mindestens 16 Jahre lang Zeit, sein Stützgewebe komplett aufzubauen, das Kalb jedoch schafft dies durch das höhere Kalziumangebot in einem Bruchteil dieser Zeit.

Ist das nicht ein Wink der Natur, daß Säuglinge nach dem Abstillen und heranwachsende Kinder sowie Jugendliche zum Aufbau ihres Stützgewebes keineswegs dazu übergehen müssen, das 4fache Quantum an Kalzium aufzunehmen? Bei einer Tagestrinkmenge von 600 g Muttermilch erhält der Säugling 186 mg Kalzium. Bei einer einzigen Breimahlzeit aus 200 g Kuhmilch sind es jedoch schon 248 mg.

Der Mensch ist der einzige Säuger auf der Erde, der nach dem Entwöhnen die Milch eines anderen Säugers trinkt. Kein Tier in der freien Natur lebt von der Milch eines anderen. Weder holt sich das Giraffenjunge Milch bei einer Elefantenkuh, noch ein Gazellenjunges Milch beim Zebra. Die Tierkinder nehmen nach dem Entwöhnen »Erwachsenenkost« zu sich.

Wie hoch ist der Kalziumbedarf des Erwachsenen, der schließlich sein Stützgewebe nicht mehr komplett aufbauen muß, sondern nur noch erhalten? Niemand weiß es genau; es gibt nur »Empfehlungen«. Fest steht, daß trotz beträchtlichen Konsums hochkalziumhaltiger Milchprodukte immer mehr Menschen an Knochenproblemen wie Arthrose, Rückgratschäden und Osteoporose leiden. Das Problem des Kalziummangels liegt demnach in einer ernährungsbedingten Störung der natürlichen Wechselwirkung von Kalzium und allen andern basischen Mineralsalzen mit den übrigen Vitalstoffen.

Kalzium steht in natürlicher Wechselwirkung mit allen anderen basischen Mineralsalzen und mit den übrigen Vitalstoffen

Prof. Katase erforschte mit 40 Mitarbeitern in einem Zeitraum von 10 Jahren die Wirkungen der basischen Mineralsalze, wie zum Beispiel Kalzium, Kalium, Natrium und Magnesium. Er stellte fest, daß es auf ihre Korrelation ankommt; und zwar nicht nur unter sich, sondern auch zu allen anderen Nährfaktoren und Wirkstoffen: zu Vitaminen, Enzymen, Spurenelementen, Faserstoffen, ungesättigten Fettsäuren aus Naturfetten wie Butter, kalt gepreßten Ölen. Isolierte Gaben von Vitaminen, Mineralstoffen und anderen Vitalstoffen in Form von Tabletten und Spritzen bewirken eine erhebliche Störung dieser Korrelation. Naturvölker, deren Ernährung ein gutes Mineralsalzgleichgewicht gewährleistet, haben bei niedriger Kalziumzufuhr ein festes, widerstandsfähiges Hartstützgewebe. Chinesen und Japaner verzehren im allgemeinen keine Milchprodukte.

So kann überhöhte Zufuhr von Kalzium, sei es in Form von Medikamenten oder einer Ernährungsform, die auf einseitige Kalziumzufuhr ausgerichtet ist, die Aufnahme anderer Mineralstoffe wie Magnesium, Phosphor, Zink und Mangan bedeutend reduzieren.

Empfindliche Störungen im Mineralstoffgleichgewicht durch Übermaß an Tiereiweiß und durch raffinierte Kohlenhydrate

Die Forschungen Katases ergaben, daß eine Nahrung, die zuviel an tierischem Eiweiß und an raffinierten Kohlenhydraten (Fabrikzuckerprodukte, Feinmehl und polierter Reis, denen es bekanntlich an begleitenden Mineralstoffen und Vitaminen fehlt) enthält, die rechte Balance im Organismus stört.

Aminosäuren und Phosphorsäuren in tierischen Nahrungsmitteln können den Organismus bei übermäßigem Konsum regelrecht überfluten, während der Körper auf raffinierte Kohlenhydrate »sauer reagiert« (s. »Übersäuerung leistet Allergien und Mykosen Vorschub«). Diesen Nahrungsmitteln fehlen die alkalischen Begleitstoffe, die Mineralien, die zum Binden und Neutralisieren der Säuren notwendig sind. Wichtige Mineralsalze, vor allem Kalzium, werden dem Organismus durch ein komplexes Regelsystem entzogen. Dieser regulierende Mechanismus dient dazu, den pH-Wert zu stabilisieren. Die Kommandozentrale des Hypothalamus erfährt durch Nervensignale der Rezeptoren im Hirnstamm ununterbrochen die chemische Zusammensetzung des Blutes. Fehlt beispielsweise Kalzium, so werden über das vegetative Nervensystem Reize zur Nebenschilddrüse gesandt. Das stimuliert die Drüse, das Parathormon auszuschütten, das den Abbau von Kalzium aus dem Mineralstoffreservoir, dem Skelett, in die Wege leitet.

Alkohol und Coffein wirken im Organismus ebenfalls entmineralisierend sowohl als Säurebildner als auch durch die stark harntreibende Wirkung.

– Ein gut ausbalanciertes Säure-Basen-Verhältnis haben Nüsse (außer Erdnüsse, die säurebildend sind), Vollgetreideprodukte, Erbsen, grüne Bohnen, Sauerkraut und anderes milchsaures Gemüse. Basenüberschüssig sind vor allem alle Gemüsesorten, Kartoffeln, weiße Bohnen, Sojabohnen (jedoch nicht Sojapräparate) und Früchte – auch solche, die sauer schmecken.

Menschen mit übertriebenem Konsum von Fleisch-, Fisch-, Milchprodukten und Liebhaber von Feingebäck, Süßigkeiten, Kaffee, Tee und Alkohol unterliegen jedoch einem Trugschluß, wenn sie glauben, etwas basenüberschüssiges Gemüse und Salat als Beilage zu den Mahlzeiten genüge zur Stabilisierung des pH-Werts. Um einen tatsächlichen Ausgleich zu schaffen, müßte der tägliche Gemüse- und Obstverzehr schon mindestens die zweifache Menge der schädigenden Nahrungsmittel betragen. Ein völlig unmögliches Unterfangen.

Der Eisenbedarf ist bei vitalstoffreicher Kost gesichert

Nicht nur Laien, selbst Mediziner, die in Ernährungsfragen nur unzulänglich geschult sind, hegen die größten Befürchtungen, Menschen, die tierische Produkte ablehnen, würden über kurz oder lang unter Eisenmangel leiden. Sie sind der Ansicht, nur Eier, Fleisch und insbesondere Leber würden den Eisenbedarf des Menschen zuverlässig decken. Die besondere Besorgnis gilt heranwachsenden Kindern und schwangeren sowie menstruierenden Frauen, da diese Gruppen auf vermehrte Eisenzufuhr angewiesen seien.

»Die Blutuntersuchungen bei stillenden und schwangeren Frauen, die sich mit einer vitalstoffreichen Vollwertkost ohne Fleisch ernähren, ergaben, daß ihr Gehalt an Hämoglobin und die Zahl der roten Blutkörperchen meist über dem

Durchschnitt liegen; das heißt, daß ihr Blutbild besser ist als bei Frauen, die sich mit der wertarmen üblichen Zivilisationskost ernähren. Hier stehen Fakten gegen Behauptungen«, erklärt der Ernährungswissenschaftler Dr. Bruker. »Dasselbe gilt natürlich genauso für vollwerternährte Frauen, die nicht schwanger sind oder stillen, und für Männer, die sich mit vitalstoffreicher Vollwertkost ernähren. Was nun das Eisen betrifft, so ist es völlig ohne Belang, ob im Fleisch mehr Eisen ist als in manchen Pflanzenteilen. Von Wichtigkeit ist nur, ob der Mensch das Eisen verwerten kann oder nicht.«

Vegetarier zum Beispiel, die sich abwechslungsreich und ausgewogen ernähren, laufen keine Gefahr, eine Eisenresorptionsstörung zu bekommen. Anders liegt die Situation bei Menschen, die lediglich auf Fleisch verzichten und ansonsten bei ihrer gewohnten Zivilisationskost bleiben, die hauptsächlich aus Feinmehl- und Fabrikzuckerprodukten sowie aus Kochkost besteht, und die gekennzeichnet ist durch zu geringen Verzehr an Gemüse, Obst und Vollgetreide. Wenn hier Eisenmangelerscheinungen auftreten, ist es nicht verwunderlich. Diese Menschen betrachten sich zu Unrecht als Vegetarier. Sie weisen beim Arztbesuch darauf hin, sie seien Vegetarier; dem Arzt genügt diese Aussage zumeist, so daß er nicht mit Fragen bezüglich der Zusammenstellung der Kost nachhakt. Sobald dann Blutuntersuchungen schlechte Ergebnisse aufweisen, vor allem was die Eisenwerte betrifft, so ist es nicht verwunderlich, wenn er dies dem Fehlen tierischer Produkte in der Ernährung zuschiebt.

Eisengehalt im Vergleich: Pflanze kontra Fleisch

Eisengehalt	Rind-fleisch	Spinat-salat	Linsen	Hirse
mg/100g	3,0	4,1	6,9	9,0

(Die große GU Vitamin- und Mineralstofftabelle)

Da Eisen aus pflanzlichen Lebensmitteln besonders gut aufgenommen wird, wenn gleichzeitig Vitamin-C-haltiges Gemüse oder Obst gegessen wird, ist der Frühstücksbrei der
ideale Eisenspender. Er enthält hocheisenhaltiges Getreide
und Vitamin-C-haltige Früchte. (Siehe Rezepteteil)

Ist bei tiereiweißfreier Kost Vitamin-B12-Mangel zu befürchten?

Um es vorauzuschicken: die Leber kann große Mengen an
Kobalamin, wie Vitamin B12 genannt wird, speichern, so daß
über einen Zeitraum von etwa 2 Jahren ohnehin nicht mit
Mangelerscheinungen zu rechnen ist. Diesen Zeitraum
braucht weder der Allergiker noch der Mykosepatient, um
seine Krankheit auf der Basis tiereiweißfreier Ernährung auszuheilen. Falls Sie jedoch nach Ihrer Heilung den Konsum
tierischer Produkte einschränken oder gar meiden wollen, so
kann Ihnen dieses Kapitel zur Information dienen.
Kobalamin, das das Spurenelement Kobalt enthält, ist ein le-
benswichtiges Vitamin, das besonders für die Blutbildung
von Bedeutung ist. In Zusammenarbeit mit der Universität
Gießen, dem Krebsforschungszentrum Heidelberg und dem
Bundesgesundheitsamt Berlin wurden im Jahre 1993 viertau-
send langjährige Vegetarier auf verschiedene Kriterien unter-

sucht: Langlebigkeit, Infektanfälligkeit, Hämoglobinwerte, Serumeisen, Cholesterinwerte, Triglycerinspiegel und andere Blutwerte und selbstverständlich auch auf Vitamin-B12-Werte. Bei den unabhängig voneinander durchgeführten Studien hat sich erstaunlich deckungsgleich herausgestellt, daß selbst bei strengen Veganern der Spiegel innerhalb der Norm liegt.

Viele Ernährungsforscher befassen sich weltweit mit dem angeblichen Problem der Vitamin-B12-Versorgung bei Vegetariern. Es stellte sich heraus, daß nicht nur Tierprodukte Kobalamin-Lieferanten sind.

»B12 wird ausschließlich von Bakterien und anderen pflanzlichen Mikroorganismen gebildet«, erklärt K. A. Höppl, »es ist also vom Ursprung her durchaus keine Gabe des Tierreichs. Wie die Pflanzenwelt im ganzen die Schätze der Erde für den Organismus von Mensch und Tier zu heben und zu erschließen hat, so bringen die winzigen und zugleich ältesten Vertreter beiden mit B12 eine wunderbar aufgebaute Kobalt-Verbindung von lebenswichtiger Wirkungskraft zu. Auch in der Form des Medikaments stammt das Kobalamin nicht aus künstlicher, sondern aus natürlicher Synthese, nämlich aus großangelegten Gärungsprozessen, bei denen die erwähnten Mikroorganismen mit rein pflanzlichen und mineralischen Stoffen gefüttert werden.«

Dies erklärt auch den Kobalamingehalt im Sauerkraut und in milchsaurem Gemüse (Rezepte im Rezepteteil), das ebenfalls Gärungsprozesse durchläuft.

Es gibt eine ganze Reihe von pflanzlichen Lebensmitteln, die laut William Shurleff, Direktor des New Age Food Center in Lafayette/USA, eine reiche Quelle von Vitamin B12 sind: Getreidekörner, vergorene Sojaprodukte wie Tempeh, Natto und Miso, Hefen und Nahrungspflanzen des Meeres. »Geschichtlich interessant ist die Beobachtung«, schreibt Shurleff, »daß

Zen-Mönche in Japan sich jahrhundertelang streng auf Pflanzenkost beschränken, dabei aber als die gesündesten und langlebigsten Glieder der Gesellschaft galten; was sie sich an B12 zuführten, kam im Regelfall aus vergorenen Sojaprodukten und aus Meerespflanzen.«

Nach dem Vitaminstofftabellarium von Prof. Schweigart findet sich in Weizen und Roggen je 0,1 y, in Hafer 0,3 y/100 g; zum Vergleich in Vollmilch 0,7 y/100 g (1 y = 1 gamma = 1 Millionstel Gramm).

Der schwedische Ernährungswissenschaftler Professor Per-Arne Öckerman untersuchte 1978 erstmalig wissenschaftlich die Kost der Veganer. Er kam zu interessanten Ergebnissen bei einer Gruppe von strengen Veganern, die sich bereits seit bis zu 30 Jahren von reiner Pflanzenkost ernährten. In der Vegannahrung lag zwar der Kobalamingehalt sehr niedrig – nur in milchsaurem Gemüse und Getreidebrei waren geringe Mengen des Vitamins enthalten –, im Blut fand sich jedoch überraschenderweise die normale Vitamin-B12-Menge, wie bei einer fleischessenden Vergleichsgruppe, die die zehnfache Menge an Kobalamin zu sich nahm. Darüber hinaus stellte Prof. Öckerman fest, daß die Veganer auch noch zwei- bis dreimal mehr Kalium, Magnesium und Zink zu sich nahmen, als die zum Vergleich herangezogenen Fleischesser, und daß außerdem ihr Cholesterinspiegel weitaus niedriger lag. Der Forscher legte 1978 auf einem Ärztekongreß in Stockholm das Untersuchungsergebnis vor, über das anschließend auch in dem schwedischen Fachjournal »Tidskrift för Hälsa« (Zeitschrift für Gesundheit) berichtet wurde.

Kein Zweifel also: Auch Veganer sind ausreichend mit Vitamin B12 versorgt. Dieses Phänomen findet seine Erklärung darin, daß Kobalamin im Darm des Menschen von Bakterien gebildet wird.

Laut Dr. Bruker setzt jedoch die Erzeugung von Vitamin B12

eine gesunde Darmflora voraus. Die enzymreiche Rohkost hat auf die Darmflora einen ausgesprochen regenerierenden Einfluß, während Fleischkost ungünstig wirkt. Der Bedarf an B12 ist bei Ernährung mit reiner Pflanzenkost wesentlich geringer als beim Verzehr von Tierprodukten. Man nimmt an, daß dies darauf beruht, daß die Veganer durch den reichlichen Genuß von Frisch-Grünkost viel mehr Folsäure zu sich nehmen, die beim Blutaufbau das Vitamin B12 teilweise ersetzen kann. Da Folsäure thermolabil ist, kann Kochen die Hälfte der Folsäure vernichten.

Der Ernährungsexperte Dr. Ralph Bircher weist darauf hin, daß Fleischesser trotz aller B12-Zufuhr an Vitamin-B12-Mangel leiden, da ihr Organismus nicht auf wirksame Eigenproduktion umschalten kann. Dem oft gerühmten Vorteil, daß eine gemischte Kost eine so schöne Zufuhr von B12 garantiert, steht der Nachteil gegenüber, daß sie die bakterielle Grundlage seiner Produktion im Körper selbst gefährdet. Vitamin-B12-Mangel ist also kein vegetarisches Problem, sondern erweist sich angesichts der Tatsache, daß B12 ausschließlich von Mikroben produziert wird, in erster Linie als ein Problem der Darmflora.

Pflanzenfressende Tiere, zum Beispiel die Kuh, deren Fleisch wir zur Deckung unseres Kobalaminbedarfs essen sollen oder deren Milch zu trinken für unsere Versorgung mit Vitamin B12 dringend empfohlen wird, können in ihrem Fleisch keinen höheren Gehalt an diesem Vitamin aufweisen als menschliche Pflanzenesser. Sonderbarerweise stellt keiner die Vitamin B12-Produktion der Rinder in Frage.

Die gefährlichen Auswirkungen verschiedener Nahrungsergänzungsstoffe

Hüten Sie sich und Ihre Kinder vor künstlich hergestelltem Fluor!

Als natürliches Spurenelement trägt Fluor zur Stabilität unseres Stützgewebes bei und erhöht die Festigkeit der Zahnsubstanz. In Tierversuchen wurde festgestellt daß Fluor eine günstige Auswirkung auf die Wundheilung hat und durch seine verbessernde Eisenresorption aus dem Darm Schwangerschaftsanämie verhütet. Doch künstlich hergestelltes Fluor stellt ein Breitbandenzymgift von unerhört schädlichen Auswirkungen dar.

Heute werden Säuglingen Fluortabletten verabreicht, von denen man sich die Unterstützung des Knochenbaus und der Zahnanlage verspricht, Kindern werden mit fluorhaltigem Lack die Zähne versiegelt, Fluor in Zahnpasten soll Karies verhindern und neuerdings wird sogar dem Speisesalz Fluor zugesetzt. Der renommierte Ernährungsexperte Dr. Bruker warnt vor der heute praktizierten Kariesprophylaxe: »Das in der Natur vorkommende Fluor ist in komplexe Großmoleküle eingebaut und völlig unschädlich. Demgegenüber stellen die künstlich hergestellten Fluorpräparate schwere Gifte dar. Sie können zahlreiche Gesundheitsschäden hervorrufen, besonders Knochenerkrankungen und Störungen der enzymatischen Stoffwechselvorgänge der inneren Drüsen, vornehmlich der Schilddrüse.«

Mit aller Schärfe verurteilt der Arzt die Verhaltensweise der verantwortlichen Wirtschaftszweige. »Obwohl vom wissenschaftlichen Standpunkt aus die Verhütung durch Fluoride nicht nur als untaugliche, wirkungslose und gesundheitsgefährdende Methode einwandfrei nachgewiesen ist, wird von bestimmten Wirtschaftskreisen immer wieder versucht, die Fluoridierung durchzusetzen. Es liegt nicht nur im Interesse der Zuckerindustrie, durch Empfehlungen von Fluorid den eigentlichen Verursacher, den Fabrikzucker, aus der Schußlinie zu nehmen, sondern deren Interessen treffen sich mit denen anderer Industrien.«

In seinem Artikel »Fluorierte Wissenschaft« beschreibt der Ernährungswissenschaftler Dr. Ralph Bircher die von wirtschaftlicher Seite gesteuerten Zusammenhänge zwischen Fluor als Abfallprodukt und Fluor als Medikament.

In den 50er Jahren saß die Aluminum-Company of America (ALCOA) auf einem derartigen Berg von Natriumfluorid-Abfall, daß sie damit ganz Amerika hätte vergiften können – Fluor ist zweieinhalbmal giftiger als Arsen und findet in der Schädlingsbekämpfung Verwendung. O. Ewing, der findige Rechtsanwalt der Firma, hatte jedoch die rettende Idee, wie aus Gift Geld zu machen sei. Aufgrund seiner führenden Position in der staatlichen Aufsichtsbehörde war es ihm ein leichtes, mit öffentlichen Mitteln in Millionenhöhe die Trinkwasserfluoridierung in allen amerikanischen Städten zu lancieren.

E. Bernays wurde mit dieser Propaganda beauftragt, ein bekannter Publicity-Mann, der geschrieben hat: »Der Gegenstand der Propaganda muß nicht unbedingt wahr sein … Die bewußte und intelligente Manipulation der Massen muß von Experten gemacht werden …«

Die Manipulation der obersten wissenschaftlichen Gremien gelang Bernays vortrefflich, sogar die Weltgesundheitsorganisation wußte er für das Projekt einzunehmen. Ein überwältigender Erfolg! Bei der göttlichen Ehrfurcht, die jedermann der Wissenschaft bekundet, hätte sich jeder als einfältig hinstellen lassen müssen, der dagegensprach. Aus diesem Grund suchten die Verantwortlichen sich tunlichst keine Blöße zu geben, als der Schwindel später herauskam.

Die Fluoridierung des Trinkwassers ist keineswegs so harmlos, wie sie heute noch oft hingestellt wird. Dr. Bruker schildert die schädlichen Auswirkungen: »Bei einer empfohlenen Dosierung von 1,2 ppm (ein ppm = 1/1000 Gramm/Liter) kommt es im Blut zu einer Konzentration von Natriumfluorid von 1:30 Millionen. In dieser Konzentration sind deutliche Schädigungen der Zellen nachweisbar. Es erfolgt eine Verlangsamung der normalen Aktivitäten. Die Mitochondrien (Energiezentren der Zellen) schwellen auf, das Material im Zellkern verdichtet sich; die Zellmembran schwillt an, wodurch die Nährstoffaufnahme in die Zelle erschwert wird.«

Der Pharmakologe und Toxikologe Professor Steyn konnte nachweisen, daß schon bei einer Fluoridkonzentration im Trinkwasser von 2,6 ppm bei Kindern schwere Knochenfluorosen auftreten. Es kommt dabei zu Erweichungen und Verbiegungen der Beinknochen.

Dr. Bruker, der sich namentlich für den Lebensschutz einsetzt, empören solche Vorkommnisse besonders: »Hinter der Empfehlung von Fluoriden zur Kariesbekämpfung stehen rein wirtschaftliche Interessen. Den Vorwand, daß dies im Interesse der Gesundheit geschähe, muß man vom ärztlichen Standpunkt aus als skandalös bezeichnen. Daß von gewissen Kreisen der Zahnärzteschaft trotzdem für Fluoridierung eingetreten wird, beruht teils auf Unwissenheit, teils auf Glauben an die Fehlinformation durch die Zucker- und Fluorindustrien, die eben über die finanziellen Mittel verfügen, Meinung zu machen.«

Der engagierte Arzt verpönt insbesondere die Werbung für Fluoridtabletten, die in Schulen und Kindergärten ausgegeben werden, sowie für fluoridhaltige Zahnlacke, die der Zahnarzt aufträgt. Diese Maßnahmen seien nicht nur wegen der Schädlichkeit bei langzeitiger Anwendung abzulehnen, sondern vor allem, um die Bevölkerung nicht in dem Glauben zu lassen, jetzt könnten die Kinder ruhig Süßigkeiten essen, sie wären ja durch ein Medikament vor Karies geschützt. Bislang widersetzten sich unsere Wasserwerke der Trinkwasserfluoridierung, da eine gefahrlose Einschleusung von Natriumfluorid aus technischen Gründen nicht machbar ist. Zum Segen für die Menschen. Überdosierungen würden wohl kaum zu vermeiden sein, trinkt doch der eine mehr Wasser, Tee oder Kaffee als der andere. Außerdem werden auch unserer Umwelt noch weitere Belastungen erspart. Eine unaufhörliche Versorgung von Fluor im Wasser hätte eine Verseuchung des gesamten Lebensraums einschließlich der Pflanzen- und Tierwelt und letztendlich auch des Menschen zur Folge.

Die Gefahr der Trinkwasserfluoridierung ist nun zwar abgewendet, doch die Fluorerzeuger bringen über einen anderen Schleichweg ihr Gift unter die Leute. Seit Anfang des Jahres 1994 gibt es ein sogenanntes Kombinationssalz, das pro Kilogramm Salz 250 mg Fluorid und 15–25 mg Jodat enthält.

Jodierung des Kochsalzes – dem Arzt ins Handwerk gepfuscht

Bei der von der Bundesregierung vorgesehenen Jodierung jeglichen Speisesalzes, das auf dem Markt ist, handelt es sich um eine Anordnung, die Arzt und Patient völlig entmündigt. Jodiertes Salz stellt eine Zwangsmedikation dar, der wir uns nicht entziehen können, da wir dann kein jodfreies Salz mehr erhalten können und Bäcker, Fleischer und die Gastronomie nur noch jodiertes Salz einsetzen. Wer kann dafür garantieren, daß Menschen, die bisher völlig ausreichend mit

Jod versorgt waren und keinerlei Probleme mit der Schilddrüse hatten, nicht durch schrittweise Überdosierung gesundheitliche Schäden davontragen?

Der Toxikologe Prof. Dr. Louis Lewin berichtete bereits 1929: »Der dauernde Gebrauch von Halkajod, dem jodhaltigen Speisesalz, anstelle des gewöhnlichen Speisesalzes rief wiederholt bei Strumösen schwere Vergiftungen hervor: hohe Pulszahl, vasomotorische Erregbarkeit, Schweißausbruch, Tremor, psychische Labilität, Glykosurie, Albuminurie, Azetonurie, Verminderung der Zahl der roten Blutkörperchen.« Bereits bei homöopathischer Dosierung, zum Beispiel Jodum D4 – D6 (D4 = Verdünnung 1:10 000, D6 = 1:1 000 000), lassen sich bei jodempfindlichen Personen deutliche Jodvergiftungserscheinungen nachweisen.

Kelp, eine natürliche Jodwürze

Es ist möglich, sich auch auf völlig natürlichem Wege mit Jod zu versorgen. Jod ist in Meerespflanzen reichlich enthalten, die man in getrockneter und pulverisierter Form zum Würzen verwenden kann, wie beispielsweise Kelp.

Wir speichern in unserem Körper bis zu 30 Milligramm Jod, teilweise in Muskeln, Galle, Speicheldrüsen und in der Hypophyse. Zum größten Teil befindet sich das Spurenelement jedoch als Bestandteil des Schilddrüsenhormons Thyroxin in der Schilddrüse. Von der Zusammenarbeit des Thyroxins mit weiteren Schilddrüsen- und Nebenschilddrüsenhormonen hängt unter Assistenz von Jod die Geschwindigkeit des gesamten Stoffwechsels ab, sowie Wachstum und geistige Entwicklung.

Die Jodmangeltheorie stützt sich auf eine lange zurückliegende Beobachtung. Im Schweizer Kanton Waadt wiesen die Einwohner, im Gegensatz zu den anderen Eidgenossen, anscheinend niemals Kropfbildung auf. Die Experten forschten nach und stellten fest, daß die Waadtländer ihr Salz aus der Saline Bex bezogen, die etwas jodreicher war als die Schweizerhaller Salze und die Rheinfelder Salze. Aha, dachten sich findige Fachleute, Jod ins Salz und weg mit dem Kropf! Einige Mediziner wurden von einer regelrechten »Jod-Euphorie« erfaßt. Manche gingen sogar soweit, jeden Morgen einen Tropfen Jod zu empfehlen.

Ein Wermutstropfen nun für alle Jodsalzverwender: Die Geschichte ist nur eine Mär. In Wirklichkeit gab es in Waadt schon immer soviel oder sowenig Kröpfe wie anderswo. Die Musterungsunterlagen des Militärs gaben Aufschluß über die angebliche Kropflosigkeit der Waadtländer. Wenn Männer rekrutiert wurden, so zog man auch kropfige Leute heran und erklärte sie für »tauglich«, das heißt für kropffrei.

Die Kropfbildung ist ein multifaktorielles Geschehen

Wie kommt es, daß in den Alpentälern die einen Menschen an Kropf leiden, die anderen nicht? Professor Haubold von der Gesellschaft für Ernährungsbiologie in München befaßte sich mit diesem Phänomen. Nach seinen Beobachtungen traten plötzlich in Gebieten Kröpfe auf, in denen es früher keine gab. Gleichzeitig fiel ihm auf, daß Personen mit den größten Kröpfen unter schwerer Nachtblindheit litten. Prof. Haubold erinnerte sich an einen Militärarztbericht, der aus dem 18. Jahrhundert stammt. In einer Kaserne traten besonders viele

Kröpfe auf, die allesamt mit Nachtblindheit einhergingen. Haubold stellte sofort die richtige Diagnose: Vitamin-A-Mangel! Er richtete nunmehr seine Aufmerksamkeit auf das Milchfett, in dem sich Vitamin A und seine Vorstufe, das Karotin, aus dem Futter der Kühe ansammelt.

In der Vorkriegszeit horteten die oberbayerischen Bäuerinnen Butterschmalz in einem großen Topf, sozusagen als Vitamin-A-Reserve, die über die karotinarme Winterzeit hinweghalf. Zu Kriegsbeginn mußte jedoch die Sahne abgeliefert werden, so daß die Bauern ohne ihr Schmalz an Vitamin-A-Mangel litten. Sonderbarerweise traten indes in Alpenregionen, in denen die Menschen noch über reichlich Milchfett verfügten, ebenfalls Kröpfe auf. Es zeigte sich jedoch, daß die Butter, welche die Menschen dort verwendeten, auffallend blaß erschien; es herrschte also auch hier Vitamin-A-Mangel. Dies erklärte zwar die Kröpfe, offen blieb jedoch, weshalb die Milch, aus der diese Butter hergestellt wurde, so karotinarm war. Prof. Haubold ging dem Problem auf den Grund und deckte alsbald auf, daß Kühe, die an Nordhängen weideten, in tiefeingeschnittenen Tälern oder an nebelreichen Flußufern – also überall dort, wo Sonne fehlte –, die karotinärmste Milch gaben. Ohne Sonne fehlte demzufolge das Karotin im Futter.

Nun war endlich das Rätsel gelöst: Diejenigen Familien, deren Vieh nur auf den schattigeren Almen grasen konnte, waren auch vom Kropf betroffen, da ihre Kühe nur karotinarme Milch lieferten. Wenn andere Bewohner der Täler trotz gleicher Jodversorgung nicht unter Schilddrüsenstörungen litten, so lag das ausschließlich daran, daß sie die sonnigeren Weiden für ihr Vieh zur Verfügung hatten. Andernorts war die Ursache für die Karotinarmut des Viehfutters, und somit der Kropfbildung, nicht die Lichtarmut, sondern die falsche Düngung. Intensive Jauche- und Mistdüngung vernichtete auf den Weiden die karotinhaltigen Pflanzen wie Klee und andere Hülsenfrüchtler. Diese machten Korb- und Doldenblütlern Platz, die im Spätsommer und Herbst nur minderwertiges, karotinarmes Heu liefern.

Bei dem heutigen Überfluß an Nahrungsmitteln in den Wohlstandsländern kann bei vitalstoffreicher vollwertiger Ernährung selbst im Winter unser Vitamin-A-Bedarf genügend gedeckt werden, so daß nur bei überwiegendem Verzehr von denaturierter Kost (siehe Kapitel »Vitalstoffarme Nahrungsmittel belasten den Stoffwechsel ...«) ein Vitamin-A-Mangel auftreten kann. Deshalb sollte bei eventueller Kropfbildung beim Arzt abgeklärt werden, ob ein Jodmangel vorliegt oder ob ein ernährungsbedingtes Vitamin-A-Defizit das Jodbindungs- und -verarbeitungsvermögen der Schilddrüse stört.

Lebensmittelzusatzstoffe

Lebensmittelzusatzstoffe sind beispielsweise Geschmacksverstärker, Konservierungs- und Farbstoffe, Zuckeraustauschstoffe, Süßstoffe, Emulgatoren, Dickungsmittel und alle auf Verpackungen angegebenen Stoffe, die E-Nummern tragen. Viele Menschen reagieren nicht, wie sie glauben, auf bestimmte Nahrungsmittel selbst allergisch, sondern eher auf darin enthaltene Zusatzstoffe. Beispielsweise ist Tartrazin ein Lebensmittelfarbstoff, den man in vielen Süßigkeiten, in Puddings, in Obstkonserven, sogar in den Früchten einiger Fruchtjoghurts findet, also in allen Nahrungsmitteln, die das Auge »anmachen« sollen. Das Konservierungsmittel Benzoesäure können Sie in der üblichen Kost fast nicht umgehen.

Bei Lebensmittelzusatzstoffen handelt es sich fast ausschließlich um chemische Substanzen, deren Wechselwirkung untereinander und vor allem im menschlichen Körper bei weitem nicht ausreichend erforscht ist. Diese körperfremden Stoffe stellen für unseren Organismus eine große Belastung dar. Da sie der Körper während des normalen Stoffwechselgeschehens nicht abbauen kann, müssen sie von der Leber entgiftet werden.

Zusatzstoffe müssen zwar auf der Verpackung der Lebensmittel angegeben werden, doch längst nicht alle. Für den Unkundigen ist es ohnehin ein Unding, sich im Lebensmittellatein der Hersteller zurechtzufinden. Wer kennt sich schon mit den E-Nummern aus oder mit den Codenummern und Stoffklassennamen! Sie fragen sich, was Sie dagegen unternehmen können? Das ist ganz einfach: Finger weg von Industrienahrungsmitteln und Rückkehr zu natürlichen Lebensmitteln.

Zuckeraustauschstoffe und Süßstoffe sind keine Alternative

Alle als Zuckerersatz dienenden Kunstprodukte sind nicht nur der Gesundheit abträglich, sie erhalten obendrein das Verlangen nach Süßem aufrecht. Außerdem enthalten sie Substanzen, die bei empfindlichen Menschen allergen wirken. Auch bei der Gewichtsreduktion stellen derartige Ersatzstoffe keine Hilfe dar. Sie enthalten zwar keine Kalorien, doch hat man in Tierversuchen nachgewiesen, daß künstlicher Zuckerersatz eine appetitsteigernde Wirkung zeigt, eine Eigenart, welche Übergewichtige sicherlich vermeiden wollen.

Zuckeraustauschstoffe sind Zuckeralkohole, welche zum Teil bei der Zuckerfabrikation anfallen oder aus bestimmten Hölzern gewonnen werden. Mannit, Papatinit, Sorbit und Xylit finden Verwendung in Marmeladen, Obstkonserven und

Süßigkeiten für »Ernährungsbewußte«. Diese Stoffe können unangenehme Beschwerden verursachen, da sie durch die Bakterien des Dickdarms fermentiert werden. Das heißt im Klartext: es kommt zu Gärungen, die Blähungen, Bauchschmerzen, Durchfall und nicht selten Übelkeit hervorrufen. Süßstoffe sind synthetisch hergestellte Produkte, also pure Chemie, und sind nicht nur vom Allergiker und Mykosepatienten, sondern von jedem gesundheitsbewußten Menschen unbedingt zu meiden.

Saccharin wurde bereits 1878 entdeckt und kam als erster künstlicher Süßstoff auf den Markt. Er ist 500mal süßer als Haushaltszucker. Weitere Süßstoffe folgten: Cyclamat, Aspartam, Acesulfam-K, Thaumatin, Steviosid, Glycyrrhizin, Neoheseridin, Miraculin, Monelin u. v. m. Sie finden einzeln und als Mischungen ihren Einsatz in der Süßwarenindustrie, zum Beispiel als Assugrin, Canderel, Diätsüße, Ilgonetten, Natreen, NutraSweet, Sionon und Sunett.

Cyclamat ist in den USA wegen Krebsverdacht verboten, bei uns aber zugelassen!

Aspartam ist besonders zu erwähnen, da es die Aminosäure Phenylalanin enthält, einen Eiweißbaustein, der aus dem ganzheitlichen Lebensmittel isoliert wurde. Diese isolierte Substanz steht im Verdacht, Kopfschmerzen und Benommenheit hervorzurufen. Bereits eine Menge von 34 mg pro Kilogramm Körpergewicht bewirkt eine Verlangsamung der Hirnströme. Dies ist besonders für Kinder gefährlich, denn eine Dose Light-Limonade enthält bereits 200 mg Aspartam.

Konservierungs- und Zusatzstoffe

Wenn Sie auf einem Früchtejoghurtbecher lesen: Ohne Zusatz von Konservierungsstoffen, und ihr Kind auf Konservierungsstoffe allergisch reagiert, so stellen Sie ihn getrost wieder zurück ins Regal. Die Früchte enthalten in jedem Fall Konservierungsstoffe, doch dies muß nicht deklariert werden, da es sich bei ihnen ja »nur« um eine Dreingabe im Joghurt handelt. Zusatzstoffe sind ohnehin sehr mit Vorsicht zu »genießen«, denn die Zulassung für Konservierungsstoffe wird oft wegen Verdacht auf krebsauslösende Wirkung wieder zurückgezogen, wie dies im Falle von Probionsäure, Salizylsäure, Borsäure und Hexamethyltetramin geschehen ist.

Unverpackte, frisch angebotene Ware wie Brot und Brötchen oder Wurstwaren müssen mit keiner Zutatenliste versehen werden – sehr zum Pech für den Verbraucher. Selbst kleine Bäckereien backen heute mit Fertigmischungen, die allerlei Zusatzstoffe enthalten, durch die der Teig schneller bearbeitet werden kann, und wenn der Metzger Phosphat in die Wurstmasse gibt, das zugegebenes Wasser binden soll, wird er Ihnen dies bestimmt nicht auf die Nase binden.

Da bei jeder Konservierung und Pökelung von Fleischerzeugnissen Salpeter Verwendung findet und der erforderliche Anteil niemals genau bestimmt werden kann, werden mit Sicherheit, wenn auch noch so geringfügig, Reste im fertigen Erzeugnis vorhanden sein. Demzufolge ist es nicht auszuschließen, daß nach Genuß dieser Erzeugnisse durch Salpeter Schädigungen im Organismus des Menschen entstehen können, zum Beispiel schwere Störungen im Blutbild, deren Ursachen dann unerkannt bleiben, wenn der Zusammenhang mit dem Verzehr von Pökelsalz nicht entdeckt wird.

Heute darf dem Pökelsalz immer noch ein halbes Prozent Nitrit beigegeben werden, obwohl dessen schädigende Wirkung nachgewiesen ist. Nitrat und Nitrit gefährden die Vitaminversorgung des Organismus, besonders die Versorgung mit den Vitaminen A und E. Dies hat Vitaminmangelerscheinungen, gehemmtes Wachstum und Fortpflanzungsstörungen zur Folge. Bei Kindern wird eine Schädigung von Enzymsystemen befürchtet, die für Entgiftungsprozesse und für den Hormonhaushalt verantwortlich sind.

Im Tierversuch wurde aufgezeigt, daß sogar sehr geringe Nitritmengen, wie sie zum Pökeln von Fleisch verwendet werden, die Bioverfügbarkeit von Eisen reduzieren und somit die Blutbildung behindern. Weiterhin ließen sich auch degenerative Veränderungen an den Blutgefäßen belegen sowie zelluläre Schäden an Herz, Lunge, Gehirn, Niere und Hoden. Unregelmäßigkeiten der Gehirnströme und Verhaltensveränderungen weisen darauf hin, daß Nitrit auf geistig-seelische Prozesse einwirkt.

Ebenso wie beim Pökeln und Räuchern von Fleisch, findet Nitrat auch bei Fisch Verwendung. Beispielsweise in der Verarbeitung der Sprotten und Heringe zu Anchosen. Das sind Produkte, die in einer Salz-, Zucker- und Gewürzlake zur Reifung gebracht werden, und die der Handel unter den Bezeichnungen Appetitsild, Kräuterfisch, Gabelbissen oder Matjes nach Anchosenart anbietet. Dies führt zur weiteren Belastung des Menschen mit dem hochgiftigen Nitrit. Es kann mit den Aminen, die in Fisch wie in Fleisch reichlich vorhanden sind, zu Nitrosaminen reagieren. Diese Reaktion findet vorzugsweise im menschlichen Magen statt.

Ähnlich wie beim Räuchern von Fleisch, steigern hohe Temperaturen und Rauchgase beim Fischräuchern die Nitrosaminbildung. Dementsprechend findet man auch nur bei heißgeräucherter Ware Rückstände in erheblicher Höhe. Nitrosamine fördern die Entstehung von Speiseröhren- und Magenkrebs sowie von Krebs im Nasen-Rachen-Raum.

Für Nahrungsergänzungs- und Lebensmittelzusatzstoffe ist der Mensch nicht konzipiert

Egal, ob es sich um künstliche Substanzen oder aus dem ganzheitlichen Lebensmittel isolierte Stoffe handelt, sie sind überflüssig und obendrein meist gesundheitsschädlich. Sie stellen auf Dauer eine Belastung für den Organismus dar, der mit stetig nachlassender Immunabwehr antwortet. Den einzigen Profit bei all den Zusatz-, Austausch- und Ersatzstoffen haben die Hersteller, denn der Markt boomt aufgrund der permanent geschürten Angst der Menschen vor Mangelerscheinungen und Krankheiten. Doch jeder, der die Zusammenhänge zwischen natürlicher, frischer Nahrung und ihrer physiologischen Wirkung auf den Organismus erfaßt hat, weiß, daß er mit einer ausgewogenen vitalstoffreichen und vollwertigen Kost nicht nur seine Gesundheit erhalten, sondern sie auch wieder herstellen kann.

Wir sollten uns die einfachen »Verbrauchertips« zweier renommierter Ernährungswissenschaftler zu Herzen nehmen:

»Laßt Eure Nahrung so natürlich wie möglich!«
Prof. Dr. Werner Kollath

»Essen und trinken Sie nichts, wofür Werbung gemacht wird!«
Dr. Max Otto Bruker

Die Kleidung, unsere zweite Haut
Ein Kapitel nicht nur für Allergiker

Kleidung dient uns nicht nur gegen Wind und Wetter

Längst sind die Zeiten vorbei, da sich der Mensch allein zum Schutz vor den Unbilden der Witterung in Kleidung hüllte. Selbstverständlich schätzen wir auch heute noch den wärmenden Effekt, doch wir stellen auch noch weitere Ansprüche. Je nach Anlaß muß die Kleidung elegant, bequem, strapazierfähig sein oder einfach nur hübsch aussehen. Darüber hinaus sollen die Blusen, Hemden, Röcke, Hosen, Kleider, Mäntel und alles, womit wir uns sonst noch schick kleiden möchten, leuchtend farbig sein, knitterfrei, schmutzabweisend und möglichst bügelfrei. Aus diesem Grunde werden die Textilien gebleicht, gefärbt und veredelt.

Wenn Sie ein Kleidungsstück kaufen, das ein Etikett aufweist, auf dem zu lesen ist: 100% Baumwolle, so haben Sie leider nur 70 Prozent der Naturfaser erworben, der Rest ist Chemie.

Stoffe, die gut aussehen, enthalten oft Stoffe, die unter die Haut gehen

Mit »chemischen Keulen« wird nicht nur die gesponnene Baumwollfaser oder der bereits fertige Stoff traktiert, das Dilemma beginnt schon im Ursprungsland. Das Saatgut wird zur Vorbeugung gegen Schädlinge und Pilzerkrankungen mit organischen Quecksilberverbindungen gebeizt und mit hochgiftigen Pilzbekämpfungsmitteln behandelt. Die Felder werden im Jahr bis zu 80mal gespritzt; zum einen zur Unkrautvernichtung, zum anderen zur Schädlingsbekämpfung. Zum Schluß werden Chemikalien zur Entlaubung eingesetzt, die das Welken und frühzeitige Abfallen der Blätter bewirken und gleichzeitig die noch unreifen Kapseln schneller heranreifen lassen. Auf diese Weise kommen die Maschinen leichter und schneller an die begehrten, watteartigen Bällchen heran. Es ist nicht zu verhindern, daß Rückstände der »chemischen Keulen« in der Faser verbleiben.

Der frischgewebte Baumwollstoff ist bretterhart und wenig saugfähig. Niemand würde solch ein Gewebe kaufen, deshalb muß es für die gewohnte Qualität verbessert werden. Das geschieht unter Einsatz von umwelt- und gesundheitsschädlichen Chemikalien; das sind die 30 Prozent, die Ihnen auf dem Etikett verschwiegen werden. Um den Stoff einfärben zu können, muß er erst mit Chlorbleiche entfärbt und mit Weichmacher vorbehandelt werden. Anschließend läßt er sich färben, wobei Schwermetalle als Farbbeschleuniger wirken und Formaldehyd zur Fixierung dient. Als weitere Textilhilfsmittel werden Dispersionsfarbstoffe für die Leuchtkraft der Farben eingesetzt, Formaldehyd gegen das Knittern und Einlaufen, Pentachlorphenol (PCP) gegen Schimmelbefall, Schwermetalle, um die Farbe zu bewahren und Pestizide gegen Schädlinge.

Noch edler als Naturfaser, geht das?

Was für Baumwolle gilt, gilt auch für andere Naturfasern sowie für Chemiefasern; »veredelt« werden sie alle in der einen oder anderen Form.

Seide: Seidenraupen leben auf Maulbeerbäumen, die selbstverständlich mittels Kunstdünger hochgezüchtet werden. Pestizide werden sparsam eingesetzt, da sie ja auch den Raupen schaden könnten. Doch sobald der Faden gewonnen ist, wird er verschiedenen Behandlungen unterzogen. Die Rohseidenfaser wird entbastet, das heißt, ihre rauhe Hülle wird entfernt. Dabei treten die charakteristischen Eigenschaften der Seide zutage: sie erhält einen besseren Glanz und fühlt sich angenehmer an. Beim Entbasten verliert der Stoff jedoch bis zu 20 Prozent an Gewicht, was sich im Verkauf als Nachteil erweisen würde, denn Stoffe werden nach ihrem Gewicht gehandelt. Aus diesem Grunde muß der Seide nun wieder mehr Gewicht vermittelt werden. Bislang badete man sie in Zinnchlorid und Natriumphosphat und behandelte sie anschließend mit Wasserglas. Da die so erschwerte Seide jedoch an Lebensdauer verliert und sich ihre Reißfestigkeit vermindert, geht man heute dazu über, ihr Gewicht durch Auftropfen von Methakrylamid zu erhöhen. Weitere Veredelungen, die man der Seide angedeihen lassen kann, ist die schmutzabweisende Ausrüstung, die allerdings das Feuchtigkeitsaufnahmevermögen vermindert, sowie eine Behandlung durch Weichmacher, die bewirkt, daß sich Knitterfalten wieder glätten. Seide kann die Farbe schlechter halten und gibt sie leichter ab, als andere Stoffe, vor allem bleicht sie in der Sonne aus.

Wolle: Selbst die Schafe kommen um Pestizide nicht herum. Es wird den Tieren mit den verschiedensten Giften auf den Pelz gerückt, um Wanzen, Läuse und sonstige Blutsauger zu vernichten. Diese Gifte dringen nicht nur in die Wollfaser ein, sie werden auch von der Haut aufgenommen und von der Schleimhaut des Mauls, wenn die Tiere über ihr Fell streichen. Über die Haut gelangen sie in das Blut, welches die Gifte zu allen Organen befördert – auch zu den Milchdrüsen. Pestizide in der Milch und daher auch im Schafskäse sind keine Seltenheit. Im Jahr 1986 untersuchte die Untersuchungsbehörde für Chemie- und Lebensmittel den verbleibenden Pestizidgehalt in der Wolle, die für Babykleidung bestimmt ist. Sie fand einen Lindan-Gehalt im Mittelwert von 0,012 Milligramm pro Kilogramm. Da das Bundesgesundheitsamt annimmt, daß »im schlimmsten Fall« 10 Prozent des Giftstoffes von der Haut aufgenommen werden, wird der von der Weltgesundheitsorganisation (WHO) festgelegte Grenzwert von 10 Mikrogramm pro Kilogramm Körpergewicht nicht überschritten. Doch wenn man bedenkt, mit wieviel Umweltgiften unsere Kleinen heute konfrontiert werden, die alle im Körper kumulieren, sollte Babykleidung doch möglichst rückstandsfrei hergestellt werden, um Allergien nicht vorzuprogrammieren.

Es gibt Wollsiegel-Strickwaren, die filzfrei ausgerüstet sind und die unter der Bezeichnung »superwash« im Handel zu haben sind. Die Wolle wird mit Chlorlösung behandelt und anschließend mit einer Polyamidharzlösung überzogen, die bis zu 1,8 Prozent krebserregende Dichlorpropanole (DCP) enthalten können.

Zellulose-Fasern: Wenn man der Werbung Glauben schenkt, dann wären Viskose, Modal und Acetat reine Naturfasern. Jedoch, insoweit es um Natur geht, trifft das lediglich für das Ausgangsprodukt Holz zu, aus dem Zellstoff gewonnen wird. Zellstoff kann nur mittels aufwendigem Chemieeinsatz in Fasern umgewandelt werden. Der wichtigste Rohstofflieferant für die deutschen Viskosehersteller ist Florida. Auf einem

Areal von 350 000 Hektar werden in Baumschulen Kiefern angepflanzt, die der Zellstoffherstellung dienen. Die Stämme werden zu Spänen zerkleinert, die dann mit Schwefelhydroxid gekocht werden. Auf diese Weise wird die Zellulose vom Wasser und Lignin getrennt. Lignin ist eine organische Substanz, die das Verholzen der Pflanzenfasern bewirkt. Nach dem Kochen löst man die Chemikalien aus der Zellulose heraus. Sie wird dann mit chlorhaltigen Verbindungen wie Natriumhypochlorit und Chlordioxyd gebleicht. Bei diesem Vorgang werden krebserregende und erbgutschädigende Dioxine und Dibenzofurane freigesetzt. Die Zellulose wird in Plattenform an die Hersteller geliefert. Die Zugabe von Wasser, Natronlauge und Schwefelkohlenstoff erzeugt eine spinnfähige Masse, aus der Viskose im Naßspinnverfahren hergestellt wird. Es ist also ein weiter Weg vom Baum bis zum Kleidungsstück aus Viskose. Modal wird auf ähnliche Weise produziert, während Acetat nicht aus reiner Zellulose hergestellt wird, sondern aus Zellulose-Azetat, das durch eine chemische Reaktion der Zellulose mit Essigsäure entsteht. Zellulose-Azetat wird in Azeton gelöst und im Trockenspinnverfahren versponnen.

Alles Gute kommt von draußen?

Krebserzeugende Azofarbstoffe sind in Deutschland zwar verboten, doch im Ausland sind sie gang und gäbe. Diese Stoffe sind billig, und man erkennt sie an besonders leuchtenden Farben, die obendrein mit Formaldehyd fixiert werden.
Vor rund 45 Jahren deckte den Bedarf an Textilien und Kleidungsstücken noch fast ausschließlich das Inland. Das hat sich jedoch im Laufe der Jahre langsam, aber stetig geändert.

Seit fünf Jahren hat Deutschland die USA auf den zweiten Platz verwiesen, was die Einfuhr an Bekleidungsartikeln und Textilien betrifft. Rund zwei Drittel der Produkte, die in unseren Handel gelangen, stammen aus Hongkong, China, Korea, Thailand, Vietnam, Italien und Griechenland. Nur das restliche Drittel ist »Made in Germany«, allerdings finden Sie kaum Hinweise darauf in einem Kleidungsstück.

Zum Schutz der Verbraucher verhängte Deutschland ein Einfuhrverbot, doch da die Lager noch voll sind, dürfen die Produkte bis Ende 1998 weiterhin verkauft werden. So lange müssen wir uns gedulden, bis ausschließlich farbgiftfreie Kleidung zu haben ist. Besonders problematisch sind die beliebten Jeans, vor allem die schwarzgefärbten. Sie wiesen bei Untersuchungen erhebliche Mengen an Kupfersalzen auf. Ferner hinterlassen Schwermetalle ihre Spuren und wirken allergisierend, wie zum Beispiel Blei, Quecksilber, Kupfer, Nickel und Vanadium. Letzteres kann Schleimhautreizungen hervorrufen, was nicht selten üble Auswirkungen für Asthmatiker hat.

Es könnte am Stoff liegen, wenn wir uns in unserer Haut nicht mehr wohl fühlen. Unser Schweiß hat die Eigenschaft, Schadstoffe aus den Materialien zu lösen. Das kann besonders bei enganliegender Kleidung zu Allergien führen, wenn sich Dispersionsfarbstoffe absondern. Allergisierend wirken vor allem die Azofarbstoffe Dispersionsgelb 3, Dispersionsorange 3, Dispersionsrot 1 und Dispersionsblau 124. Die drei erstgenannten Farbstoffe wurden aufgrund einer Untersuchung der Universitätsklinik Hamburg in 21 von 23 Feinstrumpfhosen gefunden. Dispersionsblau 124 findet in vielen Textilien Verwendung, so zum Beispiel in den Leggins, den Modehits der letzten Jahre. Zusammen mit Dispersionsblau 106 fand man die Allergieauslöser in schwarzen Samtleggins. Der Bundesminister für Gesundheit wollte 1990 eine Kennzeichnungspflicht für allergieauslösende Farbstoffe durchsetzen, doch auf massiven Druck der Textilbranche wurde sie aus dem Gesetzentwurf wieder gestrichen.

Menschen mit Immunschwäche sind hier besonders anfällig, wenn ihnen Stoff unter die Haut geht. Als Folge einer Kontaktallergie können Juckreiz und Ekzeme auftreten.

Die Chemiefaser selbst ist neutral

Die Sport- und Freizeitindustrie bringt laufend neue Stoffe aus neuen Fasern auf den Markt. Es werden jährlich 100 000 Tonnen chemische Stoffe in der Kleiderindustrie verarbeitet. Die Chemiefaser an sich verhält sich neutral und kann keine Allergien auslösen. Es sind wieder die Ausrüstungschemikalien und deren Rückstände aus der Herstellung, die unserer Haut zusetzen können. Für unsere sportlichen Aktivitäten und in der Freizeit verlangen wir feines Gewebe, das selbst kleinste Wassertropfen von unserer Haut abhält. Aber umgekehrt wollen wir unter dem Gewebe nicht im Schweiß baden, deshalb soll der Stoff den Wasserdampf nach außen abgeben. Dies alles macht Chemie möglich.

Wasserabweisen – bleichen – weichmachen

Wasserabweisen: Kleidung, die uns vor Regen schützen soll, wird wasserabweisend ausgerüstet. Es gibt hier zweierlei Effekte, die durch die Ausrüstung erzielt werden: a) Das Wasser kann abperlen, ohne in das Gewebe einzudringen. b) Das Gewebe soll nur sehr wenig Wasser aufnehmen, wenn es längere Zeit beregnet wird. Diese Effekte können wiederum nur mittels Chemie erzielt werden, durch das Aufbringen von

Paraffinen, durch Aluminium- und Zirkonsalze, durch Silikonemulsionen und Fluorkarbonharze. Besonders die Fluorkarbonharze sind wegen des Verdachts auf Krebserregung in Verruf geraten.

Bleichen und aufhellen: Sicherlich haben Sie schon Natur-Baumwollsocken gekauft oder gesehen und wissen, daß sie nicht strahlend weiß, sondern eher gelblich oder beige aussehen. Die natürliche Eigenfärbung von Wolle reicht von weiß über gelblich und braun bis braunschwarz. Um die Fasern gleichmäßig einfärben zu können, müssen sie erst mit Natriumchlorit behandelt werden. Wird für bestimmte Textilien strahlendes Weiß gewünscht, so wird mit optischen Aufhellern wie Stilben-, Pyrazolin- und Benazolderivaten gearbeitet.

Weichmachen: Wenn Textilien durch die verschiedenen Ausrüstungen an Geschmeidigkeit verloren haben, so ist dem abzuhelfen – durch chemische Behandlung. Es steht ein reichhaltiges Angebot zur Verfügung, wie verschiedene Tenside, Paraffin-, Wachs-, Polyethylen-, Polyurethan und Silikonemulsionen.

Textilien erkennen, die allergisierende Stoffe enthalten können

Je farbenfroher ein Kleidungsstück ist, desto mehr allergisierende Substanzen kann es enthalten; ebenso ist bei schwarzgefärbten Stoffen Vorsicht geboten. Wenn der Stoff nach Chemie riecht, so ist er auch damit behandelt.

Besondere Ausrüstungen des Kleidungsstücks wie

- hochveredelt
- knitterfrei

- bügelfrei

oder Hinweise auf mangelnde Farbechtheit wie

- färbt ab
- blutet aus
- separat waschen

lassen darauf schließen, daß bei der Herstellung Formaldehydharze Verwendung fanden. Hochempfindliche Formaldehydallergiker sprechen schon auf kleinste Mengen an. Durch Körperwärme und Schweiß wird beim Tragen der Kleidung Formaldehyd freigesetzt und kann gleichwohl über die Atmung wie über die Haut in den Körper gelangen. Das Gas riecht stechend und reizt selbst in kleinsten Mengen Augen und Atemwege, was Husten, Atembeschwerden, Tränenfluß und Kopfschmerzen bewirken kann. Im Tierversuch hat sich Formaldehyd als krebserzeugend erwiesen, doch es besteht bei unseren Textilien laut Gefahrstoffverordnung nur Kennzeichnungspflicht, wenn mehr als 0,15 Prozent enthalten sind. Das entspricht einer Menge von 1,5 Gramm auf 1 Kilogramm Stoff! Als Ersatz für Formaldehyd findet oft Glyoxal Verwendung, welches ähnliche Eigenschaften zur Veredelung aufweist. Dieser giftige Stoff bewirkt ebenfalls Haut- und Augenreizungen und kann zu Nierenfunktionsstörungen führen.

Je enger Stoffe auf der Haut aufliegen, wie beispielsweise Unterwäsche, Strümpfe und Leggins, desto vorsichtiger sollte man vor dem Kauf auswählen. Wenn Sie bei einem schönen Stück trotzdem nicht widerstehen können, so waschen Sie es wenigstens vor dem Tragen mindestens fünfmal. Vollständig ausgewaschen sind die Giftstoffe allerdings erst nach circa zehn Waschdurchläufen.

Kochfeste Textilien bei Pilzerkrankungen

Bei Pilzerkrankungen sollte nur kochfeste Baumwolle auf der Haut getragen und häufig gewechselt werden. Während Schmutz und Schweiß schon bei 30°C bis 40°C herauswaschbar sind, überstehen Pilze diese Temperaturen unbeschadet. In Versuchen hat man festgestellt, daß bereits bei zehnminütigem Waschen die Pilze um den Faktor 10 000 verringert werden, jedoch durch Kochen wird ihnen vollends der Garaus gemacht.

Prüfen Sie sorgfältig, was Sie an Ihre Haut lassen

Eingenähte Label machen für die Ware Werbung. Sie warten auf mit »Natürlich und rein«, »Handgepflückt« und ähnlichem. Dies hat nicht viel zu bedeuten, denn es werden trotzdem giftige Düngemittel und Insektizide eingesetzt. Da die beschwichtigenden Ökoschlagworte nirgendwo festgelegt werden, steht es jedem Hersteller frei, ein eigenes Logo zu erfinden.

Es gibt Hersteller, die ihre Ware von unabhängigen Organisationen auf einige – bei weitem nicht alle – Schadstoffe kontrollieren lassen. Nach bestandener Prüfung erhalten sie dann das Prädikat OXO-TEX Standard 100 oder TOX-PROOF. Da manche bei der Herstellung verwendeten umwelt- und gesundheitsschädlichen Substanzen bei der Prüfung nicht erfaßt werden, bleibt so die Ökobilanz ungenau. Unvollständige Kontrollen und schwache Grenzwerte bieten keine Garantie für Allergiker.

Ökologische Kleidung ist nur über den Fachhandel für Naturtextilien zu beziehen. Hier wird Ware aus kontrolliert biologischem Anbau angeboten. Vertrauen verdienen auch die

Produkte aus dem »Arbeitskreis Naturtextil«. Dies ist ein Zusammenschluß von 17 Herstellern, die ihre Stoffe umwelt- und gesundheitsverträglich produzieren und sich strengen Kontrollen unterziehen.

Ökologische Kleidung ist nicht nur für Allergiker wichtig, auch wir »normalen« Menschen täten gut daran, Giftstoffe von unserer Haut fernzuhalten.

Mit Faksimile die verwundete Seele heilen und emotionalen Streß tolerieren lernen

Wir sind das lebende Faksimile unseres Geistes

Talentierte Maler aller Epochen haben in monatelanger, mühevoller Kleinarbeit absolut identische Faksimile von Bildern großer Meister hergestellt, mit denen sie die Fachwelt in Erstaunen versetzten. Unsere Faksimiles umfassen jedoch Bilder, die wir bewußt oder unbewußt in unserem Geiste aufzeichnen und denen wir Ausdruck in unserem Leben verleihen. Alles, was wir in unserem Leben verwirklichen, schöpfen wir zum größten Teil aus unserem Unterbewußtsein, seien es spezielle Fertigkeiten, besondere Eigenschaften, innere Balance, sympathische Ausstrahlung oder sogar unsere Gesundheit. Es liegt in unserer Macht, durch fortwährendes bewußtes Gestalten eines bestimmten Wunschbildes in unserem Verstand, unser Unterbewußtsein zu veranlassen, dieses Wunschbild als real hinzunehmen.

Das lebende Faksimile eines im Geiste geformten Bildes können auch Sie darstellen: Sie sind ein Mensch, von dem Ruhe und Gelassenheit ausgeht. Ihre Augen strahlen zugleich

Falls Sie mein Buch »Gesunde Haut durch die Kräfte der Natur« (Südwest-Verlag, München 1996) kennen, so werden Ihnen einzelne Passagen in diesem Kapitel schon vertraut sein. Diese Wiederholungen sind unumgänglich, um die Zusammenhänge klar und bildhaft darzustellen.
Der Begriff Faksimile ® im Geist-Körper-Seele-Bereich ist eine Eigenschöpfung der Autorin und eingetragen im Patentamt.

Freundlichkeit und Humor aus, und Ihr Gesicht trägt ständig den Abglanz eines inneren Lächelns. Sie sprechen auf angenehme, gelassene Weise, und Sie sind ein aufmerksamer und interessierter Zuhörer. Ihre Haltung ist selbstbewußt, Ihre Bewegungen sind harmonisch und ohne jede Hast. Sie vermitteln den Eindruck einer Persönlichkeit voller Daseinsfreude – eines Menschen, der zufrieden in sich ruht und mit sich und der Welt im Einklang lebt.

Entlockt Ihnen nun diese Vorstellung nur die verzagten Worte »Das ist zu schön, um wahr zu sein. So geartet bin ich leider nicht, so kann ich auch nie werden«, dann können Sie sicher sein, daß Sie Ihre Chance verschenken, sich zu solch einem Menschen zu entwickeln. Sagen Sie sich jedoch: »So bin ich noch nicht!«, dann haben Sie bereits den ersten Schritt getan, sich Ihrem inneren Wunschbild zu nähern. Halten Sie sich stets vor Augen:

Sie sind das, was Sie in Ihrem Geist aufzeichnen.

Dankbarkeit, ein Schritt zu innerer Zufriedenheit und Glück

Nähern Sie sich Ihrem Wunschbild mit kleinen, gezielten Schritten. Einer davon ist Dankbarkeit entwickeln. Sollten Sie nun denken: »Wofür soll ich schon dankbar sein! Meine permanenten Hautausschläge, meine geschwollenen Augen machen mich häßlich; meine Umwelt nervt mich; niemandem kann ich es recht machen! Wer kann mich schon leiden, ich mag mich ja selbst nicht!«, so verscheuchen Sie diese Gedanken kurzerhand aus Ihrem Kopf und denken Sie lieber darüber nach, welche Vorzüge es an Ihnen selbst oder in Ihrem Umfeld geben könnte, für die Sie eigentlich dankbar sein müßten oder mit denen Sie zumindest zufrieden sein können. Stellen Sie sich zunächst die Hauptfrage: Ihre Gesundheit.

Sie haben immerhin bereits die ersten Schritte getan, um aus dem Teufelskreis Ihrer Krankheit auszubrechen: Sie haben sich über ein hervorragendes Naturheilverfahren, die Eigenharntherapie, informiert sowie über natürliche, allergie- und mykosehheilende Ernährung, und Sie sind in diesem Buch offensichtlich mit Interesse bis zu diesen Zeilen vorgedrungen. Sicherlich haben Sie schon die ersten Versuche mit Eigenharn hinter sich und können bereits positive Ergebnisse verzeichnen. Das ist doch ein wunderbarer Anlaß, dankbar zu sein und sich darauf zu freuen, wie Ihre Beschwerden von Tag zu Tag nachlassen und Ihre Gesundheit ständig zunimmt.

In der Vergangenheit konzentrierten Sie sich vorwiegend auf die widrigen Begleiterscheinungen Ihrer Mykose oder auf Ihre lästigen Allergieanfälle, die Atemnot, Ihre geschwollenen Schleimhäute, Ihre juckenden Ausschläge. Die Folge: Die Symptome sind lediglich immer schlimmer geworden, denn alles, worauf man seine Aufmerksamkeit legt, wird verstärkt. Wie wär's, wenn Sie nun die Gedanken in Ihrem Kopf umpolen würden, um in Ihrem Verstand das Bild eines gesunden, lebensfrohen Menschen aufzuzeichnen? Durch die ersten Erfolgserlebnisse wissen Sie, daß Sie den richtigen Weg gefunden haben, gesünder zu werden. Ist das kein Grund, ein wenig dankbar zu sein? Heute sind Sie gesünder und Ihrem Leitbild näher als gestern, morgen werden Sie sich noch wohler fühlen und Ihrem Wunschbild noch näher sein als heute. Jeden Tag werden Sie ein bißchen zufriedener mit Ihrer Gesundheit sein und sich daher auch jeden Tag ein bißchen mehr mögen.

Sehen Sie sich in einem großen Spiegel an. Nur zu, lächeln Sie sich ruhig an! Übersehen Sie Ihre Ekzeme und alle anderen Allergiesymptome; wozu an etwas einen Gedanken verschwenden, das in wenigen Wochen ohnehin der Vergangenheit angehören wird. Vergessen Sie alles »Negative« an sich, mit dem Sie sich bisher beschäftigt haben. Begeben Sie sich zielstrebig auf die Suche nach angenehmen Eigenheiten.

Sehen Sie sich bewußt und lange in die Augen. Es ist Ihr Selbst, das Ihnen entgegenblickt und mit dem Sie Ihr ganzes Leben lang auskommen müssen. Am besten schließen Sie mit Ihrem Selbst einfach Freundschaft, bis Sie gelernt haben, es zu lieben. Sagen Sie doch mal: »Du, ich mag dich! Bis jetzt habe ich an dir nur sehen wollen, was mir nicht gefällt. Ich verspreche dir, nun werde ich dir zeigen, was hübsch an dir ist. Deine Augen beispielsweise, sie sind schön. Ich habe sie schon lange nicht mehr mit gebührender Aufmerksamkeit betrachtet.«

Jeder Mensch, selbst wenn er sich noch so wenig attraktiv findet, kann Qualitäten an sich entdecken oder wiederentdecken, denen er lange Zeit keinerlei Beachtung mehr geschenkt hat.

Streifen Sie mit beiden Händen durch Ihr Haar. Wie fühlt es sich an? Wie wunderbar, solch seidiges Haar zu haben! Ein hübsches, wohlgeformtes Ohr guckt zwischen den Haaren hervor. Fahren Sie mit den Fingerspitzen seine Konturen nach und freuen Sie sich, daß Sie etwas Schönes an sich wiederentdeckt haben. Streichen Sie über die Haut Ihrer Wangen, Ihrer Arme und Beine. Nehmen Sie sich täglich die Zeit, Ihren Körper ausgiebig und mit Behagen mit Ihrem persönlichen Heilwasser einzureiben. Fühlen Sie die Haut, die von Tag zu Tag seidiger und gesünder wird durch diese heilende Kraft und die vitalstoffreiche Ernährung. Seien Sie dankbar, in diesem Körper »wohnen« zu dürfen. Auch wenn Ihnen in den letzten Jahren zum »Aus-der-Haut-Fahren« zumute war, könnte es doch auch sein, Sie müßten mit einer »minderen, baufälligen Behausung« vorliebnehmen, nicht wahr? Dankbarkeit ist eine Energie, die wahre Wunder vollbringt. Sie ist eine Wahlentscheidung, die wir zur Lebensgewohnheit entwickeln können.

Wir möchten gerne anziehend und liebenswert auf unsere Mitmenschen wirken. Aber wie können wir annehmen, daß andere uns sympathisch finden, wenn wir uns selbst nicht so recht leiden können. Unser zumeist mißmutiger Gesichtsausdruck, der unsere mangelnde Liebe zu uns selbst widerspiegelt, tut sein Bestes, selbst den wohlwollendsten Menschen mit der Zeit auf Abstand gehen zu lassen. Sobald Sie mehr Liebe für sich selbst aufbringen als Angst davor, was andere Menschen von Ihnen denken, wird Ihnen gewiß leichter um's Herz sein.

Nun gut, Sie leiden im Augenblick noch unter – wie Sie glauben – entstellendem Hautausschlag, tränenden Augen oder Atemnot, doch das ist noch lange kein Grund für Minderwertigkeitsgefühle. Zweifellos gibt es viele Menschen, die Sie gern haben und die sich möglicherweise ein anderes Bild von Ihnen machen als Sie. Vielleicht schätzen Ihr Partner, Ihre Partnerin und Ihre Freunde die nette Art, in der Sie sich unterhalten, Ihre liebevolle Aufmerksamkeit und, wenn Sie einmal richtig aufgetaut sind, Ihr charmantes Lächeln. Sie haben schon richtig gehört: Ihr charmantes Lächeln! Sie werden jedoch kaum jemals im Spiegel einen Blick darauf erhaschen, wenn Sie es nicht schleunigst gegen Ihren – vielleicht allzu häufigen – verdrießlichen Gesichtsausdruck eintauschen. Sie stehen ja gerade vor dem Spiegel – nur zu, schenken Sie sich ein freundliches, liebevolles Lächeln.

Während Ihre Allergie oder Ihre Mykose kontinuierlich abklingt, und Sie sich dank bewußter Ernährung und Eigenharntherapie langsam, aber sicher Ihrem erstrebten Gesundheitszustand nähern, wird es Ihnen ganz gewiß von Tag zu

Tag leichter fallen, Ihrem Selbst, das Ihnen im Spiegel entgegenblickt, zu sagen: Du, ich mag dich! Gönnen Sie ihm jeden Tag diese Mußezeit. Ihr Selbst braucht dies, ist es doch in der Vergangenheit so vernachlässigt worden. Es verdient, daß Sie es wieder beachten und aufbauen. Dazu können Sie jede freie Minute nutzen, ob vor dem Spiegel oder in Gedanken. Sie zeichnen auf diese Weise in Ihrem Verstand unablässig das Bild eines gesunden, anziehenden, liebenswerten Menschen auf, bis Sie eines Tages Ihr wahres Selbst angenommen haben und ihm Ausdruck in Ihrem Leben verleihen.

Wir müssen nicht das Opfer unserer Launen sein

Die meisten Menschen sind gewohnt, sich ihrer schlechten Laune oder Depression, mit der zumeist auch Antriebslosigkeit einhergeht, ohne nennenswerten Widerstand hinzugeben. Sie sind der Ansicht: »Es wird schon irgendwann besser werden; nichts dauert ewig. Jetzt kann ich nichts daran ändern.« Welch ein bedauerlicher Irrtum! Diese Menschen kommen überhaupt nicht auf die Idee, daß sie auf diese Weise viele Tage oder sogar Wochen ihres Lebens verschwenden und damit ihrer Gesundheit und ihrem Gemüt großen Schaden zufügen! Glückliche und zufriedene Menschen sind zweifellos gesünder als solche, die sich von allem und jedem aus der Balance bringen lassen und an jedem Menschen und jeder Situation etwas auszusetzen haben.

Wir können lernen, auf unsere Stimmungslagen – speziell auf solche von unangenehmer Art – Einfluß zu nehmen; selbst auf unser Streßempfinden können wir günstig einwirken.

Das Niveau der einzelnen Neurotransmitter (Botenstoffe) in unserem Organismus paßt sich augenblicklich der Gemütsverfassung an, in die ein Mensch versetzt wird – oder in die er sich durch sorgenvolle oder ärgerliche Gedanken selbst versetzt. Da Denken mit Aktivierung der Gehirnchemie gleichzusetzen ist, können wir bewußt Einfluß auf die chemischen Abläufe in unserem Gehirn nehmen. Denken bewirkt die Freisetzung von Hormonen aus bestimmten Drüsen des Gehirns, wie dem Hypothalamus und der Hypophyse, die sämtliche Botschaften, ob traurig oder froh, in alle Bereiche unseres Körpers senden. Wir haben den freien Willen und die Wahl, ob wir unsere Gedanken auf Themen ausrichten wollen, die uns behagen oder auf solche, die uns ärgern oder traurig stimmen, denn wir haben das »Hausrecht« in unserem Kopf.

Geben wir uns warmherzigen Gedanken hin, Gedanken der Liebe, Freundlichkeit, des Mitgefühls und Wohlwollens, so regen wir die Ausschüttung adäquater stimulierender Neurotransmitter und Hormone an. Diese vermitteln uns im gleichen Augenblick das Gefühl reinen Wohlbefindens und vollkommener Harmonie, was sich in gelöster, entspannter Körperhaltung und frohem Gesichtsausdruck widerspiegelt. Einen gegensätzlichen Effekt auf den Organismus üben hingegen destruktive Vorstellungen aus. Durch Gedanken der Rache, der Feindseligkeit, der Abneigung und des Hasses bewirken die entsprechenden körpereigenen Stoffe beschleunigten Herzschlag, Anstieg des Blutdrucks, Rötung der Haut und verspannte, verzerrte Gesichtszüge. Ängstliche, sorgenvolle Gedanken bringen die gleichen Symptome hervor. Hinzu kommen oft kalte Schweißausbrüche, Magenschmerzen, Zittern der Hände und allgemeines Unwohlsein. Böse Gedanken finden gleichfalls ihren Ausdruck in Mimik und Körperhaltung. Menschen, die sich häufig mißgünstigen Gedanken hingeben, tragen einen harten und mürrischen Gesichtsausdruck, sprechen ungeduldig und mit strengem Tonfall.

Ängstliche, bedrückte und unsichere Menschen erkennt man oft an ihren leicht hochgezogenen Schultern, als wenn sie ihren Kopf dazwischen verstecken wollten, und an ihrer Stirn, die sich in unbehaglichen Situationen in senkrechte und waagrechte Falten und Linien zugleich zieht, bis eine regelrechte Landkarte entsteht.

Jedes Stimmungsbild hat tiefgreifende Auswirkungen auf unser Immunsystem

Wie sich die Gehirnchemie der jeweiligen Stimmungslage des Menschen anpaßt und welch tiefgreifende Folgen die Ausschüttung der entsprechenden Hormone sogar auf das Immunsystem hat, konnten Wissenschaftler der Universität Los Angeles bei gesunden Menschen nachweisen. In einem aufschlußreichen Experiment stellten mehrere Schauspieler auf der Bühne durch Monologe, Mimik und Gebärden jeweils einen Menschen in schwermütiger, trauriger Gemütsverfassung dar, dann einen in ärgerlicher, aggressiver Stimmung und anschließend einen anderen in glücklicher, fröhlicher Laune. Die anschließende Blutuntersuchung brachte erstaunliche Resultate: Nach Stimulation mit Phytohämagglutinin (Oberflächenantigene bestimmter Virusarten) stieg die Teilungsrate von Immunzellen nach der Darstellung der glücklichen Stimmung augenblicklich an, während sie bei der depressiven oder ärgerlichen Stimmung sofort sank. Je stärker sich die Schauspieler mit ihrer Rolle identifizierten, desto bemerkenswerter war der Unterschied in der Teilungsrate der Immunzellen. Deutlicher kann man den Einfluß selbst kurzer Stimmungsänderungen auf das Immunsystem nicht demonstrieren. Ärger und Feindseligkeit schaden uns also nicht nur in psychischer Hinsicht, sondern auch in physischer.

Ein anderes interessantes Experiment, das vorher im Tierversuch durchgeführt wurde, bestätigten Wissenschaftler der Universität Trier an einer Gruppe von Testpersonen. Der Versuch erstreckte sich über mehrere Tage. Jede Testperson erhielt täglich eine Injektion mit Adrenalin in harmloser Dosierung, die jedoch ausreichte, die natürlichen Killerzellen zu aktivieren. Durch Blutentnahme vor und nach der Injektion konnte man die vermehrte Reaktion der Abwehrzellen auf das Aufputschhormon bestimmen. Gleichzeitig mit der Injektion erhielt jede Versuchsperson ein Bonbon zum Lutschen.

Am fünften Tag des Experiments wurde den Testpersonen ohne ihr Wissen statt Adrenalin eine Salzlösung gespritzt, jedoch erhielten sie die gleiche Sorte Bonbons. Zur Überraschung der Wissenschaftler stieg die Aktivität der natürlichen Killerzellen in gleicher Weise an, wie bei der Adrenalinspritze der vorhergehenden Tage. Diesen Effekt hatte eindeutig das Bonbon ausgelöst, da die Testpersonen die Reaktion ihres Immunsystems fälschlicherweise mit dem Bonbon in Zusammenhang brachten. Die Bestätigung zeigte sich am folgenden Tag. Als die Testpersonen die Spritze erhielten, aber keinen Bonbon, blieb die Wirkung aus.

Dieses Beispiel läßt erkennen, wie gut sich das Immunsystem »vom Kopf« manipulieren läßt. Bei Allergikern kann sogar der Anblick einer Blumentapete oder eines Straußes künstlicher Blumen einen Anfall auslösen, also ohne daß die betreffende Person mit den allergisierenden Substanzen in Berührung kommt.

Sie sehen, es liegt keinesfalls im Bereich des Unmöglichen, sich in umgekehrter Weise durch positive Gedanken in den Zustand eines allergiefreien, gesunden Menschen zu versetzen.

Wir können uns »glücklich denken«

Was hindert uns daran, es den Schauspielern gleichzutun? Im selben Augenblick, in dem wir denken: »Ich bin glücklich«, überträgt ein chemischer Botenstoff dieses Gefühl, das für viele von uns in einer Welt voller Hektik und Materialismus so schwer zu fassen ist, auf das limbische System, das für unsere emotionalen Reaktionen verantwortlich ist. Diese Zentrale des endokrinen und vegetativ nervalen Regulationssystems veranlaßt die vermehrte Ausschüttung »froher« Botenstoffe, die sich in Windeseile in unserem Körper verteilen. So erfährt jede Zelle in unserem Organismus von unserer glücklichen Stimmung und darf sich mitfreuen.

Erinnern wir uns immer wieder daran: Der Mensch spiegelt das wider, was er in seinem Verstand aufzeichnet.

Üben Sie sich darin, »Gehirnchemie« zu betreiben. Erschaffen Sie das Bild eines selbstbewußten, lebensfrohen Menschen. Im gleichen Augenblick, in dem Sie sich mit der Idee identifizieren, die Sie zu verwirklichen wünschen, sobald Sie also in Ihrem Verstand das Wunschbild aufzeichnen, dem Sie gleichen wollen, aktivieren Sie die schöpferischen Kräfte Ihres Unterbewußtseins.

Verwundete Seele

Auslösende Faktoren bei Asthma und Neurodermitis sind häufig in den Lebensbedingungen der Betroffenen zu suchen oder in psychischen Traumen, die den Menschen zumeist nicht bewußt sind. In einer Selbsthilfegruppe oder in der Psychotherapie enthüllen sich den Betroffenen diese unter Umständen lang zurückliegenden Ursachen ihres Leidens. Während dem Asthma vor allem Ängste zugrunde liegen, die

die Kranken in Spannung versetzen und ihnen im wahrsten Sinne die Luft zum Atmen nehmen: Angst vor bestimmten Personen, Versagensängste, herabgesetztes Selbstwertgefühl, kommen bei Neurodermitis als Auslöser eher Gefühle der Unvollkommenheit, Kontaktstörungen, mangelndes Selbstvertrauen in Frage. Doch eine enge Abgrenzung ist selbstverständlich nicht möglich, da beide Krankheitsbilder oft eng ineinander verflochten sind.

Fallbeispiele:

Die 32jährige Anke leidet seit einigen Jahren unter Asthma. Sie lebt mit ihrem Mann und drei lieben Kindern in einem Häuschen am Stadtrand. In materieller Hinsicht hat sie alles, was sich eine Frau nur wünschen kann, doch das Verhältnis zwischen ihr und ihrem Mann verschlechtert sich in den letzten Ehejahren zusehends. Er betrachtet ihr Wirken zu Hause als Nur-Hausfrau von »oben herab«, als keine »richtige Arbeit«. Außerdem ist er zuweilen herrschsüchtig, und ein Typ, der am liebsten nur in seiner Arbeit aufgeht. Die liebebedürftige und anhängliche Anke kann bei ihm die Zärtlichkeit nicht mehr finden, die sie braucht. Auch als sich Anke in der Hoffnung auf Anerkennung eine Stelle in ihrem früheren Beruf sucht, ändert sich in der ehelichen Beziehung nichts.

Schon als Kind hatte Anke Asthma, das zur Ausheilung kam, als sie etwa 12 Jahre alt war. Jetzt tritt bei Anke vor allem in Streßsituationen häufig Atemnot auf. Auseinandersetzungen mit ihrem Mann resultieren stets in Asthmaanfällen, gleichzeitig rötet sich ihre Haut an Oberarmen, Hals und Rücken und fängt entsetzlich zu jucken an. Die Rötung der Haut und der Juckreiz halten hinterher noch tagelang an, dann versteckt Anke ihre Arme stets unter langärmligen Blusen.

In einer Selbsthilfegruppe und begleitender Psychotherapie

tritt zutage, daß die Heilung der damals 12jährigen Anke mit der Übersiedlung zu ihren Großeltern zusammenhing. Sie nahmen das Mädchen liebevoll auf, als die Mutter heiratete und ihr das Kind im Weg war. Anke war unehelich geboren, und die Mutter zeigte wenig Interesse an ihr; es gab nur Schelte und Schläge. Bei den Großeltern fühlte sich das Kind geborgen und geliebt – ihr Leiden minderte sich zusehends, bis es eines Tages völlig abklang.

Die Ursache des erneuten Auftretens ihres Asthmas glaubt Anke vor allem in der Herrschsucht des Ehemanns sowie in seiner fehlenden Anteilnahme und seiner Reserviertheit zu finden. Bei jedem Schritt, den Anke unternimmt, überlegt sie sich, ob sie es ihrem Mann auch recht machen wird.

Mit Hilfe der erfahrenen Psychotherapeutin baut sich die junge Frau jedoch im Laufe eines Jahres ein neues Selbstvertrauen auf. Sie läßt sich von ihrem Mann nicht mehr unterdrücken; sie zeigt ihm freundlich und bestimmt ihren Weg auf, den sie gehen will. Sie reduziert ihre Arbeitszeit, so daß sie sich nachmittags ihren Kindern und ihren Interessen widmen kann. Zunehmend gewinnt Anke durch ihr selbstbewußtes Verhalten die Achtung ihres Mannes und seine Anteilnahme an ihren Aktivitäten und Hobbys. Meinungsverschiedenheiten kann sie heute in Ruhe ausdiskutieren; die Ehe bessert sich im Laufe der Zeit und Anke kann wieder frei atmen.

Frau B.s Freund zieht zu ihr in die Wohnung, als ihre Tochter 15 Jahre alt ist. Leonie verliebt sich sofort in den nur 13 Jahre älteren und gut aussehenden »Onkel«. Als er sie ein Jahr später verführt, ist sie zunächst im siebenten Himmel. Doch nach geraumer Zeit bekommt sie ihrer Mutter gegenüber Schuldgefühle. Das Mädchen weiß nicht mehr, wie es aus diesem Dilemma herausfinden soll, da es einerseits den Mann liebt, aber andererseits seiner Mutter nicht weh tun will.

Die Entscheidung wird Leonie jedoch von ihrem Liebhaber nach einigen Monaten abgenommen; er verläßt Mutter und Tochter, um sich einer anderen Frau zuzuwenden. Leonie beginnt den Mann zu hassen, und um sich selbst nicht in schlechtem Licht zu sehen, »vergißt« sie, daß sie die Liebesstunden freiwillig mitgemacht hat. So redet sie sich nun ein, ihr Liebhaber habe sie erpreßt. Leonie kann ihrer Mutter nicht mehr in die Augen sehen, und ihr ehemals gutes Verhältnis trübt sich zusehends.

Durch Schuldgefühle belastet, kann Leonie sich selbst immer weniger ausstehen; sie fühlt sich im wahrsten Sinne des Wortes nicht mehr wohl in ihrer Haut. Als Ausdruck ihres inneren Zwiespalts reagiert ihre Haut mit juckenden Rötungen, die sich immer großflächiger ausbreiten und sich in kurzer Zeit zu nässenden Ekzemen entwickeln. Das Mädchen geht zum Hautarzt, der ihr nacheinander die unterschiedlichsten Medikamente verschreibt, bis hin zu kortisonhaltigen Salben. Leonies Zustand bleibt jedoch im wesentlichen unverändert.

Als das Mädchen 20 Jahre alt ist, kommt es zu einer Naturheilärztin, die gleichzeitig Psychotherapeutin ist. Sie verordnet Leonie eine Diät ohne tierische Produkte. Außerdem schickt sie das Mädchen in eine Selbsthilfegruppe für Asthma- und Neurodermitiskranke und führt darüber hinaus lange Einzelgespräche mit ihm. Hierbei werden der Ärztin die Zusammenhänge klar, und es gelingt ihr, Leonie zu überzeugen, daß ihr eine Therapie, die ihre Mutter mit einbezieht, Hilfe bringen könne. Leonie bringt es fertig, sich mit ihrer Mutter auszusprechen, was die Atmosphäre zwischen ihnen bereinigt.

Langsam hat sie wieder ein natürliches Verhältnis zu ihrem Körper bekommen, und sie begegnet ihrer Mutter herzlich und ungezwungen. Ihre Haut ist nun völlig ausgeheilt.

Die befreiende Wirkung des von Herzen kommenden Verzeihens

Was auch immer der Psychotherapeut aufdeckt oder in der Selbsthilfegruppe zutage tritt, welche lang zurückliegenden Umstände und welche Personen die Ursache für Ihr Asthma oder Ihre Neurodermitis sein könnten, hat sicherlich seine Richtigkeit. Sie haben nun Kenntnis davon, wer Ihr momentanes Befinden verursacht hat, doch fortwährendes Selbstmitleid und Nachtragen unterbindet die Weiterentwicklung. Wer sich Rachegefühlen und Groll hingibt, beschneidet sich in seiner Unbeschwertheit und Lebensfreude. Das beste, was Sie gegenwärtig für sich tun können, ist, diesen Personen von Herzen zu verzeihen und die Verantwortung für Ihre heutige Situation voll und ganz selbst zu übernehmen. Das aus vollem Herzen erteilte Verzeihen hat etwas außerordentlich Befreiendes – denken Sie an die entsprechenden Neurotransmitter, die daraufhin unverzüglich in Aktion treten. Mit dem Verzeihen wächst das Verständnis und die Liebe. Es wächst das Verständnis, daß auch der »Widersacher« Opfer der Umstände war, die ehemals seine Persönlichkeit prägten. Verzeihung wird Ihnen das Tor öffnen, Ihre Krankheit im Heute und Jetzt im richtigen Licht zu sehen. Wenn Sie weiterhin an der Maxime festhalten: »Mir geht es schlecht, weil der- oder diejenige daran Schuld hat«, versperren Sie sich den Weg in eine glücklichere Zukunft. Der Code zur Lösung Ihres Dilemmas liegt allein in Ihrem Inneren. Wer kann mehr für Sie tun als Sie selbst? Fassen Sie noch heute den Entschluß, sich nicht mehr als das machtlose Opfer zu betrachten, dem gestern oder heute übel mitgespielt wurde, und das daher mit Fug und Recht die Verantwortung für sein Unglück dem Verursacher lebenslänglich anlasten darf. Niemand kann Macht über Sie ausüben, außer Sie lassen es zu. Solange Sie nicht bereit sind zu verzeihen, verweilen Sie noch in der Macht dessen, den Sie für Ihren Zustand verantwortlich machen. Der psychische Aufruhr während der Phase Ihres Bemühens um das Verzeihenkönnen ist ein Bestandteil des inneren Wachstums. Energien, die auf das Objekt Ihres Unmuts fixiert waren, werden frei und in nutzbringendere Bahnen gelenkt, in Bahnen der Liebe. Das warme Gefühl, das Sie durchströmt, wenn Sie von ganzem Herzen verziehen haben, zeigt Ihnen, daß Sie nicht mehr der gleiche Mensch sind, der Sie noch vor wenigen Augenblicken waren. Gleich einem Schmetterling aus dem Kokon befreien Sie sich aus dem Gefängnis zersetzender Gefühle. Die Sonne erreicht wieder Ihr Herz; Sie werden frei sein und sich wundern, wie Sie vorher existieren konnten.

Sie müssen keines anderen Menschen Wunschbild gerecht werden

Ihr Partner, Ihre Eltern, Geschwister oder Freunde werden sich gewiß nicht ändern, um Ihrem Wunschbild zu entsprechen. Doch Sie können die Fallstricke falscher Reaktionen entknoten, in denen Sie noch verfangen sind, und Ihre Einstellung anderen Menschen gegenüber ändern. Sie erwarten, daß die Menschen, mit denen Sie Umgang haben, Sie so nehmen, wie Sie sind – ohne Einschränkung. Haben Sie schon einmal daran gedacht, daß eben diese Menschen genau die gleiche Einstellung haben könnten? Oftmals verletzt uns Kritik, weil sie genau den Punkt trifft, an dem wir an uns selbst arbeiten müssen. Stellen Sie doch einmal eine Liste von unangenehmen Eigenschaften und Verhaltensweisen einer Person auf, die Ihnen nach Ihrer Ansicht am meisten zusetzt. Dann drehen Sie den Spieß um und betrachten diese Eigenschaften und Verhaltensweisen, als wären es die Ihren. Wenn Sie nun ehrlich gegen sich selbst sind, so werden Sie feststellen, daß die meisten dieser aufgelisteten Fehler identisch sind mit Ihren eigenen.

Sie kennen ja das Sprichwort »Wer selbst im Glashaus sitzt, soll nicht mit Steinen werfen«. Wir haben zu unserem Selbstschutz unser Gedächtnis so »dressiert«, daß wir es sehr schnell vergessen, wenn wir anderen ihre Fehler präsentieren. Wird jedoch an uns Kritik geübt, reagiert unser wertvolles Ego empfindlich. Nach dem Gesetz von Ursache und Wirkung kommt jedoch alles wieder auf uns zurück; wir werden genau mit solchen Menschen konfrontiert, die uns den Spiegel vor das Gesicht halten – nur wehren wir uns mit Händen und Füßen gegen diese Erkenntnis. Wir tun also gut daran – nach dem Motto »Wie du mir, so ich dir« –, unsere Mitmenschen so freundlich und zuvorkommend zu behandeln, wie wir von ihnen behandelt werden möchten. Sobald wir uns unserem Wunschbild nähern, einem Menschen voller Humor und Freundlichkeit, der Ruhe und Gelassenheit ausstrahlt, werden wir anderen keine Angriffspunkte mehr bieten und in der Lage sein, unsere Mitmenschen ihrem momentanen Bewußtsein entsprechend so zu nehmen, wie sie sind.

Wie jeder von uns, kennen Sie wohl den einen oder anderen Menschen, mit dem Sie nicht auskommen, obwohl Sie ihn eventuell durchaus mögen. Kaum sind Sie mit ihm zusammen, fühlt sich Ihr kostbares Ego angegriffen; Ratschläge werden als Bedrohung empfunden, und Sie fühlen sich in die Ecke gedrängt. Sie reagieren gereizt und sind im Grunde genommen mehr auf sich selbst wütend als auf den Widersacher. Woran liegt das? Wenn Sie Ihre Reaktionen eingehend studieren, so werden Sie zumeist zu dem Resultat kommen, daß Ihnen nicht nur, wie oben erwähnt, ein Spiegel vors Gesicht gehalten wird, sondern daß Sie obendrein von der Meinung des anderen abhängig sind. Wenn Sie nun vor Ihrem Widersacher Reißaus nehmen und Zusammenkünfte meiden, so gehen Sie dem Problem aus dem Weg. Auf diese Weise werden Sie den Konflikt nicht lösen, sondern Sie verbleiben weiterhin in der Macht des anderen, da er Ihr Denken auch ohne seine Anwesenheit um den Streitpunkt kreisen läßt. Stellen Sie sich jedoch den Umständen, und treten Sie ihm freundlich und liebevoll gegenüber, ohne Erwartungshaltung, was heute wieder auf Sie zukommen mag und in dem Bewußtsein, daß nur bedeutsam ist, was Sie selbst von sich halten, so werden Sie eine Sicherheit ausstrahlen, die dem Widersacher den Wind aus den Segeln nimmt. Denken Sie daran: Sie müssen nicht anderer Menschen Wunschbild gerecht werden, sondern nur Ihrem eigenen.

Die zwei Seiten unseres Geistes

Sobald wir geboren sind, beginnt für uns ein lebenslanger Prozeß des Lernens. Als erstes lernen wir, unsere Bezugspersonen wahrzunehmen, Stimmen zu unterscheiden, Gegenstände zu erkennen und unsere Muskeln einzusetzen. Wir lernen zu denken und zu sprechen, wir besuchen die verschiedenartigsten Bildungsstätten, um unseren Geist zu schulen, und wir sammeln unentwegt Erfahrungen. Wir trainieren ständig unser Bewußtsein, unseren bewußten Geist. Dieser vernunftbegabte Geist beansprucht nur 10 Prozent unserer Gehirnfunktionen. Sie drücken sich in Gestalt von Ideen aus oder in Gedanken, denen wir bewußt und gezielt bestimmte Impulse geben können. Der weitaus überwiegende Teil, der unbewußte Geist, ist ein unvergleichlich ungebändigterer Gefährte und kann Psychologen vor große Rätsel stellen, die es zu lösen gilt, um psychisch kranke Menschen aus der Gefangenschaft ihrer im Unterbewußtsein angestauten und unverarbeiteten Probleme zu befreien.

Unser Unterbewußtsein – der gute Geist, den wir uns dienstbar machen können

Unser Unterbewußtsein dient uns andererseits auch als Schlüssel zu großartigen Fähigkeiten. Unser Leben lang ist tagtäglich unendlich viel aus dem Bewußtsein in unser Unterbewußtsein gesickert. Hauptsächlich sind es Gewohnheiten und Handlungen, die wir abrufen können, ohne lange zu überlegen. Ein Konzertpianist trifft spontan und mit enormer Fingerfertigkeit die richtigen Tasten, und der Geiger greift mit ebensolcher Virtuosität die richtigen Saiten. Der geübte Tennisspieler hält blitzschnell den Schläger in genau der günstigsten Position in der Hand, die nötig ist, den Ball zu treffen. Jahrelanges fleißiges Üben machten derartige Kunstfertigkeiten zu Gewohnheiten, die kein bewußtes Nachdenken mehr erfordern. Die erstaunliche Gewandtheit, die wir bei Sportlern oder Musikern bewundern, resultiert aus ihrer Fähigkeit, sich mit Hilfe der Gewohnheit in meisterhafter Weise der Geist-Körper-Koordination zu bedienen. Unsere kleinen, täglich wiederkehrenden Verrichtungen wie beispielsweise Duschen, Haarekämmen, Rasieren und Ankleiden sind ebenfalls eingeübte Gewohnheiten, die einwandfrei ablaufen, während wir uns in unserem bewußten Geist vielleicht schon längst mit den Problemen des Alltags oder des Geschäftslebens abgeben.

Wir speichern in unserem Unterbewußtsein jedoch auch viele Denkmuster und Verhaltensweisen, egal ob angenehmer oder unangenehmer Art, die wir uns im Lauf der Jahre zugelegt haben. Zum großen Teil vermittelten unserem Unterbewußt-sein die Personen unseres Umfelds, das heißt Eltern, Großel-tern, Lehrer, Erzieher, Geschwister, Ehepartner, Freunde und Arbeitskollegen, über welche Situationen des Alltags wir uns freuen dürfen oder über welche wir uns gefälligst zu ärgern haben. Im Erwachsenenalter erkannten wir vielleicht das eine oder andere Verhaltens- oder Denkmuster als falsch oder als lästig, jedoch es loszuwerden, war das nächste Problem. Heute paßt es nicht zu unserem Wunschbild: ein Mensch mit innerer Balance zu sein, der mit sich und der Welt in Har-monie lebt.

Wie erzeugen wir innere Harmonie?

Wir müssen uns stets vor Augen halten, daß die im Unter-bewußtsein gespeicherten Verhaltens- und Denkmuster kei-neswegs unabänderlich verankert sind. Wenn wir innere Ba-lance und reine Harmonie erzeugen wollen, so müssen wir unverzüglich damit beginnen, unseren unbewußten Geist methodisch zu lenken. Es steht in unserer Macht, ihn in sei-ner Routine zu ändern und ihn mit solcherlei neuen Mustern und Gewohnheiten zu programmieren, die wir uns ganz ge-zielt selbst aussuchen.

Ein Paradebeispiel par excellence, das demonstriert, wie ein im Unterbewußtsein gespeichertes Verhaltensmuster zutage treten und augenblicklich Pulsfrequenz und Blutdruck in die Höhe treiben kann:

Sie befinden sich auf dem Weg zur Arbeit und fahren mit Ihrem Auto auf die Verkehrsampel einer großen Straßenkreu-zung zu. Sie sind überzeugt, daß Sie während dieser Grün-phase die Ampel noch passieren können. Ihr Vordermann wird nun Ihrer Ansicht nach immer langsamer, was in Wirklichkeit nur den Anschein hat, da Sie in Ihrer Hektik schneller geworden sind. Es kommt, was kommen muß: Der Vordermann schafft es gerade noch, die Kreuzung zu überqueren, als jedoch Sie die Ampel erreichen, schaltet sie bereits auf Gelb. Grund genug für Ärger und Wut. Ihre Stirn runzelt sich in tiefe Falten, Ihr Rücken verspannt sich, Sie schlagen mit der Faust auf das Steuerrad und machen Ihrem Ärger Luft. Ein Verhalten, das Sie mit Sicherheit irgendwann bei einem anderen gestreßten Menschen abgeschaut und als Verhaltensmuster in Ihr Unterbewußtsein eingespeichert haben. Sie haben gelernt: In dieser Situation ist Ärger angesagt, basta!

Nun ist jedoch der Zeitpunkt gekommen, Ihre Macht auszuüben und Ihren unbewußten Geist mit einer neuen Eingabe zu beeinflussen, mit einer Angewohnheit, die Ihre innere Balance sichert und Ihren besorgten, gestreßten Gesichtsausdruck verscheucht: Sie fahren in angemessener Geschwindigkeit auf jede Ampel zu, ohne Erwartungshaltung, ob die Grünphase für die Überquerung der Kreuzung noch andauern wird oder nicht. Schaltet die Ampel auf Rot, so lehnen Sie sich gelassen in Ihrem Sitz zurück und geben sich während der kleinen Fahrtunterbrechung der Entspannung hin. Beobachten Sie Ihr ruhiges Ein- und Ausatmen, nehmen Sie das gleichmäßige Strömen Ihres Atems wahr.

Dieses Verhalten wird ganz sicher dazu beitragen, Ihren Arbeitstag in gelöster Haltung anzugehen. Wenn Sie solcherlei neue und angenehme Gewohnheiten bewußt und beharrlich einüben und sie mit positiven Gedanken begleiten, dann werden Sie sich jedes neue Verhaltensmuster nach einiger Zeit mühelos zu eigen machen. Sobald Sie eines Tages feststellen, daß Ihre Reaktionen spontan erfolgen, dürfen Sie sicher sein, daß sich neue Angewohnheiten in Ihr Unterbewußtsein eingenistet haben und Ihr gesamtes Geist-Körper-

System animieren, innere Balance sowie Harmonie und Eintracht mit dem gewohnten Umfeld zu entfalten.

Selbst Menschen, die sich zeit ihres Lebens unglücklich und unzufrieden fühlten, können auf diese Weise ganz leicht innere Balance und vollkommene Harmonie entwickeln. Sie müssen sich nur vor Augen führen, daß alle Kräfte und Fähigkeiten, die eine geistige Neuausrichtung in Ihrem Leben herbeiführen könnten, niemals von außen kommen. Der Schlüssel zum Wandel liegt allein in Ihrem Inneren.

Lassen Sie sich Zeit mit dem schrittweisen Faksimilieren Ihres Wunschbildes, das Sie verkörpern möchten; eignen Sie sich neue Gewohnheiten gelöst und ohne Druck an. Eine wunderbare Unterstützung sind leicht nachzuvollziehende Entspannungsübungen (Kapitel: »Tiefe Ruhe für Körper, Geist und Seele«), die Streß abbauen, Alltagsprobleme und Grübeleien aus dem Kopf verscheuchen und die zu wohltuender Ruhe verhelfen. Der Effekt Ihrer Faksimiletechnik wird von Woche zu Woche, von Monat zu Monat für Sie und andere wahrnehmbarer. Ihre Freunde werden bald voller Verwunderung fragen: »Was ist los mit dir, du bist ja so anders geworden?« Dies gibt Ihnen die befriedigende Gewißheit, daß Sie auf dem besten Wege sind, die in Ihrem Inneren schlummernde Persönlichkeit, Ihr Wunschbild, voll zu entfalten.

Streß, was ist das?

Wenn Sie an Ihrem Schreibtisch ein wichtiges Telefongespräch führen, während auf der anderen Leitung ein nicht minder wichtiges Gespräch auf Sie wartet und Ihre Sekretärin Sie gleichzeitig erinnert, daß es höchste Zeit ist, zu einer Besprechung aufzubrechen, und Sie nun nicht mehr wissen, wo Ihnen der Kopf steht – oder wenn Sie als Hausfrau oder

-mann in Hektik kommen, weil sich Arbeit über Arbeit häuft, und Sie keine Ahnung haben, wie Sie rechtzeitig die Mahlzeit für die Familie auf den Tisch bekommen sollen, so wird dieser Zustand bekanntlich als Streß bezeichnet.

Die einen Menschen nehmen derartige Situationen gelassen hin, die anderen bekommen Herzklopfen und Schweißausbrüche. Woran liegt das? Professor Hans Selye, der kanadische Mediziner und Streßforscher, entwickelte 1950 die Lehre vom Streß und vom Adaptationssyndrom (Anpassungsreaktion des Organismus auf krankmachende Reize). Er definiert Streß so: »In der Medizin verstehen wir unter Streß verschiedenartige Reize und Schädigungen, die auf den Organismus einwirken können, sowie die Antwort auf diese Belastungen oder Stressoren.«

Bei kranken Menschen müssen nicht unbedingt solch gravierende Situationen eintreten, um ein Gefühl von innerer Unruhe und Hektik auszulösen; es genügen auch kleinere Ereignisse, die vom gewohnten Alltagsleben abweichen, um sie in Streß zu versetzen. So können Asthmatiker und Neurodermitiker schon auf unverhofften Besuch oder auf eine Einladung zu einem gesellschaftlichen Ereignis mit Anfällen beziehungsweise vermehrtem Hautausschlag reagieren.

Alle auf das Gehirn einwirkenden Sinnesreize werden im Hippocampus verarbeitet. Der Hippocampus ist eine Ansammlung von Nervenzellen des limbischen Systems, das im besonderen Maße für unsere Emotionen verantwortlich ist. Hier befindet sich sozusagen die Zentrale für die Beurteilung eintreffender Informationen, das heißt, daß hier die Entscheidung getroffen wird, ob wir Ereignisse oder Dinge, die wir sehen, hören oder fühlen, als streßvoll empfinden, ob sie uns ängstigen oder erfreuen. Je nach Bewertung werden von hier aus die beiden Gehirndrüsen Hypothalamus und Hypophyse angeregt, die entsprechenden Neurotransmitter (Botenstoffe) und Hormone auszuschütten, die in uns ein Glücksgefühl auslösen, oder solche biochemische Stoffe, die uns in innere Unruhe, Angst oder Depression versetzen.

Der beste Ausweg, belastenden Streß zu vermeiden, wäre selbstverständlich, Situationen und Einflüssen aus dem Weg zu gehen, von denen wir wissen, daß sie für uns streßvoll sind. In manchen Fällen mag dies zu realisieren sein, in den meisten sicherlich nicht. Wahrscheinlich haben nur wenige den Traumjob, wo die Arbeit eitel Freude und Sonnenschein bedeutet! Es steht uns jedoch ein Werkzeug zur Verfügung, das es uns ermöglicht, Streß besser zu handhaben, ja sogar gleich einer schützenden Regenhaut den unvermeidbaren Streß von uns abrieseln zu lassen: die Faksimiletechnik.

Anti-Streß-Programmierung

Auf die gleiche Weise, wie wir neue Gewohnheiten einüben können, bis sie feste Verankerung im Unterbewußtsein gefunden haben, können wir in unserem Verstand auch einen neuen Umgang mit Streß programmieren oder, wie ich es nenne, faksimilieren.

Eine nicht zu unterschätzende Bedeutung im Streßempfinden hat unsere Erwartungshaltung. Es ist charakteristisch für Menschen, die sich als dauergestreßt bezeichnen, daß sie sich im voraus ausmalen, wie der nächste Arbeitstag mit Aufgaben gespickt sein wird, die bis zum Feierabend kaum zu bewältigen sind. Sie stellen sich vor, wie ein Termin den anderen jagen wird oder wie Berge von Hausarbeit und dazu die Kinderbetreuung den kommenden Tag bis zur Erschöpfung anfüllen werden. Diese Erwartungshaltung ist ebenfalls nichts anderes als Streß. Sie verringert die Fähigkeit, die

wohlverdiente Freizeit am Abend und am Wochenende entspannt und unbeschwert zu genießen.

Sie haben keine andere Wahl, als Ihre Aufgaben zu erledigen? Völlig richtig, Sie haben jedoch die Wahl, ob Sie Ihre
Arbeit mit Widerwillen und Mißmut anpacken oder mit
Fröhlichkeit. Sprengen Sie die Ketten Ihrer geistigen Abhängigkeit, die Ihnen eingibt, welche Dinge als unangenehm zu
betrachten sind. Besser, Sie denken an das Gefühl der Befriedigung, das sich nach Erledigung unbeliebter Arbeiten ein-
stellt, und sogleich erfolgt die Ausschüttung passender
Transmitter, die Ihre Stimmung anheben. So können Sie sogar Freude an einer Arbeit entwickeln, die Ihnen gewöhnlich
unliebsam erscheint.

Denken Sie daran, daß Sie Ihre Arbeiten schon immer ge-
schafft haben, auch wenn eine Tätigkeit zugunsten einer
dringenderen auf den nächsten Tag verschoben werden
mußte. Dies führte keineswegs zum Weltuntergang, nicht
wahr? Gewöhnlich ist es nicht die Arbeit selbst, die die Menschen in Streß versetzt, sondern die Angst davor, sie nicht
bewältigen zu können.

Sie wissen, daß Sie morgen eine Fülle von Aufgaben zu erledigen haben. Sie können sich ihnen nicht entziehen, außer
Sie lassen Ihren Job sausen und machen sich auf und davon.
Da Sie wissen, daß dies keine Lösung bedeutet, bleibt nur eines: Ihren Arbeitstag in Gleichmut anzunehmen, wie er ist
und was auch immer auf Sie zukommen mag. Stellen Sie sich
Ihren Aufgaben mit Ruhe und Freude, und mit dem Bewußtsein, daß Sie bisher schon immer alles bewältigt haben.

Gehen Sie nach dem Motto vor: Alles schön der Reihe nach! Interessieren Sie sich nur für den ersten Arbeitsgang, der Sie in Anspruch nimmt, ohne sich mit verstohlenen Seitenblicken auf den nächsten schon wieder selbst in Streß zu versetzen. Da Sie ohnehin keine zwei Arbeiten gleichzeitig erledigen können, vollenden Sie eine nach der anderen mit Ruhe und Gleichmut, und gewöhnen Sie sich ab, in Gedanken zu zählen und zu sortieren, wieviel noch auf Erledigung wartet. Diese ungute Angewohnheit wird eher Ihren Pulsschlag beschleunigen als Ihr Arbeitstempo.

Sie können sich diese Arbeitsweise zur Gewohnheit machen, wie jede andere Verhaltensweise auch, doch wird sie vielleicht etwas langsamer in Ihr Unterbewußtsein sickern, wenn Sie ein ausgesprochener Workaholic sind. Je nach Intensität Ihres Streßempfindens bedarf es wochenlangen, vielleicht sogar monatelangen Übens mit der Faksimiletechnik, um sich den täglichen Aufgaben mit Gelassenheit, sogar mit Freude zu stellen, statt durch überflüssigen Streß Lebensqualität zu verlieren. Sie werden jedoch täglich einen wunderbaren Effekt des Übens an sich feststellen: Sie können am Feierabend Ihren Arbeitstag mit all seinen Problemen und Schwierigkeiten leichter vergessen und Ihre Freizeit dadurch besser genießen. Die neue Gewohnheit, die Sie faksimilieren wollen, um Ihrem Wunschbild eines ruhevollen Menschen zu entsprechen, nämlich eine Haltung der Gelassenheit, können Sie sich am wirkungsvollsten zu Hause im Zustand der Entspannung und Ruhe aneignen.

Es ist ganz leicht, Ihr Wunschbild in Ihren Alltag mit einzubeziehen, indem Sie es sich so oft wie möglich vor Augen halten und Ihre Verhaltensweise danach ausrichten. Am wirkungsvollsten werden Sie jedoch Ihr Wunschbild faksimilieren und sich mit ihm identifizieren können, wenn Sie aus dem Alltagsstreß herausgefunden haben und sich in einem Zustand der vollkommenen Ruhe befinden.

Es gibt sehr gute Entspannungstechniken, die dem Menschen zu Ruhe und innerer Ausgeglichenheit verhelfen, zum Beispiel autogenes Training, Kontemplation oder Meditation. Dies sind hervorragende Strategien, die von zahlreichen Spitzensportlern, Schauspielern, Sängern und Politikern mit Erfolg angewendet werden, um die Konzentration zu erhöhen und um dem Lampenfieber entgegenzutreten. Solche Methoden können in mehrmonatigen Kursen erlernt werden. Ich möchte Sie jedoch im Kapitel »Ihre Gedanken lassen sich lenken« mit einer Versenkungsübung bekanntmachen, die sofort nachvollziehbar ist und die durch folgende Atemübung eingeleitet wird.

Schenken Sie Ihrem Selbst Zeit

Ein Viertelstündchen der Muße, in dem Sie sich ganz Ihrem Selbst widmen können, ist alles, was Sie brauchen, um Ihren Alltagsstreß abzuschütteln und um für den nächsten Tag Energie aufzutanken. Gönnen Sie sich dieses kleine Weilchen nach dem Abendessen, während die Familie vielleicht inzwischen ihren eigenen Interessen nachgeht. Setzen Sie sich aufrecht, aber bequem in einen Sessel, stellen Sie die Füße auf den Boden und verwenden Sie eine dunkle Augenbinde, noch besser ein Kräuter-Augenkissen (gibt es speziell für die Augen im Kräuterladen), und binden Sie es mit einem Tuch fest.

Zunächst lenken Sie drei Minuten lang Ihre Aufmerksamkeit auf Ihre Atmung. Viele Menschen atmen unter Streß zu oberflächlich, was zu verschiedensten Beschwerden wie Kopfschmerzen oder sogar zu Beklemmungen in der Brust führen kann. Atmen ist der Grundrhythmus des Lebens, auf den sich alle anderen Rhythmen stützen, deshalb führt eine gezielte Atemübung zur allgemeinen Beruhigung und Entspannung des Organismus. Pranayama, wie diese uralte bewährte Technik aus dem altindischen Ayurveda genannt wird, lenkt mühelos Ihre Aufmerksamkeit nach innen und verscheucht störende Gedanken, während Sie sich dem Fließen Ihres Atems hingeben.

Lehnen Sie sich aufrecht gegen Ihre Rückenlehne und verschränken Sie die Arme. Nun legen Sie den Daumen Ihrer rechten Hand an den rechten Nasenflügel und den Mittelfinger an den linken Nasenflügel; dabei ruht der Ellbogen auf dem linken Unterarm.

Nun zur Grundatmung: Schließen Sie die Augen und lassen Sie Ihren Atem ruhig und natürlich kommen; etwas langsamer und tiefer als gewöhnlich, jedoch ohne übertrieben tiefe Atemzüge.

- Atmen Sie ein.
- Drücken Sie das rechte Nasenloch mit dem Daumen sanft zu und atmen Sie dabei gleichzeitig durch das linke Nasenloch aus.
- Atmen Sie durch das linke Nasenloch ein.
- Schließen Sie das linke Nasenloch mit dem Mittelfinger und atmen Sie durch das rechte Nasenloch aus.

Dieser fließende Rhythmus ist außerordentlich angenehm, und Sie werden seine beruhigende Wirkung sehr schnell fühlen. Halten Sie nie den Atem an oder zählen Sie, wie viele Sekunden Sie einatmen oder ausatmen. Derartige Praktiken laufen konträr zum Sinn dieser Übung, denn Pranayama wird dem Körper erlauben, den Atemrhythmus selbst zu finden.

Konzentrieren Sie sich voll auf die strömende Atemluft. Lauschen Sie in sich hinein, wie sich Ihre Lungen mit Leben und Energie füllen, und wie die verbrauchte Luft ruhig und gleichmäßig aus der Nase entweicht. Genießen Sie das sanfte Gleichmaß Ihrer Atmung, solange Sie möchten. Möglicherweise genügen Ihnen an manchen Tagen allein 10 bis 15 Minuten mit dieser Atemübung, um sich vom Alltagsstreß zu befreien und um Ihr inneres Gleichgewicht wiederzufinden.

Als Einstimmung auf die folgende Versenkungsübung, die dem Streßabbau und der Entspannung dient, sowie der Vorbereitung auf das Faksimilieren Ihres Wunschbildes, sollten Sie Pranayama etwa drei Minuten lang ausführen, denn es ist ein großer Vorteil, wenn der Atemfluß bereits zur Ruhe gekommen ist.

Ihre Gedanken lassen sich lenken

Viele Menschen, die schon autogenes Training, Meditation oder ähnliche Praktiken der Tiefenentspannung versucht haben, wissen, daß die Gedanken im Kopf oft schwirren wie Bienen in einem Bienenkorb und daß sie kaum von akuten Problemen und Konflikten zu lösen sind. Bei unserer Tiefenentspannung ist das anders, denn wir dirigieren unsere Gedanken in angenehme Bahnen. Wir machen uns das Prinzip zunutze: Wir können uns immer nur einem Gedankengang konzentriert widmen. Nach der Übung werden Sie sich entspannt fühlen; der Kopf wird frei sein. Sie sehen Ihre Probleme nun aus einem anderen Blickwinkel, da Sie Abstand zu ihnen gewonnen haben und Sie sie nun im Zustand der Entspannung und Ruhe betrachten können.

Auch diese Übung führen Sie aufrecht sitzend durch. Die Hände liegen locker im Schoß, die Füße stehen auf dem Boden. Legen Sie sich ein Kräuterkissen über die Augen. Die Kräuter und die absolute Dunkelheit wirken sich wohltuend auf die Augen aus und fördern die Entspannung. Vermeiden Sie unbedingt, bei der Übung einzuschlafen, denn Sie können nur im Wachzustand lernen, ihre Gedanken zu bändigen und in die Bahnen zu lenken, die Sie bestimmen.

Nun suchen Sie sich für Ihre Gedanken eine attraktive Aufgabe aus: Versuchen Sie beispielsweise Ihren Lieblingsspaziergang im Wald nachzuvollziehen, an einem gurgelnden Bach entlang, am Ufer eines Sees oder auf einem Bergpfad. Bei einem geistigen Spaziergang ist nun allerdings nicht gemeint, daß Sie sich einfach nur eine Landschaft vor Augen führen, und im Handumdrehen sind Ihre Gedanken wieder genau dort, von wo Sie sie doch verjagen wollen. Nein, Sie sollen Schritt für Schritt genießen und beobachten, was um Sie herum vorgeht, und Sie werden sich daran erfreuen, was die Welt Ihnen bietet.

Stellen Sie sich doch einmal eine erholsame Bootsfahrt vor: Sie sitzen in einem fröhlich-bunt gestrichenen Kahn, der sanft auf einem idyllischen Bach schaukelt. Sie bewegen ihn mit langsamen Ruderschlägen vorwärts. Es ist ein warmer Frühlingsnachmittag. Durch das grüne Blätterdach der Weiden, die die Ufer säumen, stehlen sich goldene Sonnenstrahlen und wärmen Ihren Rücken. Ein lauer Wind umspielt Ihre Haare und Ihre Haut. Sie hören Vögel in den Zweigen singen, und sehen im Bach den Forellen zu, wie sie ihre glänzenden

Körper aus dem Wasser schnellen, um nach Mücken zu schnappen. Sie beobachten, wie sich nach dem Eintauchen der Fische kreisrunde Wellen bilden, wie Wassertropfen in die Höhe springen und in der Sonne aufblitzen. Nun folgt Ihr Boot einer Biegung des Baches. Dichtes Erlengebüsch löst an den Böschungen die Weiden ab. Die langen Zweige der letzten Trauerweiden reichen bis ins Wasser und schwingen mit den Wellen, als wollten sie der Strömung folgen. Vor Ihnen dehnen sich nun grüne Wiesen und Felder aus, umgeben von einem dichten Laubwald. Sie erblicken einen Falken, der hoch über einer Wiese in schnellem Rhythmus seine Flügel schwingt, ohne sich von der Stelle zu bewegen. Mit scharfen Augen hält er nach Beute Ausschau. Plötzlich legt er die Flügel an, stürzt blitzschnell in die Tiefe und verschwindet im Gras. Als er mit einer Maus in seinen Fängen wieder auftaucht, verfolgen Sie ihn mit Ihren Blicken, wie er mit kräftigen Flügelschlägen dem Wald zustrebt, um seinen Jungen die Beute zu bringen. Sie legen die Ruder in das Boot und lehnen sich bequem in Ihrem Sitz zurück. Während Sie sich ganz dem Rhythmus des sanft schaukelnden Bootes hingeben, schließen Sie die Augen und genießen die Wärme der Frühlingssonne.

Sollten Sie sich vorerst einen Spaziergang, einen Stadtbummel, eine Bootsfahrt oder ähnliches nicht bildlich genug vorstellen können, so daß sich die Gedanken immer wieder selbständig machen wollen, so lenken Sie sie zu Anfang auf eine etwas greifbarere Bilderwelt.

Sie sitzen wieder aufrecht in Ihrem Sessel und verschaffen sich völlige Dunkelheit. Nun stellen Sie sich so plastisch wie möglich Ihr gemütliches Wohnzimmer vor, indem Sie der Reihe nach alle Gegenstände des Zimmers einer so gründlichen Musterung unterziehen, als würden Sie sie zum erstenmal sehen. Beginnen Sie links von Ihrem Sessel mit der

Wand und fahren Sie im Uhrzeigersinn fort. Zeichnen Sie vor Ihrem inneren Auge das Muster der Tapete nach und erinnern Sie sich, wie die Bilder an der Wand gruppiert sind. Denken Sie über die Farbe der Rahmen nach und überlegen Sie, was es auf den Bildern zu sehen gibt. Ergründen Sie jeden Quadratzentimeter der Wände vom Boden bis zur Decke, einschließlich der Türen und Fenster. Rufen Sie sich die Farben und das Design der Vorhänge ins Gedächtnis. Fahren Sie im Geiste mit den Händen die Konturen eines jeden Möbelstücks nach, das an der Wand steht. Schieben Sie Bücher, Vasen und andere Dinge in den Regalen und Fächern zurecht. Tasten Sie die Form Ihrer Sitzgruppe ab; vergessen Sie dabei keine Rundung und keine Falte, und zeichnen Sie das Muster des Bezuges nach. Blicken Sie in Gedanken auf den Teppich zu Ihren Füßen und holen Sie sich jede Einzelheit der Ornamente vor Augen. Zuletzt betrachten Sie alle Beleuchtungskörper im Zimmer, die Deckenlampe, Wandlampen und Leseleuchte. Betrachten Sie jeden einzelnen Gegenstand mit der gleichen Freude wie damals, als Sie ihn mit Liebe aussuchten und in Ihre Wohnung brachten. Sie werden bald die Erfahrung machen, daß Sie Ihren Wohnraum gerne mehrere Tage nacheinander im Geiste untersuchen, und daß Sie diese Aufgabe immer wieder mit Behagen aufgreifen werden. Auf diese Weise können Sie sich jeden Tag mit einem anderen Raum Ihrer Wohnung beschäftigen, oder Sie versetzen sich in Gedanken in Ihr Lieblingsrestaurant, um es eingehend zu mustern, oder Sie betrachten rundum Ihr Auto von innen und außen. Schaffen Sie selbst neue Aufgaben für Ihre Gedanken. Führen Sie die Übungen gründlich und langsam durch. Die Zeit wird Ihnen wie im Fluge vergehen, Ihre Nerven beruhigen sich, Ihr Blutdruck (nur der erhöhte) und die Pulsfrequenz sinken meßbar ab, Ihre Gedanken besänftigen sich, und in Ihrem Inneren breitet sich reines Wohlbefinden aus.

Dieser Zustand des Friedens und des Wohlbefindens bildet eine hervorragende Basis für das Faksimilieren Ihres Wunschbildes, des ausgeglichenen Menschen, der im Einklang mit sich und seiner Umwelt lebt.

In völliger Gelassenheit beobachten Sie sich im Geiste, wie Sie Ihren Arbeitstag entspannt und in bester Laune beginnen. Als erstes schenken Sie sich im Badezimmerspiegel ein Lächeln und versichern dem Menschen, der Ihnen entgegenblickt, daß Sie ihn lieben.

Liegt Ihr Aufgabengebiet im häuslichen Bereich, so malen Sie sich aus, wie Sie Ihren Arbeitstag in Ruhe und mit Freude angehen. Sie freuen sich bereits beim Zubereiten des Frühstücks auf das Zusammensein mit der Familie. Auch Ihren Familienmitgliedern lächeln Sie liebevoll zu und genießen die Gemütlichkeit am Frühstückstisch, der von den Kindern schon am Abend vorher gedeckt wurde. Sobald alle aus dem Haus sind und der Tisch abgeräumt ist, gönnen Sie sich eine kleine Pause und stellen Sie sich vor, wie Sie mit frischer Kraft der Reihe nach die kleineren und größeren Arbeiten erledigen, wie Sie mit Umsicht einkaufen und mit Liebe die Mahlzeiten zubereiten, wie Sie den Kindern bei den Hausaufgaben notfalls zur Seite stehen oder mit ihnen spielen; Sie durchlaufen im Geiste Ihr Arbeitspensum vollkommen entspannt und mit Gleichmut.

Ähnlich gehen Sie vor, wenn Ihr Arbeitsbereich im Büro, in der Klinik oder in einer Werkstatt liegt. Sie stellen sich vor, wie Sie den Raum betreten, Ihren Kolleginnen und Kollegen freundlich zunicken und wie Sie sich an Ihren Arbeitsplatz begeben und Ihre Arbeitsanweisungen entgegennehmen oder austeilen, je nach Ihrer Position. Durchdenken Sie langsam und bedächtig, wie Sie in Ruhe einen Arbeitsvorgang an den anderen reihen, wie Sie Ihren Arbeitstag ohne Hektik durchlaufen, und wie Sie jeder Situation, auch jeder unvorhergesehenen, mit Gleichmut begegnen. In diesem Zustand der tiefen inneren Ruhe können Sie sich im Geiste in alle Situationen versetzen, die bei Ihnen üblicherweise innere Unruhe und Herzklopfen auslösen. Sie sehen sich beispielsweise in einem Prüfungssaal, wo Sie mit Umsicht eine Aufgabenstellung bearbeiten, oder Sie durchspielen ein wichtiges Gespräch auf einem Amt, oder Sie sehen sich auf einer großen Versammlung, wo Sie freundlich auf Menschen zugehen, um sich mit ihnen zu unterhalten. Je öfter Sie das gelassene Verhalten bei unangenehmen Situationen in Gedanken nachvollziehen, desto stärker werden Sie es verinnerlichen. Sobald in Ihrer geistigen Vorstellung im Hinblick auf mißliebige Situationen oder unerledigte, dringende Arbeiten ein Gefühl von Streß und Hektik aufkommt, lenken Sie Ihre Aufmerksamkeit für einige Augenblicke auf Ihren Atem und geben Sie sich seinem ruhigen und gleichmäßigen Rhythmus hin.

Während der Imagination Ihres Arbeitstages und Ihres Umgangs mit anderen Menschen sind Sie sich ständig bewußt: Ich bin ein Mensch, der in Ruhe und Gelassenheit seinen Aufgaben des Tages nachkommt und anderen Menschen mit Freundlichkeit und Liebe begegnet. Sie faksimilieren im Geiste diese ruhevolle, selbstsichere Person von attraktiver Ausstrahlung, die Sie zu sein wünschen. Sie identifizieren sich mit ihr und verkörpern so Ihr Wunschbild.

Sie sind das lebende Faksimile Ihres im Geiste geschaffen Wunschbildes.

Ähnlich einem Maler, der zum Ausarbeiten eines überzeugenden Faksimiles des unablässigen Trainings, des ständigen Umgangs mit dem Pinsel bedarf, müssen Sie Ihr Wunschbild, dem Sie in Ihrem Leben Gestalt geben wollen, täglich in Ihrem bewußten Verstand aufzeichnen, bis es Ihr Unterbewußtsein völlig absorbiert hat.

Ihr Wunschbild zu verkörpern, ist ein Ziel, das ohne strikte Disziplin nicht zu erreichen ist. Sobald Sie sich jedoch auf den Weg begeben, machen sich bald die ersten Erfolge bemerkbar. Während Sie Ihre Fähigkeiten im Faksimilieren schrittweise verbessern, werden Sie erfahren, daß das Umsetzen in die Praxis immer erstaunlichere Ergebnisse bringt. An jedem Tag folgt für Sie die Probe aufs Exempel, bis Sie eines Tages so mühelos und spontan agieren, wie es Ihrem Wunschbild entspricht – bis Sie es manifestiert haben.

Aufgaben, die Ihnen früher wie lästige, unüberwindbare Hürden vorkamen, erfüllen Sie jetzt mit Befriedigung. Das Betriebsklima wirkt angenehmer, Ihr Chef, Ihre Kolleginnen und Kollegen begegnen Ihnen freundlicher, das Familienleben gestaltet sich harmonischer; mit anderen Worten: die Welt hat sich verändert. Nein, nicht die Welt hat sich verändert. Sie haben die Veränderung in sich selbst geschaffen und hierdurch eine neue, gelöstere Ausstrahlung gewonnen.

Ihre Umwelt ist nichts anderes, als die Reflexion auf Ihr neuerworbenes Selbst.

Das Kochbuch für eine eiserne Gesundheit[*]

I. Aufgeschlossenes, frisches Getreide – Gerichte, Brote und Brotaufstriche

- Alle Getreidegerichte, außer die speziellen glutenfreien Hefe-Brote, sind für Mykosepatienten geeignet, da bei den übrigen Backwaren keine Hefe verwendet wird. Auf Honig muß 4 Wochen lang verzichtet werden.
- Falls Sie als Allergiker die Fasten- beziehungsweise Heilkostwochen übersprungen haben und auch auf die orale Eigenharntherapie verzichten, so gehen Sie erst nach 8–12 Wochen schrittweise dazu über, ehemals allergene Lebensmittel wieder in den Speiseplan aufzunehmen. In Verbindung mit der Eigenharnaufnahme ist die Umgewöhnung schon nach 4–6 Wochen möglich.
- Bei Glutenallergie bitte nochmals unter »Die optimalste Vorgehensweise …« nachlesen.
- Da Sahne und Butter nur sehr geringe Mengen an Eiweiß enthalten, weisen die in den Rezepten angegebenen Portionen nur Spuren an Tiereiweiß auf, die keine gesundheitlichen Nachteile bringen.

	Fett	Eiweiß
Süße Sahne	36 %	2,2 %
Sauerrahm	18 %	2,9 %
Crème fraîche	38 %	2,0 %
Butter	83 %	0,7 %

[*] inklusive glutenfreier Rezepte und kuhmilch-eiweißfreier Kinderkost

Da jede Getreidesorte gegenüber anderen Sorten im Gehalt an essentiellen Aminosäuren (Eiweißbausteinen), ungesättigten Fettsäuren und Mineralstoffen variiert, ist es ratsam abzuwechseln oder/und zu mischen: Weizen, Roggen, Hafer, Dinkel, Gerste gemischt mit Buchweizen, Reis, Mais, Amaranth (Pseudogetreide) oder Hirse.

Eine Getreidemühle oder ein Mahlwerk zur vorhandenen Küchenmaschine darf in der Vollwertküche nicht fehlen, denn das Getreide sollte unmittelbar vor der Verwendung gemahlen oder geschrotet werden. Kleine Mengen, beispielsweise für den Frühstücksbrei, können Sie auch in einer alten Kaffeemühle mahlen, mit dem Pürierstab des Handmixgerätes oder im Mixbecher Ihrer Küchenmaschine. Sogar diese Geräte mahlen nahezu mehlfein für Menschen, die mit dem Kauen Schwierigkeiten haben.

Bei den Nüssen verhält es sich mit den Vitalstoffen wie beim Getreide; auch sie variieren von Sorte zu Sorte. Deshalb sollte stets ein kleiner Vorrat an verschiedenen Nüssen für Abwechslung sorgen. Menschen, die Kauprobleme haben, mahlen auch ihre Nüsse mit dem Handmixgerät oder im Mixbecher. Getreidemühlen sind hierfür nicht geeignet, denn fetthaltiges Mahlgut verklebt das Mahlwerk.

Kollath-Frühstücksbrei
Rezept für eine Person

- 50 g Getreide frisch schroten. 5–12 Stunden in kaltem Wasser einweichen. Es soll ein weicher Brei entstehen; das Wasser ist bis zum nächsten Tag aufgesaugt.

Unmittelbar vor dem Frühstück
- $^1/_2$ Apfel in eine kleine Schale reiben und sofort
- 1 Eßlöffel Zitrone darüberträufeln, damit der Apfel nicht braun wird,
- 2 Eßlöffel Sahne oder 1 EL Sonnenblumenöl mit 1 Banane zerdrücken oder mit dem Handmixgerät verquirlen,
- 1 Teelöffel Honig (falls nötig, Mykosepatienten müssen vorläufig darauf verzichten),
- 1 Eßlöffel Sonnenblumenkerne oder Kürbiskerne (auf Vorrat trocken in der Pfanne rösten) Gutes Aroma!
- 20 g Mandeln und/oder Nüsse nach Wahl grob gehackt,
- eventuell mit Zimt oder Bourbonvanillepulver würzen,
- alle Zutaten mischen.

Man kann noch so viel weiteres Obst dazugeben, wie man möchte. Garnieren Sie zur Freude der Augen mit Kiwi, Mandarinen, Beeren, Kirschen und Birnen. Trockenobst hat im Frühstücksbrei allerdings nichts zu suchen (hochkonzentrierte Kohlenhydrate!).
Um zum Beispiel die gleiche Menge Vitamin B_1 (Thiamin oder Aneurin = Nervenvitamin) zu erhalten wie im Frühstücksbrei, müßte man jeweils die angegebene Portion der unten angegebenen Nahrungsmittel essen:
1000 g Camembert, 1000 g Emmentaler, 450 g Rotbarsch, 500 g Rinderfilet, 200 g Vollkornbrot, 1000 g Brot aus Feinmehl*.

Frühstücksbrei für Mykosekranke

- 50 g feingeschrotetes Getreide, eingeweichtes Getreide oder die gleiche Menge Getreidekeime (eventuell die weichen, gekeimten Körner im Mörser zerkleinern,

- 30 g feingemahlene süßliche Nüsse, wie Cashewkerne und Haselnüsse sowie
- je 1 EL Sonnenblumen- und Kürbiskerne untermischen,
- den Saft einer halben Zitrone darüber träufeln, um dem Brei einen Hauch von Fruchtaroma zu verleihen,
- mit 30 g = 2 EL Milchzucker (Laktose) süßen (falls nötig),
- mit Zimt oder Bourbonvanille würzen,
- 2–3 EL geschlagene Sahne unterheben.

Milchzucker ist zwar ein Isolat, das unter die zu meidenden denaturierten Nahrungsmittel fällt, jedoch ist die Verwendung dieser kleinen Tagesmenge während der drei obstfreien Wochen vertretbar, um in den Genuß der Vitalstoffbombe Frühstücksbrei zu kommen. Milchzucker ist im Gegensatz zu Pflanzenzucker, wie etwa Rüben-, Rohr, Malz- oder Fruchtzucker, für Pilze völlig unverdaulich. An die Kohlenhydrate der Getreide, Nüsse und Samen können die Pilze durch die Barriere der Faserstoffe nicht heran, darüber hinaus binden die im Verdauungskanal gebildeten Schleimstoffe des Getreides die Stoffwechselprodukte der Schmarotzer und transportieren sie ins Freie. Außerdem wird dem Getreidebrei nachgesagt, daß er durch winzige Schalenpartikel der Körner die noch winzigeren Pilze von den Darmwänden regelrecht abschabt. Diese vielen positiven Auswirkungen des Frühstücksbreis machen den kleinen Ausrutscher in puncto Milchzucker durchaus entschuldbar.

Frühstücksbrei bei Glutenallergie

Bei Glutenunverträglichkeit verwenden Sie bis zur Ausheilung nur

- Reis, Hirse, Mais, Buchweizen Amaranth und Quinoa
- Sonnenblumenöl statt Sahne. Das Öl enthält reichlich *Linolsäure*, die beim Aufbau der Darmschleimhautzellen entscheidenden Anteil hat.

Die übrigen Zutaten und die Zubereitung bleiben wie im Kollath-Frühstück.

Keimen von Getreide und Samen

Keimlinge sind eine weitere Kraftquelle für den Organismus. Schon kleine Mengen haben einen hohen Nährwert. Durch den Keimvorgang erhöht sich im Getreide der Prozentsatz der Proteine um mehr als 100%, und der der Vitamine nimmt explosionsartig zu: z. B. im Weizen Vitamin B_1 um 300%, B_2 und B_6 um 400%, A um 130% und E um 650%. Es kommt zur Entwicklung von Vitamin B_{12}, das sich während des Keimungsprozesses noch vermehrt. Außerdem sind Keimlinge besonders reich an ungesättigten Fettsäuren.

Sie erhalten im Naturkostladen praktische Keimgeräte, worin Sie in drei übereinanderliegenden Schalen gleichzeitig verschiedene Sorten von Getreide und/oder Samen und Hülsenfrüchten keimen lassen können. Dem Keimgerät entnehmen Sie jeweils solche Keimlinge, die erntereif sind. Sie können sie essen, wenn der Keim die Länge des Korns erreicht hat. Keime finden Verwendung im Frühstücksbrei, in Salaten, getrocknetem Brot und Brotaufstrichen.

Zum Keimen eignen sich Produkte aus dem Biolandbau, zu

erhalten im Reformhaus und in Naturkostläden. Mit * gekennzeichnete Sorten bei Glutenallergie vorerst meiden.

Getreide: Buchweizen, Dinkel*, Gerste*, Hafer*, Mais, Reis, Roggen*, Weizen*, Hirse.

Hülsenfrüchte: Linsen, Kichererbse, Mungbohne, gelbe Sojabohne.

Samen: Bockshornklee, Luzerne, Rettich, Senf, Sesam.

Außer für den Frühstücksbrei eignen sich Getreidekeime auch hervorragend zur Anreicherung von Salaten und Gemüsen sowie in getrockneter und gemahlener Form zum Brotbacken. Die übrigen Keime finden ebenfalls in Salaten Verwendung sowie in Gemüsegerichten oder in Bratlingen.

Evers-Frühstück aus gekeimtem Getreide

Der Ratschlag, Roggen und Weizen getrennt zum Keimen zu bringen, beruht darauf, daß die beiden Getreidearten unterschiedlich lange Keimzeiten haben. Falls Sie noch kein Keimgerät besitzen, in dem Sie mehrere Sorten gleichzeitig keimen lassen können, gehen Sie folgendermaßen vor:

- 3 Eßlöffel Roggen oder Weizen (bei Bedarf glutenfreies Getreide) pro Person werden etwa 12 Stunden über Nacht mit ungekochtem, kaltem Wasser eingeweicht.
- Die Körner in einem Sieb mit frischem Wasser spülen, dann tagsüber trocken stehenlassen.
- Über Nacht wieder einweichen und am nächsten Morgen spülen.
- Ernte nach 2–3 Tagen, wenn der Keim die Länge des Korns erreicht hat.
- Nun können Sie die gleichen Zutaten dazugeben wie beim Frühstücksbrei nach Dr. Kollath.

Getreide-Kräuter-Püree _____

- 50 g Getreide schroten und einweichen wie beim Frühstücksbrei oder 50 g kleingeschnittene Getreidekeime (siehe Keimen von Getreide) verwenden.
- 30 g Crème fraîche oder 2–3 Eßlöffel Sonnenblumenöl unterrühren und
- reichlich Kräuter wie Petersilie, Basilikum, Schnittlauch,
  Dill und andere dazugeben.
- Mit Pikata, Pfeffer und Kräutersalz würzen.

Grüner Salat und getrocknetes Fladenbrot schmecken dazu
besonders gut.

Getreide-Paprika-Püree _____

- 50 g geschrotetes, eingeweichtes Getreide oder 50 g kleingehackte Getreidekeime mit
- 30 g Crème fraîche oder 2–3 Eßlöffel Sonnenblumenöl und
- 100 g feingewürfelter roter Paprikaschote mischen.
- Mit süßem Paprikapulver, Pfeffer und Pikata würzen.

Luftgetrocknete Brote nach Lust und Laune
(Empfehlenswert bei Glutenallergie)

Luftgetrocknete Brote enthalten Linolsäure, deshalb sind sie,
aus geeigneten Getreidesorten hergestellt, bei Glutenunverträglichkeit besonders zu empfehlen.

Sie können Mehle, Schrot, Flocken und Keime sowie Kräuter und Gewürze mischen, wie Sie wollen. Ihrer Phantasie sind keine Grenzen gesetzt. Als Faustregel gilt: auf 500 g Getreide kommen 3–4 Eßlöffel Sonnenblumenöl, ca. 300 g Wasser und 1 Teelöffel Salz. Sollte der Teig zu fest werden, geben Sie etwas Wasser dazu, ist er zu weich, dann helfen Sie mit etwas Mehl nach – so einfach ist das.

Für Fladenbrote eignen sich:
- feingemahlene oder feingeschrotete Getreidesorten,
- frisch gequetschte Flocken,
- Mehl aus getrockneten und im Mixer fein zerkleinerten Keimen.
- Wenn Sie glutenfreies Getreide verwenden, so mischen Sie zum Binden einen Meßlöffel Johannisbrotkernmehl = Biobin (siehe glutenfreie Brote) unter 1 Pfund Mehl.

Hinzu kommen Wasser und etwas kaltgepreßtes Öl, Gewürze und Salz; Triebmittel sind nicht nötig. Der Teig muß mindestens 10 Minuten lang gut durchgeknetet werden. Aus dem eher festen als weichen Teig formen Sie mit bemehlten Händen flaches Gebäck: Fladen, Brezeln, Stangen und kleine Brötchen.

Das Gebäck wird auf ein Blech gelegt und bei leicht geöffneter Backofentüre bei maximal 45°C getrocknet. Wenn Sie einen Umluft-Backofen haben, können Sie mehrere Bleche gleichzeitig einschieben. Stellen Sie die Temperatur jedoch nur auf 40°C und trocknen Sie bei geschlossener Türe. Die Brote müssen von Zeit zu Zeit gewendet werden, bis sie durch und durch trocken sind.

Kräuterfladen (auch glutenfrei) _____

- 500 g Dinkelvollkornmehl (oder glutenfreies Mehl wie Reis,
  Hirse, Mais und Buchweizen sowie 1 Meßlöffel Biobin)
- 100 g Sonnenblumenkerne
- 250–300 g Mineralwasser
- 4 EL Sonnenblumenöl, kaltgepreßt
- 1 TL Kräutersalz
- je 1 TL getrocknete Kräuter: Rosmarin, Basilikum, Thymian, Kerbel und Origano.

Alle Zutaten 10 Minuten lang zu einem festen Teig verkneten
(notfalls Mehl hinzufügen). Mit bemehlten Händen handtel-
lergroße, flache Fladen formen.

Variante: Nehmen Sie statt Dinkelvollkornmehl 500 g getrocknete und gemahlene Dinkelkeime.

Haferflocken-Anisbrot (auch glutenfrei) _____

- 500 g frisch gequetschte Haferflocken (oder Hirseflocken)
- 500 g Weizenvollkornmehl (oder Reismehl)
- 500–600 g Mineralwasser
- 7–8 EL Sonnenblumenöl, kaltgepreßt
- 1–1$^{1}/_{2}$ TL Vollmeersalz
- 1 TL Honig, 3 EL Anis.

Zutaten zu einem festen Teig verarbeiten und flache, kleine
Brote formen. Bei glutenfreiem Mehl 2 Meßlöffel Biobin bei-
fügen.

Variante: Nehmen Sie statt Haferflocken und Weizenvollkornmehl 500 g Haferkeime und 500 g Weizen- oder Dinkelkeime.

Gewürzbrot (auch glutenfrei) _____

- 350 g Dinkelvollkornmehl (oder Reismehl)
- 250 g Roggenvollkornmehl (oder Maismehl)
- 100 g fein zerkleinerte Roggenkeime (oder Buchweizen-
  keime)
- Bei Verwendung von glutenfreiem Mehl zwei gehäufte
  Meßlöffel Biobin hinzufügen.
- 300–400 g Mineralwasser
- 6 EL Sonnenblumenöl, kaltgepreßt
- 1 TL Vollmeersalz
- je 1 TL Gewürze: Kümmel, Koriander, Kardamom

Zutaten zu einem festen Teig verarbeiten und flache, kleine
Brote formen.

Variante: Nehmen Sie statt Dinkel- und Roggenvollkornmehl
die gleiche Menge an getrockneten und gemahlenen Dinkel-
und Roggenkeimen.

Sauerteigbrot

Herstellung von Natursauerteig, ein Kinderspiel!

100 g frisch gemahlenen Roggen mit etwas lauwarmem Leitungswasser verrühren, so daß ein weicher Brei entsteht. In
ein Marmeladeglas mit Deckel füllen.

An einem warmen Ort ca. 2 Tage stehenlassen, bis der Brei
sauer riecht und Blasen bildet. Deckel täglich 1–2mal kurz
öffnen.

Dann 3–4 Tage hintereinander den Brei »füttern«: 2 Eßlöffel Roggenmehl darüberstreuen und etwas Wasser dazugeben.

Nach etwa 8 Tagen ist der Sauerteig fertig zum Brotbacken.

Er hält sich im Kühlschrank einige Monate. Auch wenn er ganz grau aussieht, ist er in Ordnung.

Backt man Brot, behält man vom Vorteig immer ca. 4 Eßlöffel zurück und fängt einige Tage vor dem Backen wieder zu füttern an.

Roggen-Gewürzbrot

Vorteig:
- 600 g Roggenvollkornmehl, frisch gemahlen
- 750 g warmes Wasser
- 6–8 Eßlöffel Sauerteig

Sauerteig mit dem Wasser verrühren und das Mehl hineingeben. Diesen Teigansatz in einer großen Schüssel bei ca. 20°C Raumtemperatur mit Folie abgedeckt mindestens 12 Stunden stehenlassen.

Hauptteig:
- 900 g Roggenvollkornmehl
- 600 g Weizen- oder Hafervollkornmehl
- 40 g Vollmeersalz
- 250 g Leinsamenschrot
- 250 g Sonnenblumenkerne
- 1 l Wasser

Gewürze ganz oder gemahlen
- 3 TL Anis
- 3 TL Fenchel
- 3 TL Kümmel
- 3 TL Koriander
- 3 TL Kardamom

Alle Zutaten in eine große Schüssel geben, den Vorteig und das Wasser daruntermengen und alles 10 Minuten lang durchkneten. Falls Sie eine große Küchenmaschine mit einer Teigschüssel von mindestens 4 l Fassungsvermögen haben, so lassen Sie die Maschine 10 Minuten kneten.

Mit Folie und Tuch abdecken und 1 Stunde lang bei ca. 30°C gehenlassen. Der Teig muß sich fast verdoppeln.

Noch einmal kurz durchkneten, in Formen füllen oder Brote formen und wieder mit Folie abgedeckt 30–50 Minuten gehenlassen. Mit Wasser betupfen und Sesam oder Kümmel darüberstreuen.

In den auf 250°C vorgeheizten Ofen schiebt man das Brot auf der untersten Schiene ein und stellt auf das Bodenblech 20 Minuten lang eine Tasse mit kochendem Wasser.

20 Minuten lang bei 250°C backen. 60 Minuten bei 190°C und 10 Minuten Nachhitze.

Glutenfreies Hefebrot

Sauerteig läßt sich nur aus Getreidearten herstellen, die Gluten enthalten, vor allem aus Roggen. Für glutenfreie Brote wird deshalb als Triebmittel immer *Hefe* genommen. *Weinsteinbackpulver* (WS) wird zusätzlich zugegeben, wenn das Brot schwere Zutaten enthält wie Nüsse, Sonnenblumenkerne, Rosinen und ähnliches. Das Weinsteinbackpulver ist im Gegensatz zum herkömmlichen Backpulver glutenfrei.

Als Bindemittel ist *Johannisbrotkernmehl* besonders gut geeignet. Es ist unter der Bezeichnung *Biobin* im Reformhaus erhältlich. Man benötigt pro Kilogramm Mehl 2 Meßlöffel Biobin, das entspricht circa 2 Gramm. Biobin wird einfach unter das Mehl gemischt.

Als weitere pflanzliche Bindemittel, die ebenfalls im Reformhaus zu haben sind und sehr gute Ergebnisse bringen, kommen *Arrowroot* und *Kuzu* in Frage. Hiervon braucht man jeweils etwa 40 g auf ein Kilogramm Mehl. Diese Bindemittel rührt man mit etwas kaltem Wasser an und mengt sie unter den Teig. Der Teig soll nicht zu dünn und nicht zu fest sein; mit Wasser bzw. Mehl kann man etwas ausgleichen.

Das Gehenlassen funktioniert genauso wie beim Kuchenteig aus Hefe. Stellen Sie den bereits in eine Kastenform gefüllten Teig an einen warmen Ort (neben die Heizung oder in den 50°C warmen Backofen bei geöffneter Tür) und lassen Sie ihn 30 bis 45 Minuten lang gehen.

Sobald er hochgegangen ist, kommt er in den 50°C warmen Backofen auf die zweite Schiene von unten. Ölen Sie die Oberfläche des Teigs ein und stellen Sie auf den Ofenboden eine Tasse heißes Wasser. Nun schalten Sie den Thermostat auf 220°C und backen 40 Minuten. Anschließend 5–10 Minuten Nachhitze. Das fertige Brot stürzen Sie zum Auskühlen auf einen Rost. Falls Ihnen Ihr Brot einmal zu wenig durchbacken scheint, so ist das kein Problem. Stellen Sie es »nackt« auf den Rost des heißen Ofens und backen Sie nochmals 5–10 Minuten nach.

Maisbrot

- 500 g Mais
- 100 g Hirse
- 200 g Reis
- 200 g Buchweizen
- 100 g Sonnenblumenkerne
- 100 g Leinsamenschrot
- 2 Meßlöffel Biobin
- 40 g Hefe
- 2 TL WS-Backpulver
- 1 TL Honig

- 1$^1/_2$ TL Vollmeersalz
- 300 g Wasser

Mais, Hirse, Reis und Buchweizen fein mahlen und Biobin, Weinsteinbackpulver, Salz sowie Sonnenblumenkerne und Leinsamenschrot untermischen. Die Hefe im gewärmten Wasser mit dem Honig auflösen und unter das Mehl mengen. Den Teig 10 Minuten lang gut durchkneten. Gehenlassen und backen wie oben beschrieben. Die Oberfläche des Teigs vor dem Backen einölen.

Walnuß-Gewürzbrot _____

- 300 g Mais
- 300 g Buchweizen
- 200 g Hirse
- 200 g Reis
- 100 g gehackte Walnüsse
- 100 g Leinsamenschrot
- 40 g Arrowroot
- 40 g Hefe
- 2 TL WS-Backpulver
- 1 TL Honig
- 1$^1/_2$ TL Vollmeersalz
- 250–300 g Wasser

Gemahlene Gewürze: Je einen Teelöffel Kardamom, Korriander, Kümmel, Fenchel, Anis, $^1/_2$ TL Bockshornklee und das Salz mit dem Mehl vermischen.

Von der Gesamtwassermenge nehmen Sie $^1/_2$ Tasse Wasser ab und lösen darin das Arrowroot auf. Das restliche Wasser erwärmen Sie, um die Hefe und den Honig darin aufzulösen. Vermengen Sie alle Flüssigkeit mit dem Mehl.

II. Delikate Brotaufstriche – pikant oder süß

Selbst hergestellte Brotaufstriche halten geschmacklich nicht nur dem Vergleich mit jeder Wurst oder jedem Käse stand, sie übertreffen sie sogar an Aroma und Vielfalt. Sie sind im Nu angerührt – der Zeitaufwand ist geringer, als für den Gang zum Metzger – und sie halten sich im Kühlschrank einige Tage. Sie können sogar größere Portionen herstellen, auf kleine Behälter verteilen und im Tiefkühlschrank mehrere Wochen aufbewahren. So haben Sie immer Vorrat zu Hause für unerwarteten Besuch. Die Aufstriche können mit Butter oder Öl hergestellt werden.

Grüner Pistazien-Aufstrich _____

- 100 g zimmerwarme Butter oder Öl
- 100 g Pistazien (im Mixer fein gemahlen)
- 1–2 TL Meerrettich
- 1 TL mittelscharfen Senf
- 1 kleine Cornichon, fein geschnitten
- 1 kleine, fein geschnittene Zwiebel
- 1 TL Kräutersalz
- 1–2 EL Küchenkräuter: Schnittlauch, Petersilie, Basilikum, Liebstöckel usw., mit
- $^1/_2$ TL Pikata abschmecken.

Die warme, aber nicht flüssige Butter mit dem Schneebesen des elektrischen Handgerätes schlagen, bis sie schaumig ist. Anschließend alle Zutaten untermischen.

Graue »Pfälzer Leberwurst« _____

- 100 g Wasser mit Lorbeerblatt, 2 Wacholderbeeren, 1 Nelke und Pfefferkörnern aufkochen und 15 Minuten lang ziehen lassen.
- 50 g Wasser hiervon abmessen und heiß über
- 50 g geschroteten Grünkern gießen. Mindestens 30 Minuten lang quellen lassen.
- 125 g Butter schaumig schlagen,
- 3–4 TL Thymian,
- 1–2 TL Kräutersalz, etwas Pfeffer
- 2 TL Koriander, unterrühren.
- 1 kleine, feingehackte Zwiebel,
- 8 TL Majoran,
  den abgekühlten Grünkernbrei untermischen.

Pikanter roter Piri-Aufstrich _____

- 100 g Butter mit
- 1–2 EL Tomatenmark schaumig schlagen.
- $^1/_2$–1 kleine Piri, klein geschnitten
- 100 g kleingeraffelte Karotten,
- 1 EL Kräuter der Province,
- 1 kleine, feingehackte Zwiebel,
- 1 TL Kräutersalz, unterrühren und mit
  etwas Delikata und Pikata abschmecken.

Süßer Nougella-Aufstrich _____

- 200 g Butter schaumig schlagen,
- 200 g Honig,

- 200 g gemahlene Haselnüsse,
- 3 EL Kakao oder Johannisbrotmehl,
- 1 TL Bourbonvanillepulver,
  unterrühren.

Nougella hält sich sehr lange im Kühlschrank.

Nougella-Pralinen

Geben Sie einen Teil der Nougellamasse in einen Spritzbeutel und füllen Sie kleine Pralinenförmchen. Stellen Sie die Förmchen auf ein Brett und frieren Sie sie ein. Kalt servieren.

Diverse Früchte-Aufstriche

Mixen Sie nach Ihrer Wahl Bananen, Birnen, Orangen oder andere Früchte mit frischen entsteinten Datteln oder eingeweichten Trockenpflaumen. Etwas Honig dazugeben, Vanille oder Ingwerpulver.

III. Kunterbunte Frischkost

Sie können für Ihre Rohkostsalate nahezu alles Gemüse verwenden, bis auf Kartoffeln, grüne Erbsen und grüne Bohnen; andere Bohnen können Sie keimen lassen. Es wird alles nur gewaschen beziehungsweise naß abgebürstet. Nur Schwarzwurzeln, Kohlrabi, Spargel, den Strunk von Brokkoli und Sellerie müssen Sie schälen. (Lesen Sie »Waschen und Kochen hilft nicht gegen Gifte«.)

Hartes Gemüse wie Blumenkohl, Brokkoli, Fenchel fein schneiden, Wurzelgemüse wie Kohlrabi, Karotten, Rettich auf der Gemüseraffel stifteln, Kohlsorten in Streifen schneiden und Blattsalate zerpflücken.

Wenn Sie für Ihre Salate jeweils 2 Sorten verwenden, die unter der Erde gewachsen sind und 2 Sorten über der Erde gewachsene, so werden Sie mit allen Vitalstoffen ausgewogen versorgt. Ob Sie die Sorten als Mixsalat genießen oder sie einzeln anrichten, bleibt Ihnen überlassen.

Auch das Auge »ißt« mit

Auch das Auge ißt mit, deshalb wählen Sie Ihre Zusammenstellung am besten so aus, daß Sie immer verschiedene Farben kombinieren:

z. B. rot-grün-weiß = rote Paprikaschote, grüner Salat, Kohlrabi und Sellerie

oder gelb-grün-weiß = gelbe Paprikaschote, Feldsalat, Karotten und Rettich.

Auch alle Kohlsorten können Sie untermixen oder solo anmachen.

Neue Kompositionen ergeben immer wieder neue Geschmacksrichtungen und durch verschiedene Saucen bringen Sie nochmals interessante Nuancen hinein, mal süßlich, mal pikant. Verwenden Sie so viele Kräuter, Keimlinge und Gewürze, wie Sie wollen und wie es Ihrem Geschmack entspricht.

Köstliche Gemüsekombinationen, vitalstoffreich und kunterbunt

– Blattsalat, Radieschen, rote Paprikawürfel, Sellerie
– Spinat, Karotten, Äpfel, Radieschen

- Feldsalat, Champignons, Tomaten, Kohlrabi
- Radicchio, grüne Paprikaschote, Karotten, Rettich
- Blattsalat, grüne Paprikaschote, Schwarzwurzeln, Karotten
- Chicorée, Tomaten, Karotten, Rettich
- Radicchio, Äpfel, Gurke, Karotten, Sellerie
- Weißkohl, Orangen, Zwiebeln, Karotten
- Sauerkraut, Äpfel, Gurke, Karotten
- Sellerie mit Äpfeln
- Rote Bete mit Äpfeln und Zimt
- Blaukohl mit Äpfeln
- Rote Bete mit Äpfeln und Anis
- Weißkohl mit Weintrauben
- Sellerie mit Ananas
- Chinakohl mit Mandarinen
- Endivie mit Avokado
- Fenchel mit Ananas
- Blumenkohl mit Bananensauce

Versuchen Sie sich selbst an diversen Mischungen und kreieren Sie neue Kombinationen.

Pilze hassen Bitterstoffe

Falls es verordnet wurde, lassen Mykosepatienten vorerst die Früchte weg und verlegen sich zum Leidwesen der Pilze mehr auf Pflanzen mit Bitterstoffen. Diese Phytochemikalien, die den Pflanzen die Schmarotzer vom Leibe halten, vertreiben sie auch aus unserem Organismus. Beispielsweise Chicorée, grüne Paprika, Artischocke, Zwiebeln, Lauch und Meerrettich vertreiben garantiert Pilze. Auch das Allicin, der Wirkstoff des Knoblauchs verdirbt den Pilzen gründlich den Appetit. Geben Sie also Ihrer Frischkost immer ein wenig der genannten Gemüse bei, auch wenn Ihre Umwelt gelegentlich streikt. In spätestens drei Wochen kann Sie wieder jeder riechen.

Salat im Büro – kein Problem

Als Berufstätige nehmen Sie sich Ihren Salatemix in einer gut verschlossenen Lebensmitteldose – die Sauce in einem kleinen Extrabehälter – mit zur Arbeit. Wenn Sie am Abend Ihre Frischkost vorbereiten, so denken Sie gleich an die Portion für den nächsten Mittag. Solange noch keine Sauce über den Salat gegeben wird, hält er sich in der verschlossenen Dose frisch bis zur Arbeitspause. Salat und ein Stück Brot mit Butter oder Aufstrich macht satt und fit.

Salatteller Sonja _____

- Belegen Sie einen großen Teller mit grünen Salatblättern.
- Legen Sie in einem großen Ring Tomatenscheiben darauf, so daß noch ein Rand von Salatblättern zu sehen ist.
- Legen Sie einen kleineren Ring aus einer in Streifen geschnittenen gelben Paprikaschote an die Tomaten.
- Den nächsten inneren Ring gestalten Sie mit gehobelten Karotten.
- Aus Rosenkohlscheibchen wird der nächste Ring gelegt.
- Die Mitte mit Radieschenscheiben auffüllen.
- Gehackte Walnüsse, feingeschnittene, kleine Zwiebelringe und Kräuter über den Salat streuen.

Unmittelbar vor dem Essen die Sauce darübergießen.

Salatteller Katja

- Bedecken Sie den Teller mit Radicchioblättern.
- Legen Sie feingehobelten Sellerie in Form eines großen Kreuzes auf die Salatblätter, und füllen Sie die so entstandenen Viertel auf mit
- grünem Feldsalat,
- fein gehobelten Karotten,
- fein gehobelter Rote Bete
- und mit kleinen Streifen einer gelben Paprikaschote.
- Gehackte Haselnüsse und dünne Lauchringe darüberstreuen.

Unmittelbar vor dem Essen die Sauce darübergießen.

Salatteller Tanja

- Bedecken Sie einen großen Teller mit Spinatblättern.
- Legen Sie über die Mitte einen Streifen feingeraspelten Fenchel.
- Zu beiden Seiten des Fenchels legen Sie je einen Streifen mit roten Paprikawürfeln.
- Schließen Sie links und rechts des Paprikastreifens mit einem Streifen feingehobelter Karotten an.
- Die beiden letzten Streifen bestehen aus feingeriebenem Sellerie.
- Gehackte Walnüsse, dünn geschnittene Frühlingszwiebeln und Küchenkräuter darüberstreuen.

Unmittelbar vor dem Essen die Sauce darübergießen.

Salatsaucen

Saucen auf Vorrat sparen Zeit

Sie können sich Zeit mit der Saucenherstellung sparen, wenn Sie mit Apfelessig oder Zitrone, Öl, Kräutersalz und Pfeffer eine größere Menge an Grundsauce herstellen, die Sie im Kühlschrank aufbewahren. Vor Gebrauch mixen Sie einen kleinen Teil davon jedesmal mit anderen Zutaten: einmal mit Sahne, Senf und Curry, ein anderes Mal mit Sauerrahm, etwas Tomatenmark und Paprikapulver, oder mit Sahne, zerquetschter Banane und Curry. Lassen Sie Ihrer Phantasie freien Lauf – und immer wieder entsteht eine neue, erstaunliche Geschmacksrichtung.

Essig

Verwenden Sie nur Obstessig, oder den im Faß gereiften Weinessig, beispielsweise Balsamico. Alle anderen Essigarten behindern durch ihre Essigsäure die Bildung roter Blutkörperchen und beeinträchtigen die Verwertung von Nährstoffen.

Grundsauce für den schnellen Gebrauch _____

- 150 ml Obstessig
- 400 ml kaltgepreßtes Öl
- 1–2 TL Kräutersalz, Pfeffer
- 1 Eßlöffel Honig (wer es gerne süß möchte, jedoch nicht für Mykosepatienten)

Bananensauce _____

- Verquirlen Sie mit dem Handmixgerät eine reife Banane mit so viel Grundsauce, daß eine sämige Tunke entsteht.
- Geben Sie Curry nach Geschmack hinzu,
- einige Eßlöffel Crème fraîche
- sowie Petersilie und kleingehackte Cashewkerne.

Grüne Kräutersauce _____

- Nehmen Sie 6 Eßlöffel von der Grundsauce und geben Sie
- $1/2$ TL Meerrettich aus dem Glas hinzu und eine Prise Kräutersalz.
- Schneiden Sie eine Handvoll Küchenkräuter klein: Petersilie, Basilikum, Dill, Melisse, Rosmarin usw., und geben Sie sie zusammen mit einer kleinen fein geschnittenen Zwiebel in die Sauce.

Paprikasauce _____

- Nehmen Sie 6 Eßlöffel von der Grundsauce und fügen Sie
- 2–3 TL Tomatenmark hinzu,
- 1 TL süßes Paprikapulver,
- 1 Messerspitze Cayennepfeffer und
- $1/2$ kleingeschnittene rote Piri,
- eventuell etwas nachsalzen.

Süße Sahnesauce_____

- Verquirlen Sie 6 EL Grundsauce mit
- 2–3 EL Crème fraîche
- 1 TL Honig
- $^1/_2$ TL Delifruit und
- 1 EL eingeweichter Sultaninen

Herstellung von milchsaurem Gemüse

Sauerkraut:
Selbstgemachtes Sauerkraut ist eine Delikatesse und hält den Vergleich mit jedem Sauerkraut vom Faß stand. Es ist ohne Mühe und großen Zeitaufwand im Nu angesetzt.
$1^1/_2$ kg Weißkraut mit der Küchenmaschine fein schneiden. $1^1/_2$ Teelöffel Salz darüberstreuen und das Kraut mit den Fäusten kräftig in der Schüssel stampfen oder zwischen den Fingern zerdrücken. Geben Sie etwa 15 Wacholderbeeren und 3 Lorbeerblätter hinzu. Dann decken Sie das Kraut mit einem flachen Teller ab und beschweren ihn mit einem Krug Wasser.
Gärzeit: 1 Woche bei Zimmertemperatur, ca. 22°C
2 Wochen bei Kellertemperatur, ca. 15°C
3 Wochen bei Kühlschranktemperatur ca. 6°C.
Das verzehrfertige Sauergemüse weiterhin im Kühlschrank aufbewahren.

Mischgemüse:
Sie benötigen zum Einlegen des Gemüses ein Glas mit weiter Öffnung. Es sollte 1 Liter oder mehr fassen. Als Faustregel für das Einlegen gilt: 3 Viertel Gemüse und 1 Viertel Brühe. Ein wenig mehr oder weniger Gemüse oder Brühe spielen

keine Rolle, doch sollte das Gemüse mit mindestens 1 cm Flüssigkeit bedeckt sein.

Arbeitsanleitung:

- *Gemüse:* Blumenkohl, Karotten, Paprika, Kohlsorten, Erbsen, Spargel, Brokkoli, Kohlrabi und andere feste Gemüsesorten.
- Schneiden oder raspeln Sie die Zutaten in mundgerechte Stücke.
- Schichten Sie das Gemüse sortenweise im Wechsel in das Glas und pressen Sie jede Schicht kräftig nach unten.
- Füllen Sie das Glas etwa zu vier Fünftel.

- *Brühe:* 500 ml Wasser mit einem Gemüsebrühwürfel oder 10–15 g Vollmeersalz, 1–2 Lorbeerblättern, 2 Nelken, 10 Pfefferkörnern, 5–10 Wacholderbeeren aufkochen.
- Die Brühe nach dem Abkühlen durchsieben und über das Gemüse gießen.
- Das Gemüse vollständig mit einem Teller abdecken und mit einem Gewicht (ein Gefäß mit Wasser) beschweren.
  Das Glas mit Flachgummi und Deckel fest verschließen und mit einem dunklen Tuch abdecken. Gärzeit wie beim Sauerkraut.

Sauerkrautsalat _____

- 250 g frisches Sauerkraut
- 1 rote Paprikaschote, mittelgroß
- 1 gelbe Paprikaschote, mittelgroß
- 1 Karotte
- 1 kleinen Apfel
- 2 Scheiben frische Ananas
- (1 Knoblauchzehe, feingeschnitten)

– gehackte Petersilie, Schnittlauch, Dill usw.

Das Sauerkraut gut auspressen und zerpflücken. Alle weiteren Zutaten in Streifen schneiden, Apfel reiben. Das Ganze gründlich mischen.

Sauce: Sauerkrautsaft, 3 Eßlöffel Öl (1 Teelöffel Honig)

Den Salat in der Schüssel mit einem Ring aus Feldsalat und einigen glatten Tomatenanschnitten garnieren.

IV. Gegartes Gemüse
(Rezepte für 4 Personen)

Die schonendste Weise, Lebensmittel zu erhitzen

– Verwenden Sie die niedrigste, zweckentsprechende Temperatur!
– Kurz und hoch erhitzen schadet den Vitalstoffen weniger, als niedrig und lange!
– Sparsam mit Energie, Wasser und Salz umgehen!
– Je stärker der Verlust an Vitalstoffen ist, desto mehr durch Frischkost ausgleichen!
– Aufwärmen ist günstiger als Warmhalten!

Die verschiedenen Erhitzungspraktiken haben unterschiedliche Wirkung. Nachstehend sind zuerst die schonendsten Methoden aufgeführt.

1. *Dünsten:* Im eigenen Saft (ohne Flüssigkeitzugabe) mit kaltgepreßtem Öl oder Butter in einem verschlossenem Gefäß, oder im Bratschlauch im Backofen.

2. *Schmoren:* In heißem Fett anbraten, dann mit Zusatz von wenig kochendem Wasser weiterschmoren.

3. *Garen* in heißer Luft.

4. *Braten:* In wenig heißem Fett bei kurzer starker Hitze.
5. *Grillen:* Schnelles Garen auf heißem Rost mit wenig Fett.
6. *Backen* in heißem Fett.
7. *Kochen* in Wasser.
8. *Dämpfen* in strömendem Wasserdampf.
9. *Druckeinwirkung:* Dämpfen im Drucktopf (Autoklavieren).
- Die Vitaminverluste steigen vom Kochen über das Dämpfen zum Autoklavieren besonders stark an.
- Die geringsten Verluste an Vitalstoffen haben Sie also wie unter Dünsten beschrieben.

Grüne Bohnen mit Backkartoffeln
und Backzwiebeln_____

- 800 g grüne Bohnen, geputzt
- 4 größere Kartoffeln, gut abgebürstet
- 4 große Zwiebeln
- 1–2 TL Kräutersalz,
- Pfeffer, Bohnenkraut
- 120–150 g zerlassene Butter

Verschließen Sie das eine Ende eines Bratschlauchs wie in der zugehörigen Gebrauchsanweisung beschrieben. Schneiden Sie die geputzten und auf einem Tuch abgetrockneten Bohnen in große Stücke, bestreuen Sie sie leicht mit Kräutersalz, Pfeffer und Bohnenkraut und geben Sie das Gemüse *ohne Wasser- und Fettzugabe* in den Schlauch. Nun wird auch das andere Ende des Schlauchs gut verschlossen. Legen Sie das Paket auf das Backblech, und stechen Sie mit einer dünnen Nadel einmal in die Folie.

Die ungeschälten Kartoffeln halbieren Sie der Länge nach, ölen die Schnittfläche ein und geben etwas Kräutersalz darauf. Legen Sie die Kartoffeln mit der Schnittfläche auf das

Blech (eventuell Backpapier unterlegen, damit das Blech sauber bleibt) und lassen Sie noch Platz für die Zwiebeln.

Schieben Sie das Blech in die kalte Backröhre auf die 2. Schiene von unten und schalten Sie den Thermostat auf 220°C. Wecker auf 25 Minuten einstellen.

Nun halbieren Sie der Länge nach ungeschälte, mittelgroße Zwiebeln, ölen und salzen Sie die Schnittfläche. Legen Sie die Zwiebeln erst während der letzten 10 Minuten Garzeit neben die Kartoffeln auf das Blech.

Sobald der Wecker läutet, stechen Sie mit einem spitzen Messer in eine Kartoffel. Je nach Größe können sie noch 3–5 Minuten brauchen. Sie sollen jedoch noch fest sein.

Nach Beendigung der Garzeit stellen Sie das Blech auf den Herd, schneiden mit der Schere den aufgeblähten Folienball auf und verteilen die Bohnen auf vorgewärmte Teller. Die Kartoffeln und Zwiebeln legen Sie daneben. Von den Zwiebeln lassen sich die ungenießbaren Schalen leicht abheben. Gießen Sie nun zerlassene Butter über das Ganze.

Ratatouille – ein Gericht mit vielen Variationen _____

Ratatouille ist eine Spezialität aus der provenzalischen Küche. Die Bezeichnung bedeutet ganz einfach »Fraß«. Es handelt sich hier jedoch um ein höchst delikates Gericht, dem man durch stets wechselnde Gemüsekombinationen und Zugabe von variierenden Gewürzen und Küchenkräutern eine völlig neue Note geben kann. Das Gemüse immer ungeschält, aber naß abgebürstet und abgetrocknet verwenden. Unter der Schale sitzen die meisten Vitalstoffe. Im Ratatouille können Sie immer zwei über der Erde und zwei unter der Erde gewachsene Gemüse verwenden. Pro Person brauchen Sie etwa 400–500 Gramm Gemüse. Grünen Salat gibt es vorab.

- 3 Paprikaschoten, rot, grün und gelb
- 2 große Auberginen
- 3 mittelgroße Zucchini
- 2 große Kartoffeln
- 2 große Zwiebeln
- 1 Knoblauchzehe
- 1 TL Vollmeersalz
- 1 TL Oregano
- 2–3 TL süßen Paprika
- $^1/_2$ TL schwarzen Pfeffer, frisch gemahlen
- 1 TL Kräuter der Provence.
- 4 große Tomaten
- gehackte Petersilie
- 120 g zerlassene Butter

Die Paprikaschoten in breite Streifen schneiden, die Auberginen und die Kartoffeln würfeln, die Zwiebeln vierteln und die Knoblauchzehe fein hacken. Das Gemüse mischen und würzen.

Nun geben Sie das Ratatouille in den vorbereiteten Bratschlauch. Verschließen Sie ihn gut und stechen Sie mit der Nadel einmal in die Folie. Legen Sie das Paket auf einen Rost und schieben Sie ihn auf der zweiten Schiene von unten in den kalten Backofen. Garen Sie 25 Minuten bei 225°C.

Während der Garzeit ziehen Sie die Tomaten ab, vierteln sie und wärmen sie in einem Töpfchen auf einer Herdplatte etwas an (nicht kochen). Anschließend hacken Sie die Petersilie.

Wenn das Ratatouille fertig ist, heben Sie die Tomaten und die Petersilie unter das Gemüse und geben die zerlassene Butter darüber.

Weitere Kombinationen für das Ratatouille _____

- Blumenkohl, Rosenkohl, Zwiebeln, schwarzen Rettich
- Brokkoli, Topinambur, Karotten, rote Paprikaschoten, Lauch
- Schwarzwurzeln, Kartoffeln, grüne Bohnen, rote Paprikaschoten, Zwiebeln, Zucchini
- Kohlrabi, Karotten, Zwiebeln, grüne Paprikaschoten, Pastinaken

Verwenden sie viele Küchenkräuter und wechseln sie mit den Gewürzen ab: Curry, süßes Paprikapulver, Muskatnuß, Oregano, Majoran.

Kartoffelgemüse mit Champignons und Linsenkeimen_____

- 4 EL Sonnenblumenöl
- 2 große Zwiebeln
- $^1/_2$ l Wasser
- 4 EL Obstessig
- 2 TL Vitam-Gemüsebrühe oder 1 Cenovis Gemüsebrühwürfel
- $^1/_4$ TL schwarzen Pfeffer, frisch gemahlen
- 600 g Kartoffeln
- 600 g Champignons
- 300 g gekeimte Linsen
- 1 Bund Petersilie
- 1 Tasse Crème fraîche

Die geschnittenen Zwiebeln mit Sonnenblumenöl andünsten, und anschließend Wasser, Essig und Brühwürfel dazugeben. Kartoffeln in Scheibchen schneiden und in der Brühe 10 Minuten lang kochen. Nun die geschnittenen Champignons und die Linsenkeime dazugeben und weitere 10 Minuten lang köcheln. Wenn die Kartoffeln gar sind, die kleingehackte Petersilie und die Crème fraîche unterziehen.

Gemüse-Gratin

- 300 g Karotten grob raffeln
- 300 g Kohlrabi grob raffeln
- 100 g Sellerie fein raffeln
- 300 g grüne und rote Paprika schneiden
- 300 g Zucchini grob raffeln
- 300 g Tomaten in Scheiben schneiden
- 300 g Kartoffeln fein raffeln
- 1–2 Zehen Knoblauch fein schneiden
- 3 EL frische Kräuter: zum Beispiel Petersilie, Basilikum, Schnittlauch

Für die Sauce:

- 200 g Sauerrahm oder Crème fraîche mit
- 2 EL Tomatenmark,
- 2 Gemüsebrühwürfeln,
- 2–3 TL süßem Paprika
- $^1/_4$ TL Pfeffer und
- $^1/_2$–1 TL Sambal Oeleg mischen

Geben Sie das Gemüse schichtenweise in eine gebutterte oder mit Öl eingepinselte flache Auflaufform. Über jede Schicht etwas Sauce verteilen, Kräuter und Knoblauch darüberstreuen.

Zum Schluß decken die feingeraffelten, leicht mit Kräutersalz bestäubten Kartoffeln das Gemüse ab.

Die Kartoffeln mit zerlassener Butter oder Sonnenblumenöl

überpinseln, und während der Garzeit noch zweimal einfetten. Das gibt eine wunderbar knusprige Haube.

In den kalten Backofen auf den mittleren Rost stellen und bei 220°C ca. 30 Minuten garen. Das Gemüse ist nach einer halben Stunde noch schön knackig und die Kartoffeln sind kroß.

Pasta asciutta _____

- 1 kg reife Tomaten (möglichst Eiertomaten)
- 200 g Champignons
- 2 Bund Suppengrün
- 2 große Zwiebeln
- 2 Knoblauchzehen
- 2 Peperoni
- 2 Gemüsebrühwürfel
- 1 EL süßen Paprika
- $^{1}/_{2}$–1 EL Oregano
- $^{1}/_{2}$ TL Pfeffer
- 100 g Tomatenmark
- 6 EL Olivenöl

Zwiebeln, Suppengrün, Knoblauch und Peperoni klein schneiden und in Öl andünsten. Die geschnittenen Champignons dazugeben und den Topf schließen. Sobald die Pilze Wasser abgegeben haben, das Tomatenmark, die Gewürze und die Gemüsebrühwürfel untermischen.

Die Tomaten kurz in kochendes Wasser legen, bis die Haut platzt, anschließend enthäuten und in kleine Würfel schneiden. Die Tomaten zu den gegarten Pilzen geben und etwa 5 Minuten ziehen lassen, bis sie heiß sind (nicht kochen).

Dazu gibt es Vollkornspaghetti ohne Ei oder Naturreis.

Pilze in Sahnesauce _____

- 800 g Waldpilze oder Zuchtpilze
- 150 g Zwiebeln
- 1 Bund Petersilie
- 1 TL Majoran oder Oregano
- $1^1/_2$ Gemüsebrühwürfel
- 100 g Crème fraîche
- 3 EL Sonnenblumenöl

Die kleingeschnittenen Zwiebeln in Öl glasig dünsten und die Gemüsebrühwürfel im Fett auflösen.

Die gewaschenen, in Scheiben geschnittenen Pilze und den Majoran dazugeben und in geschlossenem Topf im eigenen Saft garen lassen. Wenn die Pilze sehr viel Wasser geben, die Sauce mit 1–2 EL Vollkornmehl binden.

Zum Schluß die Crème fraîche und die gehackte Petersilie unterziehen.

Dazu gibt es Vollkornnudeln oder Naturreis.

Austernpilz-Schnitzel _____

- 600 g große Austernpilze
- 150–200 g Crème fraîche
- 1 TL Kräutersalz
- $^1/_2$ TL Pfeffer
- 100 g frisch gemahlenes Weizenmehl, oder bei Bedarf glutenfreies Getreide mahlen.

Crème fraîche mit Salz und Pfeffer in einem flachen Teller verrühren.

Die gewaschenen und getrockneten Pilze horizontal in dicke Scheiben schneiden, in der Sauce rundum anfeuchten und anschließend im Mehl wälzen. In reichlich Sonnenblumenöl ausbacken.

Dazu gibt es gemischten Salat.

Ragout fin in Pasteten (auch glutenfrei) _____

Pasteten können schon auf Vorrat gebacken und eingefroren werden. Es genügt, wenn sie bei Bedarf Raumtemperatur haben.

- 400 g Weizenmehl oder Mischung aus glutenfreiem Mehl mit 1 TL Biobin
- 150 g Wasser
- 1 TL Kräutersalz
- 150 g Butter

Für diesen Teig müssen alle Zutaten gut gekühlt sein. Das kalte Wasser, Salz und die kleingeschnittene Butter zum Mehl geben und zu einem glatten Teig kneten. Nachdem er 30 Minuten geruht hat, in 12 Portionen teilen.

Von jeder Portion ein Stückchen auf dem Tisch flach und rund drücken und als Boden in ein gefettetes, ca. 6 cm hohes Pastetenförmchen legen. Aus dem Rest eine Rolle formen und an den Rand des Förmchens drücken. Backen Sie die Pasteten 25 Minuten bei 200°C.

Ragout fin _____

- 600 g Champignons
- 1 mittlere Zwiebel
- 150 g Erbsen und
- 150 g frische Maiskörner (eventuell tiefgekühlt)
- $1^1/_2$ Gemüsebrühwürfel
- $^1/_2$ TL Pfeffer
- 2 EL gehackte Petersilie
- 125 g Crème fraîche
- Saft einer Zitrone
- 4 EL Butter

Die kleingeschnittene Zwiebel in Butter glasig dünsten, anschließend die in kleine Würfel geschnittenen Pilze und die weiteren Zutaten hinzugeben. Abgedeckt im eigenen Saft 10 Minuten lang köcheln lassen. Sollten die Pilze sehr viel Saft geben, mit etwas Vollkornmehl oder mit Biobin binden. Crème fraîche und feingehackte Petersilie unter die Pilze rühren, das Ragout auf 4 Pasteten verteilen und etwas Zitronensaft darüberträufeln.

V. Bratlinge und Getreidegerichte – köstlich zu Salat

Getreide-Bratlinge (auch glutenfrei) _____

- 150 g geschroteten Grünkern (glutenfrei: Reis mit Mais gemischt)
- 150 g heiße Gemüsebrühe,
- 150 g Haselnüsse,
- 1 Meßlöffel Biobin,

- 2 kleingeschnittene Zwiebeln,
- 2 TL Kräutersalz,
- 3–4 EL frische Kräuter: Basilikum, Petersilie, Schnittlauch, Dill oder 1 TL Trockenkräuter.

Die heiße Gemüsebrühe über den Grünkernschrot gießen und 30 Minuten lang abgedeckt quellen lassen. Die Küchenkräuter unter den Grünkernbrei mengen. Haselnußmehl und Biobin dazugeben, Bratlinge formen und in der Pfanne mit Sonnenblumenöl braten.

Bratlinge kann man auch auf ein gut gefettetes Backblech setzen und bei 220°C im Ofen 20 Minuten lang backen. Mit viel Öl bestreichen und einmal wenden.

Fünfkorn-Gemüse-Bratlinge (auch glutenfrei) _____

- 150 g Fünfkornmischung, wenn nötig glutenfreie Mischung,
- 150 g heiße Gemüsebrühe (Würfel),
- 150 g gemahlene Haselnüsse,
- $^1/_2$ Meßlöffel Biobin,
- 3 EL Sonnenblumenöl
- 1 Stange Lauch,
- 2 große Zwiebeln,
- 1 Knoblauchzehe,
- 1 TL Curry
- 2 TL Majoran, getrocknet
- 1 TL Kerbel, getrocknet

Die geschrotete Mischung mit der heißen Gemüsebrühe übergießen und 30 Minuten lang im abgedeckten Topf quellen lassen.

Während der Quellzeit Lauch, Zwiebeln und Knoblauch klein schneiden und in Sonnenblumenöl andünsten. Gemüse und

Kräuter unter den Brei mengen, Haselnußmehl und Biobin dazugeben.
Bratlinge formen und in der Pfanne mit Sonnenblumenöl braten oder im Ofen backen.

Linsen-Bratlinge _____

- 300 g Linsen am Vorabend einweichen
- 900 g Gemüsebrühe (2 Würfel)
- 2 große Zwiebeln
- 150 g Karotten
- 100 g frischen oder tiefgefrorenen Mais
- 1 TL Kräutersalz
- $^1/_4$ TL Pfeffer
- 3 EL Kräuter: Schnittlauch, Petersilie, Basilikum
- 3 EL Vollkornmehl (bei Bedarf glutenfrei)

Die Linsen ca. 45 Minuten kochen; das Wasser sollte fast eingekocht sein. Während der letzten 5 Minuten die geraffelten Möhren und die kleingeschnittenen Zwiebeln mitkochen. Den Linsenbrei mit dem Gemüse pürieren; die feingehackten Kräuter, den frischen Mais, Salz, Pfeffer und das Mehl untermengen. Die Bratlinge in Sonnenblumenöl braten.

Leckere Buchweizenpfanne,
nicht nur für die glutenfreie Ernährung _____

- $^1/_2$ l Gemüsebrühe (Würfel) mit 4 Lorbeerblättern und 4 Gewürznelken
- 200 g Buchweizen
- $^1/_2$ Meßlöffel Biobin
- 200 g Champignons

- 200 g Karotten
- 200 g Sellerie
- 2 große Zwiebeln
- 1–2 Knoblauchzehen
- 3 EL gemischte Kräuter: Petersilie, Basilikum, Kerbel, Dill und ähnliche
- 1 TL Kräutersalz
- 4 TL getrockneten Majoran
- $1/4$ TL Pfeffer
- $1/2$ Tasse Crème fraîche
- 3 EL Sonnenblumenöl

Den Buchweizen in die kochende Gemüsebrühe schütten und bei sehr schwacher Hitze etwa 15 Minuten lang quellen lassen. Während der Quellzeit das Gemüse und die Champignons in dünne Scheiben schneiden oder raffeln. Die Kräuter und den Knoblauch fein hacken.

Lorbeerblätter und Nelken aus dem Getreidebrei nehmen und $1/2$ Meßlöffel Biobin unterrühren. Gemüse, Pilze, Kräuter, Gewürze und die Crème fraîche unter den Brei mengen. Die Masse in eine gefettete, flache Auflaufform geben und im Backofen bei 200°C etwa 20 Minuten lang backen.

Buntes Risotto
nicht nur für die glutenfreie Ernährung _____

- 400 g Naturreis
- 1 l Gemüsebrühe (Würfel)
- 100 g frische Erbsen (oder tiefgefroren)
- 100 g rote Paprikaschote
- 100 g frische Maiskörner (tiefgekühlt)
- 3 EL frische Küchenkräuter (Basilikum, Petersilie, Schnittlauch, Dill)

- 2 EL Olivenöl
- 1 große Zwiebel
- 1 Knoblauchzehe
- 120 g Butter

Kleingeschnittene Zwiebel und Knoblauch in Öl andünsten, den gewaschenen und getrockneten Reis dazugeben und 5 Minuten unter Rühren bei geringer Hitze anrösten. Mit der Gemüsebrühe aufgießen und etwa 40 Minuten köcheln lassen.

Die Paprikaschote in ganz kleine Würfel schneiden und zusammen mit den Erbsen und den Maiskörnern während der letzten 10 Minuten Garzeit unter den Reis mischen. Nach Beendigung der Garzeit, das Risotto noch circa 5 Minuten quellen lassen. Vor dem Servieren die fein gehackten Kräuter und die Butter unterrühren.

VI. Kuchen und Desserts

Wahlweise mit glutenfreiem Mehl
Mykosepatienten müssen 3–4 Wochen lang darauf verzichten.

Apfeltorte_____

Tortenboden:
- 300 g frischgemahlenes Weizenvollkornmehl (bei Bedarf Mischung aus Buchweizen, Hirse und Mais sowie einem knappen ML Biobin),
- 1 MS Salz
- 1 gehäuften TL Weinsteinbackpulver
- 80 g Honig

- 5 EL kaltes Wasser
- 85 g kleingeschnittene, kalte Butter

Alle Zutaten werden schnell zu einem glatten Teig verknetet. Nach 30 Minuten Ruhezeit den Teig in eine Springform geben, wobei ein 3 cm hoher Rand entstehen soll.

Füllung:
- 800 g Äpfel
- 300 g Crème fraîche,
- 100 g Honig
- 1 EL Rum
- Zimt

Die geschnitzelten Äpfel auf den Tortenboden geben und 15 Minuten bei 200°C vorbacken. Die Torte herausnehmen und mit Zimt bestreuen.

Die Crème fraîche mit Honig und Rum mischen und gleichmäßig über die vorgebackene Torte verteilen. Auf der Mittelschiene weitere 25 Minuten bei 200°C backen. Die fertige Torte in der Form auf einem Rost abkühlen lassen. Den Rand der Springform abnehmen und die Torte mit 2 flachen Hebern auf eine Platte gleiten lassen.

Florentiner_____

Boden:
- 500 g frischgemahlenen Weizen (bei Bedarf Buchweizen, Hirse und Reis mit 1 ML Biobin mischen)
- 100 g Wasser
- 40 g Hefe
- 3 EL Honig
- 1 MS Vollmeersalz
- 200 g Butter

Die Butter schmelzen. Die Hefe und den Honig mit dem Wasser verquirlen. Alle Zutaten zum Mehl geben und zu einem glatten Teig verkneten. Den Teig auf ein gefettetes Blech legen und flach ausrollen. Dieser Hefeteig muß ausnahmsweise nicht gehen.

Belag:
- 100 g Butter
- 100 g Sahne,
- 200 g Honig
- 300 g gestiftelte Mandeln
- 1 TL Bourbonvanille
- 50 g Schokotrüffel

Die Zutaten (ohne Schokotrüffel) in einer Pfanne schmelzen und kurz erhitzen. Nach dem Abkühlen auf den Teig verteilen. Ca. 20 Minuten bei 200°C backen. Etwas abkühlen lassen, mit den Schokotrüffeln bestreuen und in gleichmäßige Quadrate schneiden. Mit Sahnehäubchen servieren.

Obstsalat _____

- 2 Äpfel
- 2 Birnen
- 1 große, reife Banane
- 200 g Zwetschgen
- 200 g Weintrauben
- 1 Orange oder 2 Mandarinen
- Saft einer Zitrone
- Saft einer Orange
- 2 EL Honig
- 50 g Haselnüsse

Den Zitronensaft in eine Schüssel gießen, die Weintrauben halbieren und das weitere Obst in kleinen Scheibchen hineingeben. Ab und zu umschichten, damit das Obst vom Zitronensaft benetzt wird.

Den mit Honig verquirlten Orangensaft und die grobgehackten Haselnüsse unter den Obstsalat mischen. Den Salat 10 Minuten ziehen lassen; nochmals mischen.

Erdbeeren mit Bananensauce

- 600 g Erdbeeren, frisch oder gefroren
- 2 reife Bananen
- Saft von 2 Zitronen
- 1 EL Honig

500 g der Erdbeeren in Scheiben auf 4 Desserttellern verteilen. 100 g Erdbeeren mit den in Stücke geschnittenen Bananen, dem Honig und dem Zitronensaft mit dem Handmixer pürieren. Die Bananensauce über die Erdbeeren gießen.

Bratapfel

- 4 große Äpfel
- 50 g Haselnüsse
- 1 EL ungeschwefelte Sultaninen
- 1 EL Honig
- Zimt
- 30 g Butter

Mit dem Apfelausstecher das Kernhaus aus den ungeschälten Äpfeln so herausdrehen, daß über der Blüte ein wenig Boden stehen bleibt. Die kleingehackten Haselnüsse mit Honig, weicher Butter und Sultaninen mischen. Mit Zimt bestäuben und in die Äpfel füllen. Die Äpfel auf ein Blech setzen und auf der 2. Schiene von unten 25 Minuten bei 220°C backen.

- 4 süße, saftige Birnen
- Saft einer halben Zitrone
- 250 g Wasser
- 4 Gewürznelken
- 2 TL Agar Agar
- $^1/_4$ TL Zimt
- 250 g Sahne
- 4 EL Honig
- 40 g gestiftelte Mandeln

Die Birnen schälen und vierteln, in Dessertschalen legen und mit Zitrone beträufeln. Sahne, Zimt und Honig mischen (nicht schlagen). Das Wasser mit den Gewürznelken und dem Agar-Agar erhitzen, den Topf vom Herd nehmen und die vorbereitete Honigsahne in das Wasser rühren. Die Masse über den Birnen verteilen und die Mandeln darüberstreuen. Gut abgekühlt servieren.

VII. Vollwertige Babynahrung und Kinderbreie für gesunden Stoffwechsel und intaktes Immunsystem

Kalziumgehalt der Milch im Vergleich
Tagestrinkmenge 600 g = 5 Flaschen

Milch	Kalzium in 600 g
Muttermilch	186 mg
Hafer–Mandelmilch	186 mg
Kuhmilch	720 mg

Tagesmenge 600 g
- 100 g Hafer, oder anderes Getreide, oder Getreidemischung
- 120 g Wasser
- 300 g Rohmilch (Vorzugsmilch)

Keinesfalls Zucker oder Honig zugeben, denn Mandeln und Getreide haben ohnehin einen süßlichen Geschmack. Außerdem soll das Baby ja nicht auf Süßes »vorprogrammiert« werden.

Falls Ihr Leitungswasser verchlort ist, verwenden Sie Mineralwasser oder stilles Wasser. Die Flaschennahrung ist schnell und unkompliziert vorbereitet.

- Den Hafer (das Getreide) mehlfein mahlen und am Abend vorher mit 80 g Wasser in einem verschließbaren Glas einweichen. Einweichzeit 5–8 Stunden. Das Mehl saugt das Wasser vollkommen auf. Falls Ihre Mühle zu grob mahlt, nehmen Sie etwas mehr Getreide und wiegen Sie von dem gesiebten Mehl 100 g ab. Den verbleibenden Rest verwenden Sie in Ihrem Frühstücksbrei.

- Am Morgen verquirlen Sie den eingeweichten Hafer mit ca. 120 g Wasser und 300 g Vorzugsmilch mit dem Pürierstab oder im Mixbecher der Küchenmaschine und verteilen alles auf 5 Flaschen, die Sie im Kühlschrank aufbewahren und vor dem Füttern anwärmen.

Bei jeder Nahrungsumstellung können vorübergehend Blähungen auftreten

Keine Sorge, wenn bei der Umstellung von Muttermilch auf Getreide-Milch-Nahrung vorübergehend leichte Blähungen auftreten, genauso wie bei der Umstellung auf Nahrung aus Trockenmilchpulver (übliche Babynahrung). Bei jeder Nahrungsumstellung muß sich der Verdauungstrakt auf die neue Nahrungszufuhr einstellen. Blähungen sind nicht kennzeichnend für das Vollkornmehl, wie oft fälschlicherweise behauptet wird. Durchfälle, wie sie bei Auszugsmehlen auftreten können, kommen bei Vollkornmehl nicht vor, sie werden im Gegenteil mit dieser Nahrung beseitigt.

Getreide-Mandelmilch bei Kuhmilchallergie

Falls beim Baby nach der Umstellung von Muttermilch auf Kuhmilch *Hautausschläge* auftreten, so deutet das auf Unverträglichkeit des Milcheiweißes hin. In diesem Falle ist Flaschennahrung aus Mandelmilch angebracht.

Beim zöliakiekranken Kind glutenfreies Getreide verwenden!
- 100 g Hafer oder anderes Getreide, oder Getreidemischung.
- 50 g Mandeln
- ca. 370–400 g Wasser
- Den Hafer (das Getreide) mehlfein mahlen und am Abend vorher mit 80 g Wasser in einem verschließbaren Glas einweichen. Einweichzeit 5–8 Stunden.
- Die geschälten Mandeln und ca. 100 g Wasser pürieren Sie mit einem Handmixer (Schlagmesser) oder im Mixbecher der Küchenmaschine und geben anschließend das restliche

Wasser hinzu. Ein hochtouriger Mixer bringt eine feine Mandelmilch zustande.

- Geben Sie den eingeweichten Hafer in die Mandelmilch und verquirlen Sie alles.

Falls Ihre Maschine nicht fein pürieren sollte, drehen Sie die Nahrung durch ein Püriersieb und verteilen Sie alles auf 5 Flaschen.

Alle die Unverträglichkeiten, die bei Kuhmilch aufgrund der Eiweißunverträglichkeit auftreten, entfallen bei der Mandelmilch.

Der Säugling darf die gleichen leckeren Speisen essen wie die Eltern

Sobald das Baby Zukost bekommen soll, kann man mit etwas gut zerquetschter Banane beginnen und dann das Kind nach und nach an andere fein zerkleinerte Obstsorten gewöhnen. Auch auf Gemüse braucht der Säugling nicht zu verzichten. Er darf die gleichen leckeren Sachen essen wie seine Eltern. Gemüse oder Salate werden mit dem Mixstab so zerkleinert, daß das Baby alles essen kann. Täglich wird das Baby mit wenigen Löffeln an den neuen Geschmack gewöhnt, bis eine ganze Flaschenmahlzeit zugunsten eines Gemüsebreis ausfällt. Auf diese Weise gewöhnen Sie Ihr Kind von Anfang an an die vitalstoffreiche Vollwertkost.

Kinder, die mit Babykost aus Gläschen großgezogen werden, lehnen später in den meisten Fällen entrüstet ab, was Mama für die Familie zubereitet hat. Es ist sehr schwer, sie umzugewöhnen.

Auch an Süßigkeiten, selbst an Näschereien, die aus Honig hergestellt sind, sollten Sie Ihr Baby gar nicht erst gewöhnen. Das Süße zwischen den Mahlzeiten verdirbt in zweifacher

Weise den Appetit: Zum einen hat das Kind kein natürliches Hungergefühl mehr vor der nächsten Mahlzeit und zum andern wird ihm der Geschmack an frischen, gesunden Nahrungsmitteln verdorben.

So manches Baby, das vormals alles mit Begeisterung aufaß, womit es Mami fütterte, wird als Kleinkind und Schulkind zum Kostverweigerer, denn die genervte Mutter gibt zumeist dem Quengeln ihres Kindes nach, das schon zu sehr daran gewöhnt ist, ein wenig Süßes zwischendurch zu naschen. Folgeerscheinung: Das Baby wird ein dickes, aber mangelernährtes Kind.

Ebenso kann das Dauerangebot an Getränken – manche Babys oder Kleinkinder halten den ganzen lieben langen Tag eine Flasche mit Tee oder Saft in der Hand – den Kindern die Lust auf die nächste Mahlzeit verderben. Das heißt keineswegs, daß Ihr Kind Durst leiden soll. Jede Mutter kennt ihr Kind gut genug, um zu erkennen, wann es trinken möchte. Auch für das Baby und größere Kinder gilt: Nur echte Getränke trinken, das heißt also etwas zimmerwarmes Mineralwasser oder dünnen Tee *ohne Süße*. Wenn es genug hat, sollte man die Flasche wieder außer Sichtweite stellen, um ständiges Nuckeln und somit die Unterdrückung des Hungergefühls zu vermeiden.

Breikost ohne Kuhmilcheiweiß und glutenfrei _____

Sahne-Reisbrei
- 100 g Wasser mit einem Streifen ungespritzter Zitronen-schale und
- 50 g gewaschenen Vollreis aufkochen und bei kleinster Flamme langsam garen lassen.
- 50 g Sahne (enthält nur Spuren von Tiereiweiß) mit
- 1 TL Honig schlagen und unter den »mundwarmen« Brei heben.
- Wenn süße Früchte untergemengt werden, ist kein Honig nötig.
- Mit Vanille oder etwas Zimt würzen.
-

Mandelmilch-Hirsebrei
- 180 g Wasser mit
- 20 g geschälten Mandeln zu einer Milch pürieren, mit
- 50 g Hirse aufkochen und bei abgeschalteter Herdplatte quellen lassen (ca. 15 Min.).
- 1 TL Honig in den »mundwarmen« Brei geben.
- Kleine Obststückchen oder Beeren daruntermischen, um eventuell an Honig zu sparen, und
- mit Vanille oder Zimt würzen.

Diese Breie kann man auch aus anderen Getreidesorten her-stellen.

Kontaktadressen Selbsthilfegruppen – Eigenharntherapie

Deutschland
Ingeborg Allmann
Laurenbühlstraße 26
88441 Mittelbiberach

Hans Hötting
Twiedelftsweg 13
28279 Bremen

Gottfried Jilg
Steinacker 6b
35394 Giessen

Marianne J. Voelk
Neumannstraße 48
90763 Fürth

Schweiz
C. T. Schaller
Editions Vivez-Soleil
32 Avenue, Petit Senn
CH-1225 Chene-Bourg/Genf

Holland
Van der Kroon
Coes: Klinkerstraat 82-C
NL-1053 Amsterdam

England
Health Science Press
First Church Path
Saffron Walden, Essex

USA
Dr. B. Barnett
Lifestyle Institute
PO Box 4735
USA-Ruidoso NM 88345

Indien
Dr. G. K. Thakkar
Water of Life Foundation India
377 Shankar Sheth Road
IND-Bombay 400-00

Selbsthilfegruppen für Allergiker und Asthmatiker sowie für Neurodermitiker und Psoriatiker werden bei allen Krankenkassen angeboten

Adressen, die weiterhelfen:

Deutschland
Allergiker- und Asthmatikerbund e. V.
Hindenburgstraße 110
41061 Mönchengladbach
Tel. 0 21 61/1 02 07

Bundesverband Neurodermitiskranker e. V.
Oberstraße 171
56154 Boppard
Tel. 0 67 42/25 98

Deutscher Neurodermitikerbund e. V.
Mozartstraße 11
22083 Hamburg
Tel. 0 40/2 20 57 57

Deutsche Stiftung für Psoriasis- und Neurodermitisforschung e. V.
Fontanestraße 14
53173 Bonn-Bad Godesberg
Tel. 02 28-3 51 09-1

Arbeitskreis Psychosomatische Dermatologie
Universitätsklinik
Deutschhausstraße 9
35037 Marburg

Schweiz
Schweizerische Elternvereinigung asthma- und
allergiekranker Kinder
Schaufelgrabenweg 28
CH-3033 Wohlen
Tel. 0 31-8 29 00 42

Österreich
ANA, Asthma-Neurodermitis-Allergieverband
Obere Augartenstraße 226–228
A-1020 Wien
Tel. 0 22 22/33 22 86

Quellen und Literaturhinweise für interessierte Leser

Dr. J. Abele/Dr. Herz, *Die Eigenharnbehandlung,* Haug, Heidelberg, 1995

I. Allmann, *Die Heilkraft der Eigenharn-Therapie,* Ariane, Königstein, 1994

Dr. M. O. Bircher-Benner, *Mein Testament,* Bircher-Benner, Bad Homburg, 1989

Dr. R. Bircher, *Sturmfeste Gesundheit,* Bircher-Benner, Bad Homburg, 1980

Dr. R. Bircher, *Geheimarchiv der Ernährungslehre,* Bircher-Benner, Bad Homburg, 1992

Dr. M. O. Bruker/I. Gutjahr, *Biologischer Ratgeber für Mutter u. Kind,* emu, Lahnstein, 1992

Dr. M. O. Bruker, *Cholesterin, der lebensnotwendige Stoff,* emu, 1991

Dr. M. O. Bruker, *Unsere Nahrung unser Schicksal,* emu, 1991

Dr. M. O. Bruker, *Zucker, Zucker,* emu, 1991

E. Castello/B. Rosenkranz, *Textilien im Umwelttest,* rororo, 1993

Dr. D. Chopra, *Creating Health,* Houghton Mifflin Co., Boston, 1987

T. L. Cleave/G. G. Campbell, *Die Saccharidose und ihre Erscheinungsformen,* Bircher-Benner, Bad Homburg, 1970

E. Grimmel, *Kreisläufe und Kreislaufstörungen der Erde,* Rowohlt, Reinbeck/.Hamburg, 1993

K. F. Hörner/Armstrong, *Urin – Wasser des Lebens,* AT, Aarau 1995

Dr. A. Katase, *Der Einfluß der Ernährung auf die Konstitution des Organismus,* Urban u. Schwarzenberg, Berlin, 1931

Dr. W. Kollath, *Getreide und Mensch, eine Lebensgemeinschaft,* Helfer, Bad Homburg, 1984

Dr. W. Kollath, *Die Ordnung in unserer Nahrung*, Haug, Heidelberg, 1992

C. Lenzner/E. Tornow, *Gift in der Nahrung*, Hyperion, Freiburg. 1956

G. Miketta, *Netzwerk Mensch*, Trias, Stuttgart, 1992

U. Pollmer, A. Fock, U. Gonder, K. Haug, *Prost Mahlzeit!*, Kiepenheuer & Witsch, Köln, 1994

Dr. H. A. Schweigart, *Vitalstofflehre, Vitalstofftabellarium*, Zauner, Dachau, 1962

C. Thomas, *Ein ganz besonderer Saft* – Urin, vgs, Köln, 1994

M. J. Voelk, *Gesunde Haut durch die Kräfte der Natur*, Südwest, München, 1996

Dr. G. Wendt, *Gesund werden durch Abbau von Eiweißüberschüssen*, Schnitzer, St. Georgen, o. J.

Diverse andere Quellen

Dr. M. O. Bircher-Benner, Öffentlicher Vortrag am 23. März 1927 im Gustav-Siegle-Haus, Stuttgart, Wendepunkt, Zürich, 1928

Dr. M. O. Bruker, Wissenswertes über Säfte, Kleinschrift, emu, Lahnstein

Dr. Cremer/W. Aign/Dr. Elmadfa/Dr. Muskat/
Dipl. oec. troph. D. Fritsche, Die große GU Vitamin- und Mineralstofftabelle, GU, München, 1991

Gesellschaft für Gesundheitsberatung, Jodiertes Salz - ein Gesundheitsrisiko, GGB, Lahnstein

H. Douglas, Vergleichende EG-Studie über Vitamin C, ZDF, 21.11.95 »Frontal«

K. Haug, »Wie unsere Ernährung Fühlen und Denken bestimmt«, SWF 08.07.93 »Nahrung für die Seele«

F. Kieffer, Fettproduktion, Ernährung und Gesundheit, Neue Zürcher Zeitung, 17.6.1981

M. Kovacsics, Sekundäre Pflanzenstoffe, WDR, 16. 10. 95 »Kostprobe«

Dr. E. Ziegler, Psychische und physiologische Auswirkungen des übermäßigen Zuckerkonsums, Neue Zürcher Zeitung, 18.6.1986

S. Zurbuchen, Biologischer Anbau / Konventioneller Anbau, Vortrag im Max-Otto-Bruker-Haus, Lahnstein, Juli 94

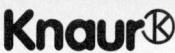

Alternative Therapien

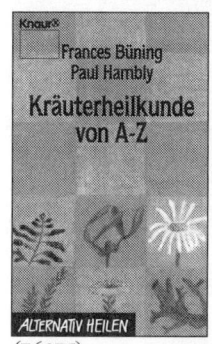

Frances Büning
Paul Hambly

**Kräuterheilkunde
von A-Z**

ALTERNATIV HEILEN

(76075)

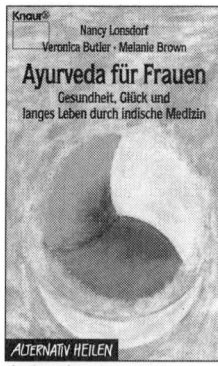

Nancy Lonsdorf
Veronica Butler · Melanie Brown

Ayurveda für Frauen
Gesundheit, Glück und
langes Leben durch indische Medizin

ALTERNATIV HEILEN

(76078)

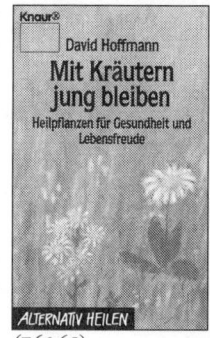

David Hoffmann

**Mit Kräutern
jung bleiben**
Heilpflanzen für Gesundheit und
Lebensfreude

ALTERNATIV HEILEN

(76068)

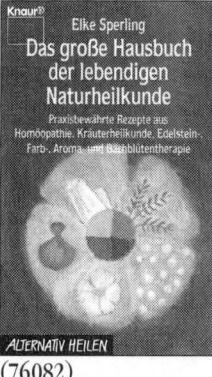

Elke Sperling

**Das große Hausbuch
der lebendigen
Naturheilkunde**
Praxisbewährte Rezepte aus
Homöopathie, Kräuterheilkunde, Edelstein-
Farb-, Aroma- und Bachblütentherapie

ALTERNATIV HEILEN

(76082)

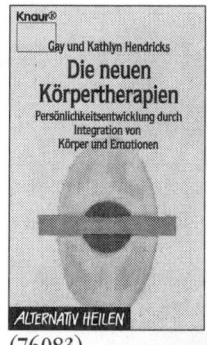

Gay und Kathlyn Hendricks

**Die neuen
Körpertherapien**
Persönlichkeitsentwicklung durch
Integration von
Körper und Emotionen

ALTERNATIV HEILEN

(76083)

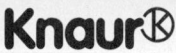
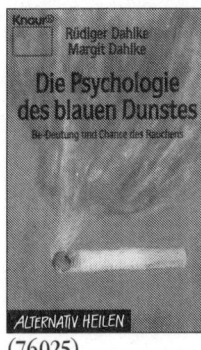
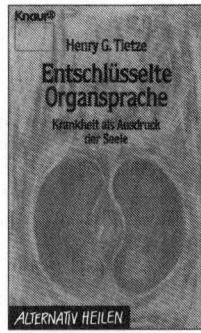
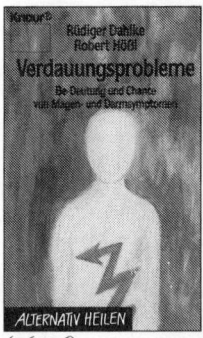
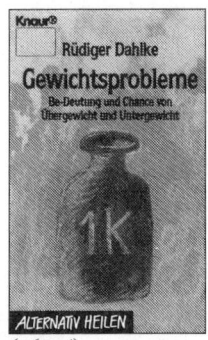
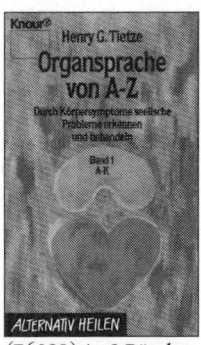
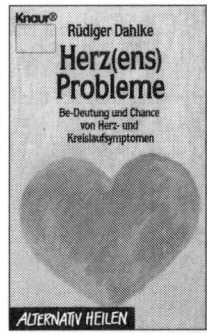